《实用临床药物治疗学》丛书

主任委员 吴永佩 金有豫
总主译 金有豫 韩英

国家卫生健康委医院管理研究所药事管理研究部 组织翻译

U0658871

APPLIED THERAPEUTICS
The Clinical Use of Drugs

实用临床药物治疗学
妇女保健

第11版

主　　编　Caroline S. Zeind　Michael G. Carvalho

分 册 主 译　张伶俐　赵　霞

分 册 译 者　（按姓氏笔画排序）

王　乔　王　丽　归　舸　刘　丹　李征宇

张　川　陈　敏　周圣涛　郭远超　黄　亮

黄　蕊　彭鸿灵　韩　璐　曾力楠

分册负责单位　四川大学华西第二医院

人民卫生出版社

图书在版编目（CIP）数据

实用临床药物治疗学. 妇女保健/（美）卡罗琳·S.
扎因得（Caroline S. Zeind）主编；张伶俐，赵霞主译
. —北京：人民卫生出版社，2020
　ISBN 978-7-117-29506-2

　Ⅰ. ①实… Ⅱ. ①卡…②张…③赵… Ⅲ. ①妇产科
病-药物疗法 Ⅳ. ①R453

中国版本图书馆 CIP 数据核字（2020）第 018721 号

人卫智网　**www. ipmph. com**	医学教育、学术、考试、健康，购书智慧智能综合服务平台
人卫官网　**www. pmph. com**	人卫官方资讯发布平台

版权所有，侵权必究！

图字：01-2018-6491

实用临床药物治疗学　妇女保健

分册主译：张伶俐　赵　霞
出版发行：人民卫生出版社（中继线 010-59780011）
地　　址：北京市朝阳区潘家园南里 19 号
邮　　编：100021
E - mail：pmph @ pmph. com
购书热线：010-59787592　010-59787584　010-65264830
印　　刷：北京顶佳世纪印刷有限公司
经　　销：新华书店
开　　本：889×1194　1/16　印张：9
字　　数：367 千字
版　　次：2020 年 4 月第 1 版　2020 年 4 月第 1 版第 1 次印刷
标准书号：ISBN 978-7-117-29506-2
定　　价：70. 00 元

打击盗版举报电话：010-59787491　E - mail：WQ @ pmph. com
质量问题联系电话：010-59787234　E - mail：zhiliang @ pmph. com

《实用临床药物治疗学》（第11版）译委会

主 任 委 员 吴永佩　金有豫

副主任委员 颜　青

总 主 译 金有豫　韩　英

副 总 主 译 缪丽燕　吕迁洲　樊德厚　蒋学华

分册（篇）主译

第一篇　总论		蒋学华　杜晓冬
第二篇　心血管系统疾病		牟　燕　周聊生
第三篇　呼吸系统疾病		杨秀岭　蔡志刚
第四篇　消化系统疾病		韩　英
第五篇　肾脏疾病		缪丽燕　卢国元
第六篇　免疫失调		张雅敏　徐彦贵
第七篇　营养支持		吕迁洲
第八篇　皮肤疾病		鲁　严　孟　玲
第九篇　骨关节疾病		伍沪生　毛　璐
第十篇　妇女保健		张伶俐　赵　霞
第十一篇　内分泌系统疾病		梅　丹　邢小平
第十二篇　眼科疾病		王家伟
第十三篇　神经系统疾病		王长连　吴　钢
第十四篇　感染性疾病	夏培元　吕晓菊	杨　帆
第十五篇　精神疾病和物质滥用		姚贵忠　孙路路
第十六篇　肿瘤		杜　光　桂　玲
第十七篇　儿科疾病		徐　虹　李智平
第十八篇　老年疾病		封宇飞　胡　欣

《实用临床药物治疗学》为 APPLIED THERA-PEUTICS：the Clinical Use of Drugs 第 11 版的中译本。其第 8 版中译本曾以《临床药物治疗学》之名于 2007 年出版。

《实用临床药物治疗学》一书为临床药学的经典教材和参考书。其第 1 版由美国被誉为"药师对患者监护开拓者"（Pioneering the Pharmacists' Role in Patients Care）且 2010 年美国 Remington 荣誉奖获得者的著名药学家 Marry Anne Koda-Kimble 主编，于 1975 年作为教材面世，至今出版已 44 载，虽经多版修订，但始终未离其编写初衷：采用基于"案例"和"问题"进行教育的特点和方法，帮助学生掌握药物治疗学的基本知识；学生可从中学习到常见疾病的基本知识；培养学生解决问题的能力，以制定和实施合理的药物治疗方案；每个案例均融入各章的治疗关键概念和原则等。

为了表彰作者的贡献，其第 10 版书名首次被冠名为"Koda-Kimble & Young's Applied Therapeutics"，以资纪念。

本版与第 8 版相比，其参加编写和每篇负责人的著名药学院校专家分别增为 214 人和 26 人。

本书第 11 版的章节数经调整后共 18 篇 110 章。与第 8 版的 101 章相比，增改了 9 章。各章内容均有所更新，特别是具有本书特点的"案例"和"问题"的数量，分别增至约 900 例和 2 800 多题，个别案例竟多达 12 题，甚至 18 题，从病情到治疗，由繁到简，环环丝扣，最终解释得清清楚楚。原版全书正文总面数达 2 288 面，堪称与时俱进的经典巨著。

当前，我国正处于深化医疗改革的阶段，医疗、医保和医药联动的改革工作任务甚重。特别是在开展"以患者为中心"的药学监护（Pharmaceutical Care）工作方面，我国药师无论是在数量还是质量方面，都有相当大的差距，任重而道远。因此本书的翻译出版，定将为药师学习提高专业实践技能，促进药师在医改进展中的服务能力起到重要作用。

为此，简略地回顾一下药师的发展历史，可能有助于读者更深刻地体会本书的特点、意义和价值。

第二次世界大战后，欧美各国家制药工业迅速发展，新药大量开发应用于临床。随着药品品种和使用的增加，药物不良反应也频繁发生，不合理用药加重，药物的不合理使用导致药源性疾病的增加，患者用药风险增大。同时，人类面临的疾病负担严峻，慢性病及其他疾病的药物应用问题也愈加复杂，医疗费用迅速增加，促进合理用药成为共同关注的问题，因而要求医院药学部门工作的转型、药师观念与职责的转变，要求药师能参与临床药物治疗管理，要求高等医药院校培养应用型临床药学专业人才，这就导致药学教育的改革。美国于 1957 年首先提出高等医药院校设置 6 年制临床药学专业 Pharm D. 培养计划，培养临床型药学专业技术人才。至今美国 135 所高等医药院校的药学教育总规模 90% 以上为 Pharm D. 专业教育；规定 Pharm D. 专业学位是在医院和社会药店上岗药帅的唯一资格。并在医院建立学员毕业后以提高临床用药实践能力为主的住院药师规范化培训制度。

在此背景下，美国加州旧金山大学药学院临床药学系主任、著名的药学家 Marry Anne Koda-Kimble 主编了本书的第 1 版，作为培养新型药师的教材于 1975 年问世。本书第 1 版前言中指出"正是药师——受过高级培训、成为药物治疗专家，掌握药物的最新知识及了解发展动态、为患者和医师提供咨询，在合理使用药物、防止药物不良反应等方面——将起到关键作用"。美国的一些药学院校在课程设置方面增加了相应的内容，使药师能够胜任

"以患者为中心"参与临床药物治疗管理的工作职责。其后40年来，药师的教育和实践任务随着医疗保健工作的发展，在"以患者为中心"的基础上，不断地向临床药学、实践规范化和系统管理方面进行改革和提高。其中比较突出的有3位美国学者Robert J. Cipolle（药师和教育学家）、Linda M. Strand（药师和教育学家）和Peter C. Morley（医学人类学家和教育学家），作为一个团队，通过调查、研究、试点、总结而提出"药学监护"（Pharmaceutical Care）的理念（philosophy）、实践和规范（practice），指南（guide）以至"药物治疗管理"（Medication Therapy Management, MTM）系统。4位专家的"革命"性变革，提高了药师在医疗保健中的地位及对其重要性的认识，促进了药师专业作用的发挥。因此Robert J. Cipolle、Linda M. Strand两人和Koda-Kimble分别于1997年和2010年获得美国药师协会颁发的代表药学专业领域最高荣誉的Remington奖章，对他们在药学专业领域所作的巨大贡献予以肯定和鼓励。

迄今，世界各国的药学教育和药师的工作重点和作用，也都先后向这方面转变。在我国也正在加速药学教育改革和医院药师职责的转变。本版第1章"药物治疗管理和治疗评估"（Medication Therapy Management and Assessment of Therapy）的内容，很适合我国药师的现状和需要。

有鉴于此，我们组织了本书的翻译，以飨读者。

本书的翻译工作由金有豫教授和吴永佩教授牵头，韩英、缪丽燕、吕迁洲、樊德厚、蒋学华等教授出任总译校审阅工作。由23家三级医院和药学院校有丰富理论和实际经验的药学、医学专家教授及部分临床药师近200人分别承担了18篇共110章的翻译、校译和审译工作，我们对各篇章译校专家所付出的辛勤劳动深表感谢。由于专业知识、翻译水平与经验的不足，难免有疏漏或不当之处，恳请专家和读者提出宝贵意见。

译委会
2019年10月

距第 1 版《实用临床药物治疗学》出版已经 40 多年了，这期间健康卫生的蓝图发生了巨大的变革。虽然科技的巨大进步改变了个体化医疗，但我们也意识到在日益复杂的医疗保健服务系统中所面临的重大挑战。我们比以往任何时候都更需要具有批判性思维和可以运用解决问题技能来改善患者预后的卫生专业技术人员。

大约 40 年后，这本教科书的基本原则——以患者为中心，以案例为基础的学习方法——仍然是卫生专业教育的基石。我们的编者们列出了约900 个案例来帮助读者在特定的临床环境中综合应用治疗学原则。我们也给卫生专业学生和实践者提供了简要的有关临床医师批判性的思维、解决问题的技能评估和解决治疗问题的思维方式。卫生专业的学生和实践者通过初步了解临床医师评估和解决治疗问题的思维来提升自身批判性思维和解决问题的能力。

熟悉本书过去版本的读者会注意到本书的整体设计与第 10 版一致，每章开头都包含了核心原则部分，提供了本章最重要的概括性信息。每个核心原则都定位于每章将被详细讨论的特定案例，关键性的参考文献和网站在每章结尾列出，每章所有的参考文献都可在网上看到。

基于过去版本中提供的基于案例学习的良好基础，第 11 版做了一些改变，以满足全球卫生专业教育工作者和学生不断变化的教育需求。主编们和编者们将美国医学研究所（Institute of Medicine，IOM）的 5 个核心能力，即以患者为中心的监护能力、跨学科团队的协作能力、基于循证证据的实践能力、质量改进技术的应用能力和信息技术的应用能力作为在书中提出案例研究和问题的主要框架。

此外，2016 年药学教育认证委员会（the Accreditation Council for Pharmacy Education，ACPE）认证标准，药学教育促进中心（the Center for the Advancement of Pharmacy Education，CAPE）教育成果和北美药剂师执照考试（the North American Pharmacist Licensure Examination，NAPLEX）修订版的能力声明作为编写团队和编者们设计编撰第 11 版的指导方针。

本版的特点在于 200 多位经验丰富的临床医师做出了积极的贡献，每一章都经过修订和更新，以反映我们不断变化的药物知识以及这些知识在患者个体化治疗中的应用。几部分内容已经过广泛的重组，引入了新的章节来扩展重要主题，其中包括总论、免疫失调、类风湿性疾病、骨关节疾病、神经系统疾病、精神疾病和物质滥用及肿瘤部分。特别值得注意的是总论部分关于药物相互作用、药物基因组学和个体化用药及职业教育与实践的新章节。此外，还重新设计了 1 章，重点关注重症患者的监护，现在还补充了关于儿童危重症监护的章节。

鉴于将跨专业教育（interprofessional education，IPE）纳入教学、实践和临床环境的重要性，我们添加了一系列由本书各个部分编者们的代表编写的 IPE 案例研究。

由于我们正在计划下一个版本，因此我们欢迎您的反馈。作者从文献、现行标准、临床经验中提取信息，从而分享合理的、深思熟虑的治疗策略。然而，每个实践者都有责任去评估书中实际临床环境中某些观点的适用性，我们支持任何在此领域的发展。我们强烈要求学生和实践者在需要使用新的和不熟悉的药物时参考适当的信息来源。

原著致谢

我们十分感激那些致力于完成第11版《实用临床药物治疗学》的所有编者。我们感谢所有编者在平衡承担教育工作者、临床医师和研究人员众多责任的同时,不懈地提供最高质量的编写工作。我们感谢26位分册(篇)主编的出色工作,他们在本书的组织结构和章节的个性化编写中提供了必要的关键性的反馈意见,没有他们的奉献和支持,这个版本也是不可能出版的。另外,我们特别希望感谢那些已退休的主编们——Jean M. Nappi、Timothy J. Ives、Marcia L. Buck、Judith L. Beizer 和 Myrna Y. Munar,因为他们是第11版的指导力量。我们衷心感谢本书之前版本的编写团队,特别感谢 Brian K. Alldredge 博士和 B. Joseph Guglielmo 博士对第11版的指导和支持。我们还要感谢"Facts and Comparisons"允许我们使用他们的数据来构建本书的一些表格。

来自 Wolters Kluwer、Matt Hauber、Andrea Vosburgh 和 Annette Ferran 的团队应该得到特别的认可。他们非凡的耐心、对细节的关注和指导对于这个项目的成功至关重要。我们衷心感谢 Tara Slagle (项目管理)和 Samson Premkumar(制作)协助我们完成这个版本。最重要的是,我们要感谢我们的配偶和家人对我们的爱、理解和坚定的支持。他们无私地给予我们编写本书时所需的一个个清晨、深夜、周末和假期。

与过去的版本一致,我们继续将我们的工作奉献给激励我们的学生以及教会了我们宝贵经验的患者。我们还将第11版献给那些临床医师和教育工作者,他们在应用基于团队的方法提供以患者为中心的监护服务方面发挥了先锋领袖和行为榜样作用。

Michael C. Angelini, PharmD, MA, BCPP
Associate Professor of Pharmacy Practice
School of Pharmacy–Boston
MCPHS University
Boston, Massachusetts

Judith L. Beizer, PharmD, CGP, FASCP
Clinical Professor
Department of Clinical Pharmacy Practice
College of Pharmacy & Allied Health Professions
St. John's University
Jamaica, New York

Marcia L. Buck, PharmD, FCCP, FPPAG
Professor
Department of Pediatrics
School of Medicine
Clinical Coordinator, Pediatrics
Department of Pharmacy
University of Virginia
Charlottesville, Virginia

Michael G. Carvalho, PharmD, BCPP
Assistant Dean of Interprofessional Education
Professor and Chair
Department of Pharmacy Practice
School of Pharmacy–Boston
MCPHS University
Boston, Massachusetts

Judy W. Cheng, PharmD, MPH, BCPS, FCCP
Professor of Pharmacy Practice
School of Pharmacy–Boston
MCPHS University
Boston, Massachusetts

R. Rebecca Couris, PhD, RPh
Professor of Nutrition Science and Pharmacy Practice
Department of Pharmacy Practice, School of Pharmacy–Boston
MCPHS University
Boston, Massachusetts

Steven Gabardi, PharmD, BCPS, FAST, FCCP
Abdominal Organ Transplant Clinical Specialist & Program Director
PGY-2 Organ Transplant Pharmacology Residency
Brigham and Women's Hospital
Departments of Transplant Surgery/Pharmacy/Renal Division
Assistant Professor of Medicine
Harvard Medical School
Boston, Massachusetts

Jennifer D. Goldman, BS, PharmD, CDE, BC-ADM, FCCP
Professor of Pharmacy Practice
School of Pharmacy–Boston
MCPHS University
Boston, Massachusetts

Christy S. Harris, PharmD, BCPS, BCOP
Associate Professor of Pharmacy Practice
School of Pharmacy–Boston
MCPHS University
Boston, Massachusetts

Timothy R. Hudd, PharmD, AE-C
Associate Professor of Pharmacy Practice
School of Pharmacy–Boston
MCPHS University
Boston, Massachusetts

Timothy J. Ives, PharmD, MPH, FCCP, BCPS
Professor
Eshelman School of Pharmacy
The University of North Carolina at Chapel Hill
Chapel Hill, North Carolina

Susan Jacobson, MS, EdD, RPh
Associate Professor of Pharmacy Practice
School of Pharmacy–Boston
MCPHS University
Boston, Massachusetts

Maria D. Kostka-Rokosz, PharmD
Assistant Dean of Academic Affairs
Professor of Pharmacy Practice
School of Pharmacy–Boston
MCPHS University
Boston, Massachusetts

Trisha LaPointe, PharmD, BCPS
Associate Professor of Pharmacy Practice
School of Pharmacy–Boston
MCPHS University
Boston, Massachusetts

Michele Matthews, PharmD, CPE, BCACP
Associate Professor of Pharmacy Practice
School of Pharmacy–Boston
MCPHS University
Boston, Massachusetts

Susan L. Mayhew, PharmD, BCNSP, FASHP
Professor and Dean
Appalachian College of Pharmacy
Oakwood, Virginia

William W. McCloskey, BA, BS, PharmD
Professor and Vice-Chair
Department of Pharmacy Practice
School of Pharmacy–Boston
MCPHS University
Boston, Massachusetts

Myrna Y. Munar, PharmD
Associate Professor
Department of Pharmacy Practice
College of Pharmacy
Oregon State University
Oregon Health and Science University
Portland, Oregon

Jean M. Nappi, PharmD, FCCP, BCPS AQ-Cardiology
Professor
Clinical Pharmacy and Outcome Sciences
South Carolina College of Pharmacy
Medical University of South Carolina
Charleston, South Carolina

Kamala Nola, PharmD, MS
Professor and Vice-Chair
Department of Pharmacy Practice
Lipscomb University College of Pharmacy
Nashville, Tennessee

Dorothea C. Rudorf, PharmD, MS
Professor of Pharmacy Practice
School of Pharmacy–Boston
MCPHS University
Boston, Massachusetts

Carrie A. Sincak, PharmD, BCPS, FASHP
Assistant Dean for Clinical Affairs and Professor
Department of Pharmacy Practice
Midwestern University Chicago College of Pharmacy
Downers Grove, Illinois

Timothy E. Welty, PharmD, FCCP
Professor
Department of Pharmacy Practice
University of Kansas School of Pharmacy
Lawrence, Kansas

G. Christopher Wood, PharmD, FCCP, FCCM, BCPS
Associate Professor of Clinical Pharmacy
University of Tennessee Health Science Center
College of Pharmacy
Memphis, Tennessee

Kathy Zaiken, PharmD
Professor of Pharmacy Practice
School of Pharmacy–Boston
MCPHS University
Boston, Massachusetts

Caroline S. Zeind, PharmD
Associate Provost for Academic and International Affairs
Chief Academic Officer
Worcester, Massachusetts and Manchester, New Hampshire Campuses
Professor of Pharmacy Practice
Academic Affairs
MCPHS University
Boston, Massachusetts

Steven R. Abel, PharmD, FASHP
Professor of Pharmacy Practice
Associate Provost for Engagement
Purdue University
West Lafayette, Indiana

Jessica L. Adams, PharmD, BCPS, AAHIVP
Assistant Professor of Clinical Pharmacy
HIV and Infectious Diseases Specialist
Department of Pharmacy Practice and Pharmacy Administration
Philadelphia College of Pharmacy
University of the Sciences
Philadelphia, Pennsylvania

Brian K. Alldredge, PharmD
Professor and Vice Provost
University of California–San Francisco
San Francisco, California

Mary G. Amato, PharmD, MPH, BCPS
Professor of Pharmacy Practice
School of Pharmacy–Boston
MCPHS University
Boston, Massachusetts

Jaime E. Anderson, PharmD, BCOP
Oncology Clinical Pharmacy Specialist
MD Anderson Medical Center
University of Texas
Houston, Texas

Michael C. Angelini, PharmD, MA, BCPP
Associate Professor of Pharmacy Practice
School of Pharmacy–Boston
MCPHS University
Boston, Massachusetts

Albert T. Bach, PharmD
Assistant Professor of Pharmacy Practice
School of Pharmacy
Chapman University
Irvine, California

Jennifer H. Baggs, PharmD, BCPS, BCNSP
Clinical Assistant Professor
University of Arizona
Tucson, Arizona

David T. Bearden, PharmD
Clinical Professor and Chair
Department of Pharmacy Practice
Clinical Assistant Director
Department of Pharmacy Services
College of Pharmacy
Oregon State University
Oregon Health and Science University
Portland, Oregon

Sandra Benavides, PharmD, FCCP, FPPAG
Professor
Assistant Dean for Programmatic Assessment and Accreditation
Interim Chair
Department of Clinical and Administrative Sciences
Larkin Health Sciences Institute College of Pharmacy

Paul M. Beringer, PharmD, FASHP, FCCP
Associate Professor
Department of Clinical Pharmacy
University of Southern California
Los Angeles, California

Snehal H. Bhatt, PharmD, BCPS
Associate Professor of Pharmacy Practice
School of Pharmacy–Boston
MCPHS University
Clinical Pharmacist
Beth Israel Deaconess Medical Center
Boston, Massachusetts

Jeff F. Binkley, PharmD, BCNSP, FASHP
Administrative Director of Pharmacy
Maury Regional Medical Center and Affiliates
Columbia, Tennessee

Marlo Blazer, PharmD, BCOP
Assistant Director
Xcenda, an AmerisourceBergen Company
Columbus, Ohio

KarenBeth H. Bohan, PharmD, BCPS
Professor and Founding Chair
Department of Pharmacy Practice
School of Pharmacy and Pharmaceutical Sciences
Binghamton University
Binghamton, New York

Suzanne G. Bollmeier, PharmD, BCPS, AE-C
Professor of Pharmacy Practice
School of Pharmacy–Boston
St. Louis College of Pharmacy
St. Louis, Missouri

Laura M. Borgelt, PharmD, BCPS
Associate Dean of Administration and Operations
Professor
Departments of Clinical Pharmacy and Family Medicine
University of Colorado Anschutz Medical Campus
Skaggs School of Pharmacy
Aurora, Colorado

Jolene R. Bostwick, PharmD, BCPS, BCPP
Clinical Associate Professor
Department of Clinical, Social, and Administrative Sciences
University of Michigan College of Pharmacy
Ann Arbor, Michigan

Nicole J. Brandt, PharmD, MBA, CGP, BCPP, FASCP
Executive Director
Peter Lamy Center on Drug Therapy and Aging
Professor
University of Maryland School of Pharmacy
Baltimore, Maryland

Marcia L. Buck, PharmD, FCCP, FPPAG
Professor
Department of Pediatrics
School of Medicine
Clinical Coordinator, Pediatrics
Department of Pharmacy
University of Virginia
Charlottesville, Virginia

Deanna Buehrle, PharmD
Infectious Diseases Clinical Specialist
University of Pittsburgh Medical Center Presbyterian
Pittsburgh, Pennsylvania

Sara K. Butler, PharmD, BCPS, BOCP
Clinical Pharmacy Specialist, Medical Oncology
Barnes-Jewish Hospital
Saint Louis, Missouri

Beth Buyea, MHS, PA-C
Assistant Professor
Tufts University, School of Medicine
Boston, Massachusetts

Charles F. Caley, PharmD, BCCP
Clinical Professor
School of Pharmacy
University of Connecticut
Storrs, Connecticut

Joseph Todd Carter, PharmD
Assistant Professor of Pharmacy Practice
Appalachian College of Pharmacy
Oakwood, Virginia
Primary Care Centers of Eastern Kentucky
Hazard, Kentucky

Michael G. Carvalho, PharmD, BCPP
Assistant Dean of Interprofessional Education
Professor and Chair
Department of Pharmacy Practice
School of Pharmacy–Boston
MCPHS University
Boston, Massachusetts

Jamie J. Cavanaugh, PharmD, CPP, BCPS
Assistant Professor of Clinical Education, Pharmacy
Assistant Professor of Medicine
University of North Carolina at Chapel Hill
Chapel Hill, North Carolina

Michelle L. Ceresia, PharmD, FACVP
Associate Professor of Pharmacy Practice
School of Pharmacy–Boston
MCPHS University
Boston, Massachusetts
Adjunct Associate Professor
Department of Clinical Sciences
Cummings Veterinary School of Medicine at Tufts University
North Grafton, Massachusetts

Laura Chadwick, PharmD
Clinical Specialist in Pharmacogenomics
Boston Children's Hospital
Boston, Massachusetts

Michelle L. Chan, PharmD, BCPS
Clinical Pharmacy Specialist
Infectious Diseases
Methodist Hospital of Southern California
Arcadia, California

Lin H. Chen, MD, FACP, FASTMH
Associate Professor of Medicine
Harvard Medical School
Boston, Massachusetts
Director of the Travel Medicine Center
Mount Auburn Hospital
Cambridge, Massachusetts

Steven W. Chen, PharmD, FASHP, FNAP
Associate Professor and Chair
Titus Family Department of Clinical Pharmacy
William A. Heeres and Josephine A. Heeres Endowed Chair in Community Pharmacy
University of Southern California School of Pharmacy
Los Angeles, California

Judy W. Cheng, PharmD, MPH, BCPS, FCCP
Professor of Pharmacy Practice
School of Pharmacy–Boston
MCPHS University
Boston, Massachusetts

Michael F. Chicella, PharmD, FPPAG
Pharmacy Clinical Manager
Children's Hospital of The King's Daughters
Norfolk, Virginia

Jennifer W. Chow, PharmD
Director of Professional Development and Education
Pediatric Pharmacy Advocacy Group
Memphis, Tennessee

Cary R. Chrisman, PharmD
Assistant Professor
Department of Clinical Pharmacy
University of Tennessee College of Pharmacy
Clinical Pharmacist, Department of Pharmacy
Methodist Medical Center
Memphis and Oak Ridge, Tennessee

Edith Claros, PhD, MSN, RN, APHN-BC
Assistant Dean and Associate Professor
School of Nursing
MCPHS University
Worcester, Massachusetts

John D. Cleary, PharmD, FCCP, BCPS
Director of Pharmacy
St. Dominic-Jackson Memorial Hospital
Schools of Medicine and Pharmacy
University of Mississippi Medical Center
Jackson, Mississippi

Michelle Condren, PharmD, BCPPS, AE-C, CDE, FPPAG
Professor and Department Chair
University of Oklahoma College of Pharmacy
University of Oklahoma School of Community Medicine
Tulsa, Oklahoma

Amanda H. Corbett, PharmD, BCPS, FCCP
Clinical Associate Professor
Eshelman School of Pharmacy and School of Medicine
Global Pharmacology Coordinator
Institute for Global Health and Infectious Diseases
University of North Carolina
Chapel Hill, North Carolina

Mackenzie L. Cottrell, PharmD, MS, BCPS, AAHIVP
Research Assistant Professor
UNC Eshelman School of Pharmacy
University of North Carolina at Chapel Hill
Chapel Hill, North Carolina

R. Rebecca Couris, PhD, RPh
Professor of Nutrition Science and Pharmacy Practice
Department of Pharmacy Practice, School of Pharmacy–Boston
MCPHS University
Boston, Massachusetts

Steven J. Crosby, MA, BSP, RPh, FASCP
Assistant Professor of Pharmacy Practice
School of Pharmacy–Boston
MCPHS University
Boston, Massachusetts

Jason Cross, PharmD
Associate Professor Pharmacy Practice
School of Pharmacy–Worcester/Manchester
MCPHS University
Worcester, Massachusetts

Sandeep Devabhakthuni, PharmD, BCPS–AQ Cardiology
Assistant Professor of Cardiology/Critical Care
University of Maryland School of Pharmacy
Baltimore, Maryland

Andrea S. Dickens, PharmD, BCOP
Clinical Pharmacy Specialist
MD Anderson Cancer Center
University of Texas
Houston, Texas

Lisa M. DiGrazia, PharmD, BCPS, BCOP
Director, Medical Affairs
Amneal Biosciences Bridgewater, New Jersey

Suzanne Dinsmore, BSP, PharmD, CGP
Assistant Professor of Pharmacy Practice
School of Pharmacy–Boston
MCPHS University
Boston, Massachusetts

Betty J. Dong, PharmD, FASHP, FAPHA, FCCP, AAHIVP
Professor of Clinical Pharmacy and Family and Community Medicine
Department of Clinical Pharmacy
Schools of Pharmacy and Medicine
University of California, San Francisco
San Francisco, California

Richard H. Drew, PharmD, MS, FCCP
Professor and Vice-Chair of Research and Scholarship
Campbell University College of Pharmacy and Health Sciences
Buies Creek, North Carolina
Associate Professor of Medicine (Infectious Diseases)
Duke University School of Medicine
Durham, North Carolina

Robert L. Dufresne, PhD, PhD, BCPS, BCPP
INBRE Behavioral Science Coordinator and Professor
College of Pharmacy
University of Rhode Island
Kingston, Rhode Island
Psychiatric Pharmacotherapy Specialist
PGY-2 Psychiatric Pharmacy Residency Program Director
Providence VA Medical Center
Providence, Rhode Island

Kaelen C. Dunican, PharmD
Professor of Pharmacy Practice
School of Pharmacy–Worcester/Manchester
MCPHS University
Worcester, Massachusetts

Brianne L. Dunn, PharmD
Associate Dean for Outcomes Assessment & Accreditation
Clinical Associate Professor
Department of Clinical Pharmacy and Outcomes Sciences
University of South Carolina College of Pharmacy
Columbia, South Carolina

Robert E. Dupuis, PharmD, FCCP
Clinical Professor of Pharmacy
Eshelman School of Pharmacy
University of North Carolina at Chapel Hill
Chapel Hill, North Carolina

Cheryl R. Durand, PharmD
Associate Professor of Pharmacy Practice
School of Pharmacy–Worcester/Manchester
MCPHS University
Manchester, New Hampshire

Megan J. Ehret, PharmD, MS, BCPP
Behavior Health Clinical Pharmacy Specialist
United States Department of Defense
Fort Belvoir Community Hospital
Fort Belvoir, Virginia

Carol Eliadi, EdD, JD, NP-BC
Professor and Dean of Nursing
MCPHS University
School of Nursing–Worcester, Massachusetts and Manchester,
    New Hampshire Campuses

Shareen Y. El-Ibiary, PharmD, FCCP, BCPS
Professor of Pharmacy Practice
Department of Pharmacy Practice
Midwestern University College of Pharmacy–Glendale
Glendale, Arizona

Katie Dillinger Ellis, PharmD
Clinical Specialist
Neonatal/Infant Intensive Care
Department of Pharmacy
The Children's Hospital of Philadelphia
Philadelphia, Pennsylvania

Justin C. Ellison, PharmD, BCPP
Clinical Pharmacy Specialist–Mental Health
Providence Veterans Affairs Medical Center
Providence, Rhode Island

Rachel Elsey, PharmD, BCOP
Clinical Pharmacist
Avera Cancer Institute
South Dakota State University
Sioux Falls, South Dakota

Gregory A. Eschenauer, PharmD, BCPS (AQ-ID)
Clinical Assistant Professor
University of Michigan
Ann Arbor, Michigan

John Fanikos, MBA, RPh
Executive Director of Pharmacy
Brigham and Women's Hospital
Adjunct Associate Professor of Pharmacy Practice
MCPHS University
Department of Pharmacy Practice, School of Pharmacy–Boston
Boston, Massachusetts

Elizabeth Farrington, PharmD, FCCP, FCCM, FPPAG, BCPS
Pharmacist III–Pediatrics
Department of Pharmacy
New Hanover Regional Medical Center
Wilmington, North Carolina

Erika Felix-Getzik, PharmD
Associate Professor of Pharmacy Practice
School of Pharmacy–Boston
MCPHS University
Boston, Massachusetts

Jonathan D. Ference, PharmD
Assistant Dean of Assessment and Alumni Affairs
Associate Professor of Pharmacy Practice
Director of Pharmacy Care Labs
Nesbitt School of Pharmacy
Wilkes University
Wilkes-Barre, Pennsylvania

Kimberly Ference, PharmD
Associate Professor
Department of Pharmacy Practice
Nesbitt College of Pharmacy and Nursing
Wilkes University
Wilkes-Barre, Pennsylvania

Victoria F. Ferraresi, PharmD, FASHP, FCSHP
Director of Pharmacy Services
Pathways Home Health and Hospice
Sunnyvale, California

Joseph W. Ferullo, PharmD
Associate Professor of Pharmacy Practice
School of Pharmacy–Boston
MCPHS University
Boston, Massachusetts

Christopher K. Finch, PharmD, BCPS, FCCM, FCCP
Director of Pharmacy
Methodist University Hospital
Associate Professor
College of Pharmacy
University of Tennessee
Memphis, Tennessee

Douglas N. Fish, PharmD, BCPS–AQ ID
Professor and Chair
Department of Clinical Pharmacy
Skaggs School of Pharmacy and Pharmaceutical Science
University of Colorado
Clinical Specialist in Critical Care/Infectious Diseases
University of Colorado Hospital
Aurora, Colorado

Jeffrey J. Fong, PharmD, BCPS
Associate Professor of Pharmacy Practice
School of Pharmacy–Worcester/Manchester
MCPHS University
Worcester, Massachusetts

Andrea S. Franks, PharmD, BCPS
Associate Professor, Clinical Pharmacy and Family Medicine
College of Pharmacy and Graduate School Medicine
University of Tennessee Health Science Center
Knoxville, Tennessee

Kristen N. Gardner, PharmD
Clinical Pharmacy Specialist–Behavioral Health
Highline Behavioral Clinic
Kaiser Permanente Colorado
Denver, Colorado

Virginia L. Ghafoor, PharmD
Pharmacy Specialist–Pain Management
University of Minnesota Medical Center
Minneapolis, Minnesota

Brooke Gildon, PharmD, BCPPS, BCPS, AE-C
Associate Professor of Pharmacy Practice
Southwestern Oklahoma State University College of Pharmacy
Weatherford, Oklahoma

Ashley Glode, PharmD, BCOP
Assistant Professor
Department of Clinical Pharmacy
Skaggs School of Pharmacy and Pharmaceutical Sciences
University of Colorado Anschutz Medical Campus
Aurora, Colorado

Jeffery A. Goad, PharmD, MPH, FAPhA, PCPhA, FCSHP
Professor and Chair
Department of Pharmacy Practice
School of Pharmacy
Chapman University
Irvine, California

Jennifer D. Goldman, BS, PharmD, CDE, BC-ADM, FCCP
Professor of Pharmacy Practice
School of Pharmacy–Boston
MCPHS University
Boston, Massachusetts

Joel Goldstein, MD
Assistant Clinical Professor
Harvard Medical School
Division of Child/Adolescent Psychology
Cambridge Health Alliance
Cambridge, Massachusetts

Luis S. Gonzalez, III, PharmD, BCPS
Manager
Clinical Pharmacy Services
PGY1 Pharmacy Residency Program Director
Conemaugh Memorial Medical Center
Johnstown, Pennsylvania

Larry Goodyer, PhD, MRPharmS, BCPS
Professor, School of Pharmacy
De Montfort University
Leicester, United Kingdom
Medical Director
Nomad Travel Stores and Clinic
Bishop's Stortford, United Kingdom

Mary-Kathleen Grams, PharmD, BCGP
Assistant Professor of Pharmacy Practice
School of Pharmacy–Boston
MCPHS University
Boston, Massachusetts

Philip Grgurich, PharmD, BCPS
Associate Professor of Pharmacy Practice
School of Pharmacy–Boston
MCPHS University
Boston, Massachusetts

B. Joseph Guglielmo, PharmD
Professor and Dean
School of Pharmacy
University of California, San Francisco
San Francisco, California

Karen M. Gunning, PharmD, BCPS, BCACP, FCCP
Professor (Clinical) and Interim Chair of Pharmacotherapy
Adjunct Professor of Family and Preventive Medicine
PGY2 Ambulatory Care Residency Director
Clinical Pharmacist–University of Utah Family Medicine Residency/
  Sugarhouse Clinic
University of Utah College of Pharmacy and School of Medicine
Salt Lake City, Utah

Mary A. Gutierrez, PharmD, BCPP
Professor of Pharmacy Practice
Chapman University School of Pharmacy
Irvine, California

Justinne Guyton, PharmD, BCACP
Associate Professor of Pharmacy Practice
Site Coordinator
PGY2 Ambulatory Care Residency Program
St. Louis College of Pharmacy
St. Louis, Missouri

Matthew Hafermann, PharmD, BCPS
Medical ICU/Cardiology Clinical Pharmacist
Harborview Medical Center
PGY1 Pharmacy Residency Coordinator
Medicine Clinical Instructor
University of Washington School of Pharmacy
Seattle, Washington

Jason S. Haney, PharmD, BCPS, BCCCP
Assistant Professor
Department of Clinical Pharmacy and Outcome Sciences
South Carolina College of Pharmacy
Medical University of South Carolina
Charleston, South Carolina

Christy S. Harris, PharmD, BCPS, BCOP
Associate Professor of Pharmacy Practice
School of Pharmacy–Boston
MCPHS University
Boston, Massachusetts

Mary F. Hebert, PharmD, FCCP
Professor
Department of Pharmacy
Adjunct Professor of Obstetrics and Gynecology
University of Washington
Seattle, Washington

Emily L. Heil, PharmD, BCPS-AQ ID
Assistant Professor
Infectious Diseases
University of Maryland School of Pharmacy
Baltimore, Maryland

Erika L. Hellenbart, PharmD, BCPS
Clinical Assistant Professor
University of Illinois at Chicago College of Pharmacy
Chicago, Illinois

David W. Henry, PharmD, MS, BCOP, FASHP
Associate Professor and Chair
Pharmacy Practice
University of Kansas School of Pharmacy
Lawrence, Kansas

Christopher M. Herndon, PharmD, BCPS, CPE
Associate Professor
Department of Pharmacy Practice
School of Pharmacy
Southern University Illinois Edwardsville
Edwardsville, Illinois

Richard N. Herrier, PharmD, FAPhA
Clinical Professor
Department of Pharmacy Practice and Science
College of Pharmacy
University of Arizona
Tucson, Arizona

Karl M. Hess, PharmD, CTH, FCPhA
Vice Chair of Clinical and Administrative Sciences
Associate Professor
Certificate Coordinator for Medication Therapy Outcomes
Keck Graduate Institute Claremont, California

Curtis D. Holt, PharmD
Clinical Professor
Department of Surgery
University of California, Los Angeles
Los Angeles, California

Evan R. Horton, PharmD
Associate Professor of Pharmacy Practice
School of Pharmacy–Worcester/Manchester
MCPHS University
Worcester, Massachusetts

Priscilla P. How, PharmD, BCPS
Assistant Professor
Director of PharmD Program
Department of Pharmacy
Faculty of Science
National University of Singapore
Principal Clinical Pharmacist
Department of Medicine
Division of Nephrology
National University Hospital
Singapore, Republic of Singapore

Molly E. Howard, PharmD, BCPS
Clinical Pharmacy Specialist
Central Alabama Veterans Health Care System
Montgomery, Alabama

Timothy R. Hudd, PharmD, AE-C
Associate Professor of Pharmacy Practice
School of Pharmacy–Boston
MCPHS University
Boston, Massachusetts

Bethany Ibach, PharmD, BCPPS
Assistant Professor of Pharmacy Practice
School of Pharmacy, Pediatrics Division
Texas Tech University Health Sciences Center
Abilene, Texas

Gail S. Itokazu, PharmD
Clinical Associate Professor
Department of Pharmacy Practice
University of Illinois, Chicago
Clinical Pharmacist
Division of Infectious Diseases
John H. Stroger Jr. Hospital of Cook County
Chicago, Illinois

Timothy J. Ives, PharmD, MPH, FCCP, CPP
Professor of Pharmacy
Adjunct Professor of Medicine
Eshelman School of Pharmacy
University of North Carolina at Chapel Hill
Chapel Hill, North Carolina

Nicole A. Kaiser, RPh, BCOP
Oncology Clinical Pharmacy Specialist
Children's Hospital Colorado
Aurora, Colorado

James S. Kalus, PharmD, FASHP
Director of Pharmacy
Henry Ford Health System
Henry Ford Hospital
Detroit, Michigan

Marina D. Kaymakcalan, PharmD
Clinical Pharmacy Specialist
Dana Farber Cancer Institute
Boston, Massachusetts

Michael B. Kays, PharmD, FCCP
Associate Professor
Department of Pharmacy Practice
Purdue University College of Pharmacy
West Lafayette and Indianapolis, Indiana

Jacob K. Kettle, PharmD, BCOP
Oncology Clinical Pharmacy Specialist
University of Missouri Health Care
Columbia, Missouri

Rory E. Kim, PharmD
Assistant Professor of Clinical Pharmacy
University of Southern California School of Pharmacy
Los Angeles, California

Lee A. Kral, PharmD, BCPS, CPE
Clinical Pharmacy Specialist, Pain Management
Department of Pharmaceutical Care
The University of Iowa Hospitals and Clinics
Iowa City, Iowa

Donna M. Kraus, PharmD, FAPhA, FPPAG, FCCP
Pediatric Clinical Pharmacist/Associate Professor of Pharmacy
   Practice
Departments of Pharmacy Practice and Pediatrics
Colleges of Pharmacy and Medicine
University of Illinois at Chicago
Chicago, Illinois

Susan A. Krikorian, MS, PharmD
Professor of Pharmacy Practice
School of Pharmacy–Boston
MCPHS University
Boston, Massachusetts

Andy Kurtzweil, PharmD, BCOP
Pharmacy Supervisor–Adult Hematology and Oncology/BMT
University of Minnesota Health
Minneapolis, Minnesota

Benjamin Laliberte, PharmD, BCPS
Clinical Pharmacy Specialist, Cardiology
Massachusetts General Hospital
Boston, Massachusetts

Jerika T. Lam, PharmD, AAHIVP
Assistant Professor of Pharmacy Practice
School of Pharmacy
Chapman University
Irvine, California

Trisha LaPointe, PharmD, BCPS
Associate Professor of Pharmacy Practice
School of Pharmacy–Boston

MCPHS University
Boston, Massachusetts

Alan H. Lau, PharmD

Professor
Director, International Clinical Pharmacy Education
College of Pharmacy
University of Illinois at Chicago
Chicago, Illinois

Elaine J. Law, PharmD, BCPS

Assistant Clinical Professor of Pharmacy Practice
Thomas J. Long School of Pharmacy and Health Sciences
University of the Pacific
Stockton, California

Kimberly Lenz, PharmD

Clinical Pharmacy Manager
Office of Clinical Affairs
University of Massachusetts Medical School
Quincy, Massachusetts

Russell E. Lewis, PharmD, FCCP

Associate Professor of Medicine, Infectious Diseases
Department of Medical and Surgical Services
Infectious Diseases Unit, Policlinico S. Orsola-Malpighi
University of Bologna
Bologna, Italy

Rachel C. Long, PharmD, BCPS

Clinical Staff Pharmacist
Carolinas HealthCare System
Charlotte, North Carolina

Ann M. Lynch, BSP, PharmD, AE-C

Professor of Pharmacy Practice
School of Pharmacy–Worcester/Manchester
MCPHS University
Worcester, Massachusetts

Matthew R. Machado, PharmD

Associate Professor of Pharmacy Practice
School of Pharmacy–Boston
MCPHS University
Boston, Massachusetts

Emily Mackler, PharmD, BCOP

Clinical Pharmacist and Project Manager
Michigan Oncology Quality Consortium
University of Michigan
Ann Arbor, Michigan

Daniel R. Malcolm, PharmD, BCPS, BCCCP

Associate Professor and Vice-Chair
Clinical and Administrative Services
Sullivan University College of Pharmacy
Louisville, Kentucky

Shannon F. Manzi, PharmD, NREMT, FPPAG

Director, Clinical Pharmacogenomics Service
Manager, Emergency and ICU Pharmacy Services
Boston Children's Hospital
Boston, Massachusetts

Joel C. Marrs, PharmD, FCCP, FASHP, FNLA, BCPS-AQ Cardiology, BCACP, CLS, ASH-CHC

Associate Professor
Department of Clinical Pharmacy
University of Colorado Anschutz Medical Campus
Skaggs School of Pharmacy and Pharmaceutical Sciences
Clinical Pharmacy Specialist
Department of Pharmacy
Denver Health and Hospital Authority
Aurora, Colorado

John Marshall, PharmD, BCPS, BCCCP, FCCM

Clinical Pharmacy Coordinator–Critical Care
Beth Israel Deaconess Medical Center
Boston, Massachusetts

Darius L. Mason, PharmD, BCPS, FACN

Clinical Pharmacist
Methodist South Hospital
Memphis, Tennessee

Susan L. Mayhew, PharmD, BCNSP, FASHP

Professor and Dean
Appalachian College of Pharmacy
Oakwood, Virginia

James W. McAuley, RPh, PhD, FAPhA

Associate Dean for Academic Affairs and Professor
Departments of Pharmacy Practice and Neurology
The Ohio State University College of Pharmacy
Columbus, Ohio

Sarah E. McBane, PharmD, CDE, BCPS, FCCP, FCPhA, APh

Professor and Chair
Department of Pharmacy Practice
West Coast University
Los Angeles, California

William W. McCloskey, BA, BS, PharmD

Professor of Pharmacy Practice
School of Pharmacy–Boston
MCPHS University
Boston, Massachusetts

Chephra McKee, PharmD

Assistant Professor of Pharmacy Practice
School of Pharmacy
Pediatrics Division
Texas Tech University Health Sciences Center
Abilene, Texas

Molly G. Minze, PharmD, BCACP

Associate Professor of Pharmacy Practice
Ambulatory Care Division
School of Pharmacy
Texas Tech University Health Sciences Center
Abilene, Texas

Amee D. Mistry, PharmD

Associate Professor Pharmacy Practice
School of Pharmacy–Boston
MCPHS University
Boston, Massachusetts

18

Katherine G. Moore, PharmD, BCPS, BCACP
Executive Director of Experiential Education
Associate Professor of Pharmacy Practice
Presbyterian College School of Pharmacy
Clinton, South Carolina

Jill A. Morgan, PharmD, BCPS, BCPPS
Associate Professor and Chair
Department of Pharmacy Practice and Science
University of Maryland School of Pharmacy
Baltimore, Maryland

Anna K. Morin, PharmD
Professor of Pharmacy Practice and Dean
School of Pharmacy–Worcester/Manchester
MCPHS University
Worcester, Massachusetts

Pamela B. Morris, MD, FACC, FAHA, FASPC, FNLA
Director, Seinsheimer Cardiovascular Health Program
Co-Director, Women's Heart Care
Medical University of South Carolina
Charleston, South Carolina

Oussayma Moukhachen, PharmD, BCPS
Assistant Professor Pharmacy Practice
School of Pharmacy–Boston
MCPHS University
Boston, Massachusetts
Clinical Care Specialist
Mount Auburn Hospital
Cambridge, Massachusetts

Kelly A. Mullican, PharmD
Primary Care Clinical Pharmacy Specialist
Kaiser Permanente–Mid-Atlantic States
Washington, District of Columbia

Myrna Y. Munar, PharmD
Associate Professor of Pharmacy
College of Pharmacy
Oregon State University
Oregon Health and Science University
Portland, Oregon

Yulia A. Murray, PharmD, BCPS
Assistant Professor of Pharmacy Practice
School of Pharmacy–Boston
MCPHS University
Boston, Massachusetts

Milap C. Nahata, MS, PharmD, FCCP, FAPhA, FASHP
Director, Institute of Therapeutic Innovations and Outcomes
Professor Emeritus of Pharmacy, Pediatrics, and Internal Medicine
Colleges of Pharmacy and Medicine
The Ohio State University
Columbus, Ohio

Richard S. Nicholas, PharmD, ND, CDE, BCPS, BCACP
Assistant Professor of Pharmacy Practice
Appalachian College of Pharmacy
Oakwood, Virginia

Stefanie C. Nigro, PharmD, BCACP, BC-ADM
Assistant Professor of Pharmacy Practice
School of Pharmacy–Boston

MCPHS University
Boston, Massachusetts

Cindy L. O'Bryant, PharmD, BCOP, FCCP, FHOPA
Professor
Department of Clinical Pharmacy
Skaggs School of Pharmacy and Pharmaceutical Sciences
Clinical Pharmacy Specialist in Oncology
University of Colorado Cancer Center
Aurora, Colorado

Kirsten H. Ohler, PharmD, BCPS, BCPPS
Clinical Assistant Professor of Pharmacy Practice
College of Pharmacy
University of Illinois at Chicago
Clinical Pharmacy Specialist–Neonatal ICU
University of Illinois at Chicago Hospital and Health Sciences System
Chicago, Illinois

Julie L. Olenak, PharmD
Assistant Dean of Student Affairs
Associate Professor
Department of Pharmacy Practice
Nesbitt College of Pharmacy and Nursing
Wilkes University
Wilkes-Barre, Pennsylvania

Jacqueline L. Olin, MS, PharmD, BCPS, CDE, FASHP, FCCP
Professor of Pharmacy
School of Pharmacy
Wingate University
Wingate, North Carolina

Neeta Bahal O'Mara, PharmD, BCPS
Clinical Pharmacist
Dialysis Clinic, Inc.
North Brunswick, New Jersey

Robert L. Page, II, PharmD, MSPH, FHFSA, FCCP, FASHP, FASCP, CGP, BCPS (AQ-Cards)
Professor
Departments of Clinical Pharmacy and Physical Medicine
School of Pharmacy and Pharmaceutical Sciences
University of Colorado
Aurora, Colorado

Louise Parent-Stevens, PharmD, BCPS
Assistant Director of Introductory Pharmacy Practice Experiences
Clinical Assistant Professor
Department of Pharmacy Practice
University of Illinois at Chicago College of Pharmacy
Chicago, Illinois

Dhiren K. Patel, PharmD, CDE, BC-ADM, BCACP
Associate Professor of Pharmacy Practice
School of Pharmacy–Boston
MCPHS University
Boston, Massachusetts

Katherine Tipton Patel, PharmD, BCOP
Clinical Pharmacy Specialist
The University of Texas
MD Anderson Cancer Center
Houston, Texas

Jennifer T. Pham, PharmD, BCPS, BCPPS

Clinical Assistant Professor, Department of Pharmacy Practice
University of Illinois at Chicago College of Pharmacy
Clinical Pharmacy Specialist, Neonatal Clinical Pharmacist
University of Illinois Hospital and Health Sciences System
Chicago, Illinois

Jonathan D. Picker, MBChB, PhD

Assistant Professor
Harvard Medical School
Clinical Geneticist
Boston Children's Hospital
Boston, Massachusetts

Brian A. Potoski, PharmD, BCPS

Associate Professor
Departments of Pharmacy and Therapeutics
University of Pittsburgh School of Pharmacy
Associate Director, Antibiotic Management Program
University of Pittsburgh Medical Center
Presbyterian University Hospital
Pittsburgh, Pennsylvania

David J. Quan, PharmD, BCPS

Health Sciences Clinical Professor of Pharmacy
Department of Clinical Pharmacy
School of Pharmacy
University of California, San Francisco
Pharmacist Specialist–Solid Organ Transplant
University of California, San Francisco Medical Center
San Francisco, California

Erin C. Raney, PharmD, BCPS, BC-ADM

Professor of Pharmacy Practice
Midwestern University College of Pharmacy–Glendale
Glendale, Arizona

Valerie Relias, PharmD, BCOP

Clinical Pharmacy Specialist
Division of Hematology/Oncology
Tufts Medical Center
Boston, Massachusetts

Lee A. Robinson, MD

Instructor
Department of Psychiatry
Harvard Medical School
Boston, Massachusetts
Associate Training Director
Child and Adolescent Psychiatry Fellowship
Primary Care Mental Health Integrated Psychiatrist
Cambridge Health Alliance
Cambridge, Massachusetts

Charmaine Rochester-Eyeguokan, PharmD, BCPS, BCACP, CDE

Associate Professor of Pharmacy Practice and Science
University of Maryland School of Pharmacy
Baltimore, Maryland

Carol J. Rollins, PharmD, MS, RD, CNSC, BCNSP

Clinical Associate Professor
Department of Pharmacy Practice and Science
College of Pharmacy
The University of Arizona
Tucson, Arizona

Melody Ryan, PharmD, MPH, GCP, BCPS

Professor
Department of Pharmacy Practice and Science
College of Pharmacy
University of Kentucky
Lexington, Kentucky

David Schnee, PharmD, BCACP

Associate Professor of Pharmacy Practice
School of Pharmacy–Boston
MCPHS University
Boston, Massachusetts

Eric F. Schneider, BS Pharm, PharmD

Assistant Dean for Academics
Professor
School of Pharmacy
Wingate University
Wingate, North Carolina

Sheila Seed, PharmD, MPH

Professor of Pharmacy Practice
School of Pharmacy–Worcester/Manchester
MCPHS University
Worcester, Massachusetts

Timothy H. Self, PharmD

Professor of Clinical Pharmacy
College of Pharmacy
University of Tennessee Health Science Center
Memphis, Tennessee

Amy Hatfield Seung, PharmD, BCOP

Senior Director of Clinical Development
Physician Resource Management/Caret
Cary, North Carolina

Nancy L. Shapiro, PharmD, FCCP, BCPS

Operations Coordinator
University of Illinois Hospital and Health Sciences System
Clinical Associate Professor of Pharmacy Practice
Director, PGY2 Ambulatory Care Residency
College of Pharmacy
University of Illinois at Chicago
Chicago, Illinois

Iris Sheinhait, PharmD, MA, RPh

Certified Poison Information Specialist
Adjunct Assistant Professor
Regional Center for Poison Control Serving Massachusetts and Rhode
  Island
Boston Children's Hospital and MCPHS University
Boston, Massachusetts

Greene Shepherd, PharmD, DABAT

Clinical Professor and Vice-Chair
Division of Practice Advancement and Clinical Education
Director of Professional Education, Asheville Campus
Eshelman School of Pharmacy
University of North Carolina at Chapel Hill
Asheville, North Carolina

Devon A. Sherwood, PharmD, BCPP

Assistant Professor
Psychopharmacology
College of Pharmacy
University of New England
Portland, Maine

Richard J. Silvia, PharmD, BCCP
Associate Professor of Pharmacy Practice
School of Pharmacy–Boston
MCPHS University
Boston, Massachusetts

Carrie A. Sincak, PharmD, BCPS, FASHP
Assistant Dean for Clinical Affairs and Professor
Department of Pharmacy Practice
Midwestern University Chicago College of Pharmacy
Downers Grove, Illinois

Harleen Singh, PharmD, BCPS-AQ Cardiology, BCACP
Clinical Associate Professor of Pharmacy Practice
Oregon State University
Oregon Health and Science University
Portland, Oregon

Jessica C. Song, MA, PharmD
Clinical Pharmacy Supervisor
PGY1 Pharmacy Residency Coordinator
Department of Pharmacy Services
Santa Clara Valley Medical Center
San Jose, California

Suellyn J. Sorensen, PharmD, BCPS, FASHP
Director
Clinical Pharmacy Services
St. Vincent Indianapolis
Indianapolis, Indiana

Linda M. Spooner, PharmD, BCPS (AQ-ID), FASHP
Professor of Pharmacy Practice
School of Pharmacy–Worcester/Manchester
MCPHS University
Clinical Pharmacy Specialist in Infectious Diseases
Saint Vincent Hospital
Worcester, Massachusetts

Karyn M. Sullivan, PharmD, MPH
Professor of Pharmacy Practice
School of Pharmacy–Worcester/Manchester
MCPHS University
Worcester, Massachusetts

David J. Taber, PharmD, MS, BCPS
Associate Professor
Division of Transplant Surgery
College of Medicine
Medical University of South Carolina
Charleston, South Carolina

Candace Tan, PharmD, BCACP
Clinical Pharmacist
Kaiser Permanente
Los Angeles, California

Yasar O. Tasnif, PharmD, BCPS, FAST
Associate Professor
Cooperative Pharmacy Program
University of Texas at Austin and University of Texas, Rio Grande
    Valley
Clinical Pharmacist Specialist
Doctor's Hospital at Renaissance–Renaissance Transplant Institute
Edinburg, Texas

Daniel J. G. Thirion, BPharm, MSc, PharmD, FCSHP
Professeur Titulaire de Clinique
Faculté de Pharmacie
Université de Montréal
Pharmacien
Centre Universitaire de Santé McGill
Montréal, Québec, Canada

Angela M. Thompson, PharmD, BCPS
Assistant Professor
Department of Clinical Pharmacy
Skaggs School of Pharmacy and Pharmaceutical Sciences
University of Colorado
Aurora, Colorado

Lisa A. Thompson, PharmD, BCOP
Clinical Pharmacy Specialist in Oncology
Kaiser Permanente Colorado
Lafayette, Colorado

Toyin Tofade, MS, PharmD, BCPS, CPCC
Dean and Professor
Howard University College of Pharmacy
Washington, District of Columbia

Tran H. Tran, PharmD, BCPS
Associate Professor
Midwestern University, Chicago College of Pharmacy
Downers Grove, Illinois

Dominick P. Trombetta, PharmD, BCPS, CGP, FASCP
Associate Professor
Department of Pharmacy Practice
Nesbitt School of Pharmacy
Wilkes University
Wilkes-Barre, Pennsylvania

Toby C. Trujillo, PharmD, FCCP, FAHAH, BCPS-AQ Cardiology
Associate Professor
Department of Clinical Pharmacy
Skaggs School of Pharmacy and Pharmaceutical Sciences
University of Colorado
Aurora, Colorado

Sheila K. Wang, PharmD, BCPS (AQ–ID)
Associate Professor of Pharmacy Practice
Chicago College of Pharmacy
Midwestern University
Downers Grove, Illinois
Clinical Pharmacist, Infectious Disease
Program Director, Rush University Medical Center
Chicago, Illinois

Brian Watson, PharmD, BCPS
Pharmacist
University of Maryland Medical System
St. Joseph's Medical Center
Baltimore, Maryland

Kristin Watson, PharmD, BCPS-AQ Cardiology
Associate Professor, Vice-Chair of Clinical Services
University of Maryland School of Pharmacy
Baltimore, Maryland

Lynn Weber, PharmD, BCOP
Clinical Pharmacy Specialist, Oncology/Hematology
Pharmacy Residency Coordinator and PGY-1 Residency Director
Hennepin County Medical Center
Minneapolis, Minnesota

Kellie Jones Weddle, PharmD, BCOP, FCCP, FHOPA
Clinical Professor of Pharmacy Practice
College of Pharmacy
Purdue University
Indianapolis, Indiana

C. Michael White, PharmD, FCP, FCCP
Professor and Head
Department of Pharmacy Practice
School of Pharmacy
University of Connecticut
Storrs, Connecticut

Natalie Whitmire, PharmD, BCPS, BCGP
Pharmacist Specialist
University of California, San Diego Health

Barbara S. Wiggins, PharmD, BCPS, CLS, AACC, FAHA, FCCP, FNLA
Clinical Pharmacy Specialist–Cardiology
Medical University of South Carolina
Charleston, South Carolina

Kristine C. Willett, PharmD, FASHP
Associate Professor of Pharmacy Practice
School of Pharmacy–Worcester/Manchester
MCPHS University
Manchester, New Hampshire

Bradley R. Williams, PharmD, CGP
Professor of Clinical Pharmacy and Clinical Gerontology
School of Pharmacy
University of Southern California
Los Angeles, California

Casey B. Williams, PharmD, BCOP, FHOPA
Director, Center for Precision Oncology
Director, Department of Molecular and Experimental Medicine
Avera Cancer Institute
Sioux Falls, South Dakota

Dennis M. Williams, PharmD, BCPS, AE-C
Associate Professor and Vice-Chair for Professional Education and
 Practice
Division of Pharmacotherapy and Experimental Therapeutics
Eshelman School of Pharmacy
University of North Carolina at Chapel Hill
Chapel Hill, North Carolina

Katie A. Won, PharmD, BCOP
Clinical Pharmacist
Hennepin County Medical Center
Minneapolis, Minnesota

Annie Wong-Beringer, PharmD, FIDSA
Professor of Pharmacy
School of Pharmacy
University of Southern California
Los Angeles, California

Dinesh Yogaratnam, PharmD, BCPS, BCCCP
Assistant Professor of Pharmacy Practice
School of Pharmacy–Worcester/Manchester
MCPHS University
Worcester, Massachusetts

Kathy Zaiken, PharmD
Professor of Pharmacy Practice
School of Pharmacy–Boston
MCPHS University
Boston, Massachusetts

Caroline S. Zeind, PharmD
Associate Provost for Academic and International Affairs
Chief Academic Officer
Worcester, Massachusetts and Manchester, New Hampshire,
 Campuses
Professor of Pharmacy Practice
MCPHS University
Boston, Massachusetts

Sara Zhou, PharmD
Certified Poison Information Specialist
Adjunct Assistant Professor
Regional Center for Poison Control Serving Massachusetts and Rhode
 Island
Boston Children's Hospital and MCPHS University
Boston, Massachusetts

Kristin M. Zimmerman, PharmD, CGP, BCACP
Associate Professor
Department of Pharmacotherapy & Outcomes Science
Virginia Commonwealth University
Richmond, Virginia

目　录

第十篇 妇女保健

Trisha LaPointe

47 第 47 章 避孕

Shareen Y. El-Ibiary

核心原则	章节案例
1 选择避孕方式应根据多种因素做出综合判断,因素包括:避孕药剂型、激素含量、有效性、副作用、费用、使用可及性、既往疾病史、既往药物史、患者隐私保护、预防性传播疾病(sexually transmitted infections,STIs),以及期望排卵恢复时间的长短。	案例 47-1(问题 1)
2 复方激素避孕药(combined hormonal contraceptives,CHCs)是雌激素和孕激素的混合制剂。CHCs 有口服片剂、阴道环、贴剂等多种剂型。CHCs 根据雌激素含量分为高剂量(50μg 炔雌醇)、低剂量(30~35μg 炔雌醇)及极低剂量(10~25μg 炔雌醇);根据给药周期分为 21 日、24 日及 84 日。复方口服避孕药(combined oral contraceptives,COCs)根据雌、孕激素含量分为单相、双相、三相及四相口服避孕药。	案例 47-1(问题 3~5 和 7) 表 47-3
3 CHCs 除可避孕外,还可治疗粉刺、多毛症、经前期综合征(premenstrual syndrome,PMS)、经前期焦虑障碍(premenstrual dysphoric disorder,PMDD)、内膜癌、月经不调;预防卵巢癌及功能性卵巢囊肿。	案例 47-2(问题 1~3)
4 激素类避孕药最常出现的副作用为撤退性出血、恶心、粉刺和体重增加。其风险和副作用与激素类避孕药中含的孕激素、雌激素和雄激素的生理作用密切相关。	案例 47-2(问题 4~8) 案例 47-3(问题 1) 表 47-4
5 部分女性有使用 CHCs 的风险和禁忌证。以下女性不推荐使用含雌激素成分的避孕药:年龄≥35 岁、每日吸烟超过 15 支、血压控制不佳、胆囊疾病史、中风史、先兆偏头痛、心血管疾病和血栓栓塞病史。	案例 47-1(问题 2)
6 若患者有 CHCs 禁忌证,可考虑使用仅含孕激素的避孕药,这种避孕药剂型包括口服片剂、凝胶、皮下注射、皮埋剂。常见副作用有体重增加、粉刺、情绪改变和月经不调。	问题 47-3(问题 2~6)
7 避孕药的使用效果建立在正确使用及定期随访基础上。使用者应当理解如何正确使用避孕药,如何处理突发情况(漏服、环剂从阴道滑出、贴剂脱出)及何时启动补救方案。例如漏服单纯孕激素避孕药与漏服 COCs 的处理方法大相径庭。	问题 47-1(问题 6 和 7) 问题 47-3(问题 2~6)
8 激素类避孕药与某些药物联合使用时,激素避孕药物浓度可能上升或下降。例如抗生素及肝酶诱导剂可能降低 CHCs 的效果,该情况下可选单纯孕激素避孕药或非激素类避孕方式。	问题 47-1(问题 8) 表 47-5
9 宫内节育器(intrauterine devices,IUDs)及宫内节育系统(intrauterine systems,IUSs)(包括带铜节育器、左炔诺孕酮宫内节育系统等产品)是长期避孕的首选。为降低盆腔炎发生风险,该类产品更适用于单一性伴侣的女性。	问题 47-3(问题 7)
10 非激素类避孕方式包括子宫帽、避孕套和杀精剂。避孕且同时预防性传播疾病的唯一方式是使用男式或女式避孕套。	问题 47-4(问题 1 和 2)

⓫ 使用时机是有效紧急避孕(emergency contraception,EC)的关键。在无保护性交后越早使用效果越好,一般性交 120 小时内使用有效。紧急避孕药包括高剂量孕激素制剂、高剂量雌孕激素复方制剂(如 Yuzpe 方法)、选择性孕酮受体调节物(selective progesterone receptor modulator,SPRM)及带铜节育器等。

⓬ 药物流产包括米非司酮(mifepristone)联合米索前列醇(misoprostol)、甲氨蝶呤(methotrexate)联合米索前列醇(misoprostol)或三者联用。米非司酮和甲氨蝶呤使胚胎停止发育;米索前列醇诱发子宫收缩、促使妊娠物排出。

章节案例

问题 47-4(问题 3)

问题 47-4(问题 4)

流行病学

目前全球人口超过 73 亿,美国人口近 3.25 亿,每 8 秒新生 1 人,每 12 秒死亡 1 人,导致每 13 秒人口数量增长 1 人[1]。

避孕是全球关注的问题。预防意外妊娠是避孕药使用的重要目标,对需控制人口的国家尤为重要。据统计,2008 年至 2011 年美国约 45% 的妊娠为意外怀孕,其中 42% 的人选择流产[2]。故正确使用及推广避孕药对预防意外妊娠至关重要。

激素避孕药的背景和药理学

激素避孕药包括雌孕激素组合的复方激素避孕药(combined hormonal contraceptives,CHCs)和单孕激素避孕药。雌激素通过抑制卵泡刺激素(follicle-stimulating hormone,FSH)分泌阻止优势卵泡发育,稳定子宫内膜减少突破性出血(见第 50 章,获取更多月经周期相关知识)[3]。孕激素通过抑制黄体生成素(luteinizing hormone,LH)分泌阻止排卵。孕激素可联合雌激素,如复方口服避孕药(combined oral contraceptive,COCs)、避孕贴和节育环;也可单独使用,如单孕激素口服避孕药(progestin-only pill,POP)、贮库型肌内或皮下注射剂、皮下埋植避孕剂或作为宫内节育系统的一部分。单孕激素避孕药可增厚宫颈黏液阻止精子通过,改变输卵管环境影响卵子运输,改变子宫内膜影响受精卵着床。

复方激素避孕药

患者评估

案例 47-1

问题 1:S.F. ,女性,33 岁,体重 58kg,身高 163cm,健康,即将结婚,希望用口服避孕药避孕,目前没有孩子,想在 1~2 年内怀孕。用药史为偶尔头痛时口服 200mg 布洛芬。
生命体征:血压 122/72mmHg,心率 85 次/min
体温:36.9℃
社会史:每日抽烟 1 包,不喝酒
家族史:妹妹患妊娠糖尿病,母亲患高血压,父亲不明
对 S.F. 而言,选择避孕药应考虑哪些因素?

很多因素影响避孕方法的选择,其中最重要是避孕的有效性。应明确避孕对 S.F. 的重要性来选择合适方法。例如有些患者服用了致畸药或身体不适合妊娠,就需要极其有效的避孕方法或联合多种方法;有些患者虽不想怀孕,若意外怀孕也能接受,就不需要选择非常严格的避孕方法。

避孕方法的有效性取决于作用机制、可获得性(如处方要求)、联合用药、既往病史和药物接受度(如副作用、使用方便性、依从性、费用、宗教和社会信仰)等。任何一种因素均可造成在一年临床试验观察到的最低失败率(正确使用的失败率)和患者实际失败率的差异,因此,选择避孕方法时应考虑这些因素(表 47-1)[3]。停药后正常生育功能的恢复时间也是需要考虑的重要因素。有些避孕方法停用后不久女性就可怀孕,另一些则需更长时间才可恢复生育能力[4]。S.F. 想不久后怀孕,她已 33 岁(30 岁后生育能力快速下降)且希望以后继续生育,应选择能迅速恢复生育能力的避孕方法[4],并考虑禁忌证和风险等其他因素。综合考虑以上因素以及 CHC 在女性中已广泛使用,可推荐 S.F. 使用 CHC。

复方激素避孕药的禁忌证

案例 47-1,问题 2:S.F. 适合使用 CHCs 避孕吗?使用时要考虑哪些禁忌证?

临床医生应预先了解 S.F. 的基本健康信息,如既往史、社会史和家族史(图 47-1),以判断是否存在禁忌证和注意事项[5](见图 47-1)。世界卫生组织制定了医学标准,该标准确定了不同情况下患者的具体避孕措施。2010 年美国疾病预防控制中心(http://who. int/reproductivehealth/publications/family_planning/MEC-5/en/. Accessed June 11,2017)采纳、推荐了这些标准并在 2016 年更新了该标准[6-7]。大部分禁忌证的数据来源于 COCs,但结论同样适用于所有 CHCs(如阴道环和透皮贴)。

吸烟和使用 CHCs

应强烈要求 S.F. 戒烟(参考 91 章,烟草的使用和依赖)。女性大于 35 岁且每日吸烟超过 15 支,不应选择 CHCs 避孕。尽管 S.F. 未满 35 岁,但她每日吸烟 1 包

表 47-1

美国女性常规和严格使用避孕药在第一年内意外怀孕的百分比以及在第一年后继续使用避孕药的百分比

方法	女性避孕第一年内意外怀孕%		女性连续避孕达一年%[c]	相关花费[k]
	常规使用[a]	严格使用[b]		
概率[d]	85	85	–	
易受孕期知晓法	24	–	47	无
标准日法[e]		5		
二日法[e]	–	4		
排卵法[e]	–	3		
基础体温法[e]	–	0.4	–	
体外射精	22	4	46	
杀精剂[f]	28	18	42	$ ~ $$
屏障法				
阴道海绵				$$
经产妇	24	20	42	
初产妇	12	9	57	
隔膜[g]	12	6	57	$$$
避孕套[h]				$
女性	21	5	41	
男性	18	2	43	
激素避孕药				
注射 MPA	6	0.2	56	$$$$[l]
药片				
单孕激素	9	0.3	67	$$ ~ $$$
复方制剂	9	0.3	67	$$ ~ $$$
皮肤药贴	9	0.3	67	$$ ~ $$$
阴道环	9	0.3	67	$$ ~ $$$
IUD/IUS	–	–	–	$$$$[l]
含铜节育器	0.8	0.6	78	
左炔诺孕酮	0.2	0.2	80	
女性不孕	0.5	0.5	100	$$$$[m]
男性不育	0.15	0.10	100	$$$$[m]
紧急避孕药				$$$
在无保护措施的性交后 72 小时之内服用，可减少 75% 怀孕的风险[i]				
哺乳闭经避孕法（lactational amenorrhea method, LAM）[j]				无
LAM 是一种高效的临时避孕方法				

[a] 夫妻在开始常规避孕（不因其他原因而停止使用）的第一年内发生意外妊娠的比例。在杀精剂、体外射精、隔膜法、避孕套、口服避孕药等避孕方法中的相关数据来源于 1995 年美国国家庭增长调查。

[b] 夫妻在开始严格避孕（坚持且正确使用，并不因其他原因而停止使用）的第一年内发生意外妊娠的比例。

[c] 尝试避孕的夫妻连续使用一种方法持续一年的百分比。

[d] 未避孕和停止避孕开始备孕的女性在一年内怀孕的比例约为 89%。但考虑到现代女性大都使用可逆的避孕方法，如果她们停止避孕不会立刻怀孕，该比例会略降至 85%。

[e] 排卵法和二日法是基于宫颈黏液的评估。标准日法是指在月经周期第 8~19 天内不同房。体温法是通过体温以及评估宫颈黏液确定最易受孕日期。

[f] 泡沫、乳霜、凝胶、阴道栓剂和阴道薄膜。

[g] 杀精乳膏或凝胶。

[h] 无杀精剂。

[i] Ella（乌利司他）药品说明书指示适用于无保护性交后 120 小时内的紧急避孕。Plan B One-Step，Next Choice One Dose，MyWay，Take Action，Aftera，EContra Ez 和 After Pill 是美国销售的含左炔诺孕酮的紧急避孕产品。药品说明书指示适用于无保护性交后 72 小时内，但目前研究表明以上产品在 120 小时内使用均有紧急避孕效果，更有研究表明对于没有相关疾病人群，同时服用两片紧急避孕药并不会降低疗效或增加副作用。美国食品药品管理局宣布以下 19 个品牌的紧急避孕口服避孕药安全有效：Ogestrel（1 剂是 2 粒白色药片）；Nordette（1 剂是 4 粒淡黄色药片）；Cryselle，Levora，low-Ogestrel，Lo/Ovral 或 Quasence（1 剂是 4 粒白色药片）；Jolessa，Portia，Seasonale 或 Trivom（1 剂是 4 粒粉红药片）；Seasonique（1 剂是 4 粒浅蓝色药片）；Enpresse（1 剂是 4 粒橙色药片）；Lessina（1 剂是 5 粒粉红色药片）；Aviane 或 LoSeaonique（1 剂是 5 粒橙色药片）；Lutera 或 Sronyx（1 剂是 5 粒白色药片）；Lybrel（1 剂是 6 粒黄色药片）。

[j] 若要维持有效避孕，应在恢复月经、哺乳频率或持续时间减少后、人工喂养或宝宝 6 个月以上时，尽快采用其他避孕方法。

[k] $，每单位花费 10$；$$，每单位花费 50$；$$$，每单位花费 80$；$$$$，每单位超过 80$（以上为大概费用，因购买地点等不同而变化）。

[l] 未包括管理和临床费用。该数据指产品初始费用，但其总体计算后费用接近 $$（如注射一次 MPA150mg/ml 混悬剂大约花费 95$，但其效果持续 3 个月，使得每月花费和 COCs 或 POPs 花费（每次 20~45$）相当，含铜宫内节育器和左炔诺孕酮宫内节育器可能初始费用较高，但能分别连续使用 10 年和 5 年）。

[m] 手术初始费用较高，但随时间推移可能会比其他经常使用的产品更具成本效益（如相当于每月使用避孕药、避孕套或杀精剂所产生的费用）。

IUD，宫内节育器；IUS，宫内节育系统；LAM，哺乳闭经避孕法；MPA，醋酸甲羟孕酮。

来源：Hatcher RA et al. *Contraceptive Technology*. 20th ed. New York，NY：Ardent Media；2011；24，Table 3-2；includes additional information from www.goodrx.com. Accessed August 25，2017；http：//americanpregnancy.org/preventing-pregnancy/diaphragm/. Accessed June 11，2017；https：//www.plannedparenthood.org/learn/birth-control/cervical-cap. Accessed June 11，2017.

避孕药的选择

女性选择避孕药时,应先确定是否存在以下情况:

- 35岁及以上吸烟者**
- 高血压**
- 未明确诊断的异常阴道流血
- 已发生血管病变糖尿病或患糖尿病病史20年以上**
- 深静脉血栓或肺栓塞(除非已抗凝治疗)或现在/曾经有缺血性心脏病史**
- 含心血管疾病的多种危险因素**

- 头痛伴局部神经系统症状**或有卒中史
- 现在或曾经患乳腺癌**
- 急性病毒性肝炎或轻/重度肝硬化**
- 哺乳期**
- 1个月内做过限制活动的大手术**
- 使用COC过程中**或怀孕期间有胆汁淤积史

是
符合以上一个或多个情况

考虑不含雌激素的避孕方法:单独孕激素方案,避孕套,含杀精剂的子宫帽或宫颈帽,自然避孕法,输精管切除术或输卵管绝育术

否
无以上禁忌

可能无法使用COCs

可连续或周期性使用任意低于50μg剂量的COC*

考虑使用仅含孕激素的避孕方法:POPs(Micronor、既不是QD也不是Ovrette),注射MPA,Implanon或者MirenaIUS,ParaGard宫内节育器

选择连续或周期性COC方案应考虑以下方面:患者期望、适用性、副作用、非避孕益处、费用及患者和临床医生的既往经验

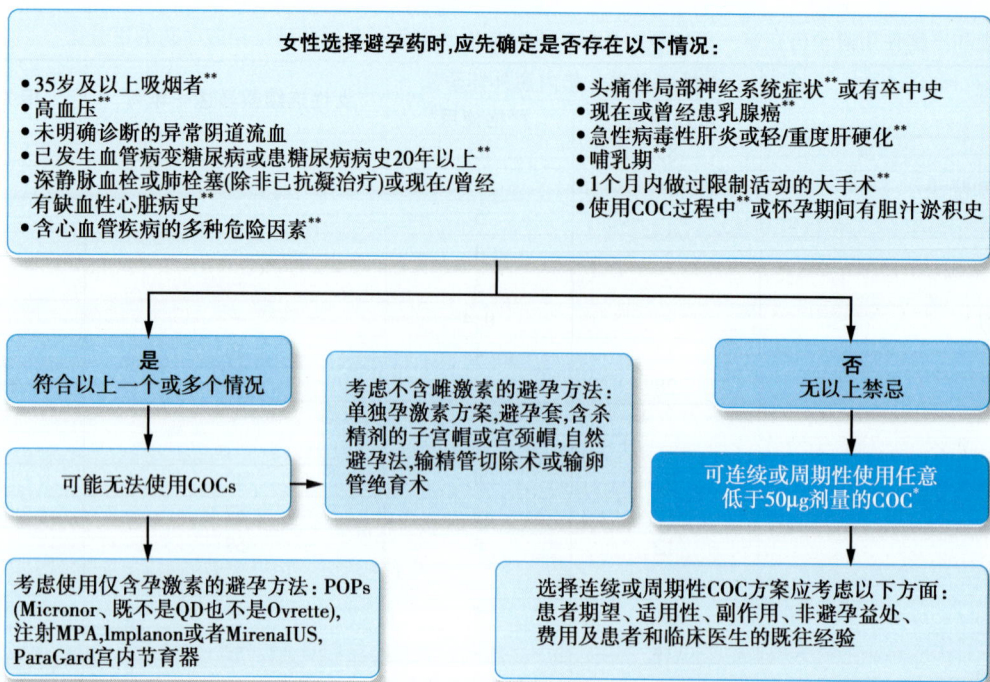

- 世界卫生组织和美国食品药品管理局均建议使用最低有效剂量避孕药。雌激素含量低于50μg的复方避孕药都被认为是"低剂量",有效安全

- 无研究证明女性服用20μg口服避孕药致DVT发生风险较低。对于更高剂量口服避孕药的研究证实雌激素剂量越低,DVT风险越低

- 所有COCs均能降低体内游离睾酮,加拿大复方避孕药药品标签注明可改善痤疮

- 应减少因点滴出血或突破性出血而停止服药的情况。应提前告知女性:随着时间推移,点滴出血或突破性出血会好转

*Yasmin和Yaz的药品说明书声明[Berlex-2001]:Yasmin有别于其他避孕药的地方在于其含有孕激素屈螺酮。因屈螺酮增加血钾浓度导致严重心脏问题,肾脏、肝脏或肾上腺疾病患者不应服用Yasmin。其他药物也会增加血钾浓度,若患有慢性疾病,长期每日服用下面任一药物,应咨询医生能否服用Yasmin,且在服用Yasmin首月应查血钾浓度。这些药物包括:非甾体抗炎药[布洛芬(Motrin®,Advil®)、萘普生(Naprosyn®,Aleve®和其他)用于每日长时间服用治疗关节炎或其他疾病时]、保钾利尿药(螺内酯和其他药)、钾补充剂、血管紧张素转化酶抑制剂(Capoten®,Vasotec®,Zestril®和其他药品)、血管紧张素Ⅱ受体拮抗剂(Cozaar®,Diovan®,Avapro®和其他药)和肝素。

**符合WHO:3或WHO:4(WHO避孕药使用标准,2015年第5版:第3章采取避孕措施,理论或已证实风险大于益处的情况;第4章采取避孕措施,有不可接受的健康风险情况)

图 47-1 选择避孕药。COC,口服避孕药;DVT,深静脉血栓;POP,仅含孕激素的避孕药。(来源:Adapted with permission from Zieman M,Hatcher RA. Managing Contraception. Tiger,GA:Bridging the Gap Communications;2012:Figure 23.1.)

(20支烟),该情况下许多临床医生不会向她推荐CHCs。虽S.F.无使用CHCs的禁忌证,仍应被告知若继续吸烟,2年内不能使用CHCs,S.F.也被告知吸烟可降低生育能力,对妊娠结局有不良影响。这些对准备不久后组建家庭的她很重要。

心血管疾病

一些研究表明服用COCs的女性死于心血管疾病的风险增加[8-11]。一项研究显示:心血管疾病死亡率在不抽烟或不服用COCs的女性中,35岁以下人群比例为0.59/100 000,35岁以上为3.18/100 000;不吸烟但使用COCs的女性35岁以下人群风险比例上升为0.65/100 000,35岁以

上上升为6.21/100 000;既吸烟又使用COCs的女性35岁以下人群比例为3.3/100 000,35岁以上为29.4/100 000[12],可见35岁以上的吸烟女性使用COCs后死亡率明显增加。

因脂蛋白与动脉粥样硬化性心血管疾病之间的联系,一些研究已关注COCs对血清脂蛋白浓度的影响[13-15]。高浓度总胆固醇(total cholesterol,TC)、甘油三酯(triglycerides,TG)、低密度脂蛋白(low-density lipoprotein,LDL)胆固醇和极低密度脂蛋白(very low-density lipoprotein,VLDL)胆固醇可能导致动脉粥样硬化等循环系统疾病,而高密度脂蛋白(high-density lipoprotein,HDL)胆固醇作用则相反。载脂蛋白的水平也会影响动脉粥样硬化风险(例如风险随载脂蛋白浓度增加而增加)。

患者服用 COCs 比未服用者更易发生心肌梗死(myocardial infarction,MI)[16]。雌激素剂量越大风险越高,在吸烟及高血压人群中尤为明显。目前尚不清楚哪些类型的孕激素更易导致心肌梗死[10,17]。服用 COCs 的患者卒中风险也稍高,但数据尚存争议[16]。卒中的高风险人群为吸烟、高血压和 35 岁以上患者。

S.F. 和她的未婚夫应了解 CHC 增加心血管副作用风险,但无论使用哪种产品绝对风险都很低。吸烟是影响 S.F. 使用 CHC 更大的风险因素。

偏头痛和卒中

偏头痛患者服用 CHC 时,因雌激素成分更易发生缺血性卒中。先兆偏头痛或吸烟女性风险更高[3,18]。CHCs 应谨慎用于无先兆症状偏头痛的女性,避免用于吸烟或 35 岁以上者[7,19]。临床经验表明,CHCs 若导致偏头痛加剧,更换激素组合偏头痛症状不会得到改善。头痛或偏头痛可发生在 CHCs 使用初期(见案例 47-2,问题 6);若患者使用 CHCs 期间出现先兆偏头痛,应停止服药并改成非雌激素方案[18,19]。目前尚无证据显示仅含孕激素的避孕药增加卒中风险,故建议可用于有卒中风险的女性[19]。

S.F. 有偶发头痛史,但未出现过先兆偏头痛。因此她可以使用 CHCs。但应警告她吸烟会增加卒中风险。

血栓栓塞事件

因为系列机制,CHCs 可能导致血栓栓塞。CHCs 所含雌激素增加血液凝固性,从而增加血栓形成可能,但其增加或减少凝血因子尚存争议[13,15]。因为雌激素的作用,长期服用 COCs 时可出现血小板数量升高、血小板聚集增加,这种症状类似于晚孕状态。最近更多证据显示,第三代孕激素[去氧孕酮和孕二烯酮(在美国未上市)]增加血栓形成率,提示孕激素也可增加血栓栓塞风险[20]。

女性静脉血栓栓塞(venous thromboembolism,VTE)的发生率低,每年 1/10 000,服用 COC 后增至 3/10 000~4/10 000[21]。系列高质量研究发现:大部分 COC 服用者发生浅或深静脉血栓或者肺栓塞(pulmonary embolism,PE)的风险增加 2~6 倍[20];需紧急大手术的患者服用 COC 相对不使用更易发生 VTE;静脉血栓发生风险与服用 COC 的持续时间和用药史没有关系;炔雌醇(ethinyl estradiol,EE)剂量大于 35μg 时风险更高[20]。

与无遗传性凝血缺陷女性相比,存在凝血因子 V 突变(也称为凝血因子 V 莱顿突变)或缺乏蛋白 C、蛋白 S、抗凝血酶的女性服用 COCs 更易发生 VTE;相对无突变的女性,凝血因子 V 莱顿突变的女性发生 VTE 风险增加 30 倍[22]。

一般人群使用 CHCs 所致血栓风险极低,没有必要常规筛查凝血系统缺陷和突变。然而,血栓家族史患者应考虑检测抗凝血酶Ⅲ、蛋白 C、活化蛋白 C 抵抗率、蛋白 S、抗心磷脂抗体、凝血酶原 G 突变、凝血因子 V 突变和同型半胱氨酸水平[5]。

与其他孕酮相比,第三代孕酮(去氧孕烯,孕二烯酮)对 HDL 更有益而一度被认为导致血栓风险比其他孕酮更低,但静脉血栓栓塞风险是否更高尚存争议[20]。大多数第

二代和第三代孕酮比较研究发现,去氧孕烯和孕二烯酮致静脉血栓栓塞风险更大。目前针对第四代孕激素的研究表明:和其他产品相比,含有屈螺酮药品发生血栓风险明显增加,校正风险比的 95%CI 为 1.77(1.33~2.35)。与含左炔诺孕酮的产品相比较,屈螺酮发生血栓风险的校正风险比的 95%CI 为 1.57(1.13~2.18)。在所有使用者中,屈螺酮发生 VTE 的风险仍在增加,校正风险比的 95%CI 为 1.74(1.42~2.14);和左炔诺孕酮相比,校正风险比的 95%CI 为 1.45(1.15~1.83)[23,24]。2011 年 12 月,FDA 认为屈螺酮使用的益处大于风险,含有屈螺酮的药品应标明其增加血栓形成的风险[24]。2012 年 4 月,FDA 还发布了含有屈螺酮的药品可增加血栓风险的安全性说明[25]。尽管风险增加,静脉血栓绝对风险仍然较低。应警告所有 CHCs 使用患者发生静脉血栓栓塞的可能性(表 47-2)[5]。

表 47-2

服用避孕药的早期危险症状(ACHES)[3]

症状	可能问题
腹痛(严重)	胆囊疾病、肝腺瘤、血凝块、胰腺炎
胸痛(严重)、气短或咳血	肺部血凝块或心肌梗死
头痛(严重)	卒中、高血压、偏头痛
眼部问题:视力模糊、闪光或失明	卒中、高血压或血管短暂问题
严重的腿部疼痛(小腿或大腿)	腿部血凝块

S.F. 无凝血功能紊乱病史,也未发生过血栓,适合使用 CHCs。吸烟导致她发生 VTE 风险增加,若发生 VTE,应停药并更换成仅含孕激素方案或不含激素的避孕方式。

高血压

CHCs 可升高血压。小样本研究发现,服用 CHCs 使血压正常或轻度高血压女性收缩压增加 7~8mmHg,舒张压增加 6mmHg,且难以控制血压[26,27]。其他研究显示不同的结论:无论是否患有高血压,女性服用 COCs 者都比未服用者更易患 MI[6,28];另一项小样本研究显示青少年女性使用和未使用 COCs 收缩压或舒张压无差异[29]。

CHC 诱发高血压的机制可能是水钠潴留和增强肾素活性[30,31]。COCs 继发高血压可在 3~36 月内缓慢进展,停药后 3~6 个月血压无法下降[32]。高血压得到控制的女性应在使用 CHCs 期间监测血压。单一孕激素避孕药对血压影响不大,故更适合于血压控制不佳的女性[26]。

S.F. 血压未达到 122/72mmHg,故她适合使用 CHCs。若其血压高于 140/90mmHg,不含激素的避孕方式或仅含孕激素的方案更适合她。

肝毒性

复方口服避孕药可致肝脏良性肿瘤、肝腺瘤和肝

癌[3,33]。肝癌风险很低，但 COCs 可致肝癌发病率轻微升高[33,34]。欧洲一项研究发现，无肝硬化、乙肝和丙肝的女性常服 COC 患肝癌风险较未服用者有轻微增加（每年 1/15 00 000），差异具统计学意义[34]。应消除 S.F. 的疑虑，告知服用 COC 后发生良性或恶性肝肿瘤的可能性很小。

糖尿病

一般来说，低剂量 COCs 不改变葡萄糖耐量水平[15,35]。像 S.F. 的妹妹一样有糖尿病史或有糖尿病家族史的女性，都是服用 COC 诱导葡萄糖耐受不良的高风险人群[26]。COCs 对糖代谢影响复杂：孕激素减少胰岛素受体数量和改变受体亲和力，雌激素增加胰岛素受体数量。CHCs 中不同孕激素导致糖耐量异常的作用大小不同，去氧孕烯对血糖值的影响最小，但是否会影响胰岛素尚不明确[35]。

一项前瞻性随机对照研究显示，有妊娠糖尿病史的女性服用低剂量 CHC 6~13 个月后，糖和脂代谢无不利影响[36]。不管是否使用 CHCs，14% 患者出现糖耐量受损，17% 患糖尿病。低剂量 COCs 安全性好，无论如何选择避孕药，均应密切监测血脂和糖耐量。

世界卫生组织建议，糖尿病女性若病史超过 20 年或终末器官损害（如视网膜病变、神经病变、肾病），应避免服用 COCs[6]。无糖尿病女性，服用 CHC 可预防糖尿病发生。一项大型前瞻性观察研究发现，服用 COCs 的女性空腹血糖水平和糖尿病患病概率都较低[37]。

S.F. 的妹妹有糖尿病史，但并不影响 S.F. 目前服用 CHC，低剂量 CHC 是较好选择。

胆囊疾病

据报道，服用 COC 增加胆结石发病率，但证据存在争议。雌孕激素通过降低胆固醇清除、改变胆汁酸成分导致胆汁淤积和胆结石[38]。报道指出胆囊疾病发生率在使用

COCs 第一年会增加，但随后发生率就以低于对照组的速度呈稳定下降趋势[39]；但另一项大型研究显示，长期服用 COC 的女性患胆囊疾病比例略低于未使用者[40]。此外，有研究发现正持续服用 COCs 的女性可能出现胆结石症状，但曾服用但现已停服的女性不会出现该症状。牛津/计划生育协会分析 482 名患良性胆囊疾病女性的结论认为，COCs 引起胆囊疾病的可能性小[41]。

新型 COCs 孕激素和雌激素含量都较低，对正常患者胆囊结石形成影响轻微。年轻、肥胖或长期服用 COCs 的女性或更易患胆结石。目前这并非 S.F. 口服 COCs 初始治疗的考虑因素。

复方口服避孕药

> 案例 47-1，问题 3：S.F. 已决定戒烟，基于病史，她适合使用 CHCs。她准备开始服用 COC，哪一种 COC 最适合她？

对 S.F. 而言，选择哪一种 COC 令人困惑，原因包括产品众多、缺乏产品直接比较的研究及医疗保险限制。服用 COCs 失败率从 0.3%（严格按说明书使用）到 9%（实际使用）不等（表 47-1）[3]。

COCs 中雌激素和孕激素类型不同。表 47-3 列出了美国 COCs 的商品名和通用名[42-51]。几乎美国所有 COCs 都包含合成雌激素 EE。EE 剂量通常范围为 10~50μg，一般认为 10~25μg 为极低剂量，30~35μg 为低剂量，50μg 为高剂量。另一个在美国和国际上使用的雌激素是美雌醇，是一个未活化的前体药物，在肝脏代谢成 EE。50μg 美雌醇大约与 35μgEE 活性相等[3]。戊酸雌二醇是第三种口服雌激素。现已有比较 2~3mg 戊酸雌二醇搭配 2~3mg 地诺孕素的配方和 20μg EE 搭配 100μg 左炔诺孕酮的配方[47,52]的临床试验。

表 47-3

口服避孕药和相关孕激素、雌激素和雄激素作用[42-51,53]

成分	商品名举例	孕激素活性	雌激素活性	雄激素活性	特性
单相组成					
左炔诺孕酮 0.1mg/EE 20μg	Amethia Lo, Aubra, Aviane, Camrese Lo, Delyla, Falessa, Falmina, Lessina, Levlite, LoSeasonique, Lutera, Sronyx	低	低	低	Amethia Lo, Camrese Lo, LoSeasonique 含 84 粒活性药片，7 粒 10μg EE 代替不含药的空白片药片
左炔诺孕酮 0.09mg/EE 20μg	Amethyst	低	低	低	Amethyst 每盒含 28 粒活性药片，是 1 年连续配方
诺孕酯 0.25mg/EE 35μg	Estarylla, Mono-Linyah, MonoNessa, Ortho-Cyclen, Previfem, Sprintec	低	中	低	
炔诺酮 0.5mg/EE 35μg	Brevicon, Modicon, Necon 0.5/35, Nortrel 0.5/35, Wera	低	高	低	

表 47-3

口服避孕药和相关孕激素、雌激素和雄激素作用[42-51,53]（续）

成分	商品名举例	孕激素活性	雌激素活性	雄激素活性	特性
炔诺酮 0.4mg/EE 35µg	Blaziva, Femcon Fe, Gildagina, Ovcon-35, Philith, Vyfemla, Wymzya FE, Zenchent FE	低	高	低	Femcon Fe, Wymzya FE 和 Zenchent FE 是咀嚼片,包含 7 粒 75mg 富马酸亚铁替代不含药的空白片
左炔诺孕酮 0.15mg/EE 30µg	Altavera, Amethia, Ashlyna, Camrese, Daysee, Chateal, Kurvelo, Levora, Introvale, Jolessa, Marlissa, Nor-dette-28, Portia, Quasence	中	低	中	Introvale, Jolessa 和 Quasence 含 84 粒活性药片,7 粒不含药的空白片。Amethia, Ashlyna, Camrese 含 84 粒活性药片,7 粒 10µgEE 替代不含药的空白片
炔诺孕酮 0.3mg/EE 30µg	Cryselle, Lo-Ovral, Low-Ogestrel	中	低	中	
炔诺酮 1mg/美雌醇 50µg	Necon 1/50, Norinyl 1/50,	中	中	中	
炔诺酮 1mg/EE 35µg	Alyacen 1/35, Cyclafem 1/35, Dasetta 1/35, Necon 1/35, Norethin 1/35, Norinyl 1/35, Nortrel 1/35, Ortho-Novum 1/35, Pirmella 1/35	中	高	中	
醋酸炔诺酮 1mg/EE 20µg	Gildess 24 FE, Gildess 1/20, Junel Fe 1/20, Junel 21 Day 1/20, Loestrin 21 1/20, Loestrin Fe 1/20, Loestrin24 Fe, Microgestin Fe 1/20, Minastrin 24 FE, Tarina Fe 1/20	高	低	中	"Fe" 或 "FE" 包含 75mg 富马酸亚铁替代不含药的空白片,Gildess 24 FE, Junel FE 24, Larin FE 24, Lomedia FE 24, and Minastrin 24 FE have 包含 24 粒活性药片
醋酸炔诺酮 1.5mg/EE 30µg	Gildess 1.5/30, Gildess 1.5/30 FE, Larin 1.5/30, Larin 1.5/30 FE, Loestrin 21 1.5/30, Loestrin Fe 1.5/30, Microgestin Fe 1.5/30	高	低	高	"Fe" 包含 75mg 富马酸亚铁替代不含药的空白片
双醋炔诺醇 1mg/EE 35µg	Kelnor 1/35, Zovia 1/35E	高	低	低	
去氧孕烯 0.15mg/EE 20µg	Azurette, Kariva, Kimidess, Pimtrea, Mircette, Viorele	高	低	低	仅 2 日不含药的空白片,其他 5 日为 10µgEE
去氧孕烯 0.15mg/EE 30µg	Apri, Desogen, Emoquette, Enskyce, Ortho-Cept, Reclipsen, Solia	高	中	低	
双醋炔诺醇 1mg/EE 50µg	Zovia 1/50 E	高	中	低	
炔诺孕酮 0.5mg/EE 50µg	Ogestrel	高	高	高	
炔诺酮 0.8mg/EE 25µg	Generess Fe, Layolis Fe	无数据	无数据	无数据	"Fe" 包含 75mg 富马酸亚铁替代不含药的空白片,Generess Fe 和 Layolis F 含 24 粒有效药片和 4 粒富马酸亚铁的药片,咀嚼配方

表 47-3

口服避孕药和相关孕激素、雌激素和雄激素作用[42-51,53]（续）

成分	商品名举例	孕激素活性	雌激素活性	雄激素活性	特　性
炔诺酮 1mg/EE 10μg	Lo Loestrin Fe，Lo Minastrin Fe	无数据	无数据	无数据	Lo Loestrin Fe 和 Lo Minastrin Fe 包含 24 粒活性药片和 2 粒含 10μg EE 的药片，2 粒含 75mg 富马酸亚铁
屈螺酮 3mg/EE 20μg 叶酸钙 0.451mg	Beyaz	无数据	无数据	无[a]	提供补充叶酸，FDA 批准用于治疗痤疮和 PMDD，24 粒活性药片和 4 日 0.451mg 的叶酸钙代替不含药的空白片
屈螺酮 3mg/EE 20μg	Gianvi，Loryna，Nikki，Vestura，YAZ	无数据	无数据	无[a]	抗盐皮质激素特性，FDA 批准用于治疗痤疮和 PMDD，仅含 4 日不含药的空白片
屈螺酮 3mg/EE 30μg 叶酸钙 0.451mg	Safyral	无数据	中	无[a]	提供补充叶酸，21 粒活性药片和 7 日 0.451mg 的叶酸钙代替不含药的空白片
屈螺酮 3mg/EE 30μg	Ocella，Yasmin，Zarah，Syeda	无数据	中	无[a]	抗盐皮质激素特性
双相组成					
炔诺酮 0.5 和 1mg/EE 35μg	Necon 10/11	中	高	低	
三相组成					
诺孕酯 0.18、0.215 和 0.25mg/EE 25μg	Ortho Tri-Cyclen Lo	低	低	低	
诺孕酯 0.18、0.215 和 0.25mg/EE 35μg	Ortho Tri-Cyclen，Tri-Estarylla，Tri-Linyah，TriNessa，Tri-Previfem，Tri-Sprintec	低	中	低	FDA 批准用于治疗痤疮
左炔诺孕酮 0.05、0.075 和 0.125mg/EE 35μg	Enpresse，Levonest，Myzilra，Trivora	低	中	低	
炔诺酮 0.5、1 和 0.5mg/EE 35μg	Aranelle，Leena，Tri-Norinyl	低	高	低	
炔诺酮 0.5、0.75 和 1mg/EE 35μg	Alyacen 7/7/7，Cyclafem 7/7/7，Dasetta 7/7/7，Necon 7/7/7，Ortho-Novum 7/7/7，Pirmella 7/7/7	中	高	低	
炔诺酮 1mg/EE 20、30 和 35μg	Tilia Fe，Tri-Legest 21，Tri-legest Fe 28	高	低	中	Estrophasic（雌激素含量改变），FDA 批准用于治疗痤疮，"Fe" 含 75mg 富马酸亚铁替代不含药的空白片
去氧孕酮 0.1、0.125 和 0.15mg/EE 25μg	Caziant，Cesia，Cyclessa，Velivet	高	低	低	

表 47-3

口服避孕药和相关孕激素、雌激素和雄激素作用[42-51,53]（续）

成分	商品名举例	孕激素活性	雌激素活性	雄激素活性	特　性
四相组成					
地诺孕素 0、2、3 和 0mg/戊酸雌二醇 3、2、2 和 1mg	Natazia	无数据	低	无数据	含 2 粒不含药的空白片，2 粒 3mg 的戊酸雌二醇酯，5 粒 2mg 的地诺孕酮和 2mg 的戊酸雌二醇，17 粒 3mg 的地诺孕酮和 2mg 的戊酸雌二醇酯，2 粒 1mg 戊酸雌二醇
左炔诺孕酮 0.15、0.15、0.15 和 0mg/EE 20、25、30 和 10μg	Quartette	中	低	中	含 91 粒药片。其中 42 粒含 0.15mg 左炔诺孕酮和 20μg EE，21 粒含 0.15mg 左炔诺孕酮和 25μg EE，21 粒含 0.15mg 左炔诺孕酮和 30μg EE，7 粒含 10μg EE
仅含孕激素					
0.35mg 炔诺酮	Camila, Errin, Jolivette, Micronor, Nor-QD, Nora-BE, Deblitane, Heather, Jencycla, Norlyroc, Sharobel	低	无	低	无不含药的空白片，28 日活性药片

ᵃ 临床前研究表明屈螺酮无雄激素、雌激素、糖皮质激素、抗糖皮质激素或者抗糖皮质激素作用。

EE，乙炔雌二醇；FDA，美国食品药品管理局；PMDD，经前期焦虑障碍。

来源：Facts and Comparisons eAnswers. http://online. factsandcomparisons. com/index. aspx. Dickey RP. *Managing Contraceptive Pill Patients.* 15th ed. Dallas, TX：Essential Medical Information Systems；2014.

　　COCs 包含下列孕激素之一：双醋炔诺醇、去氧孕烯、地诺孕素、屈螺酮、左炔诺孕酮、炔诺酮、醋酸炔诺酮、诺孕酯、炔诺孕酮（右旋炔诺孕酮和左旋炔诺孕酮的混合物；右旋诺孕酮是无活性的前体孕激素）[3]。不同孕激素的孕激素活性和代谢成雌激素的程度有明显差别。孕激素同时有雌激素、抗雌激素活性。因为和睾酮有类似化学结构，孕激素有不同程度雄激素活性（表 47-3）[53]。孕激素结构的细微变化会导致其孕激素，雌激素，抗雌激素和雄激素活性的明显差异，从而对患者造成不同影响（表 47-4）[3]。屈螺酮是唯一一个兼有抗雄激素和抗盐皮质激素活性的孕激素。

表 47-4

口服避孕药的雌激素样作用、孕激素样作用和雌孕激素联合样作用

口服避孕药达到适当的激素平衡			
雌激素		**孕激素**	
过量	缺乏	过量	缺乏
恶心、腹胀 宫颈黏液外流、息肉 黄褐斑 高血压 偏头痛 乳房胀大或压痛 水肿	早期或中期突破性出血 点滴出血增多 月经过少	食欲增加 体重增加 疲倦，疲劳 月经过少 粉刺，油性头发 脱发，多毛症ᵃ 抑郁症 念珠菌阴道炎 乳房缩小	后期突破性出血 闭经 月经过多

ᵃ 孕激素的雄激素活性。

来源：Facts and Comparisons eAnswers. http://online. factsandcomparisons. com/index. aspx.

屈螺酮化学结构与保钾利尿剂螺内酯类似,可增加钾水平。针对同时使用升钾药物[如高剂量的非甾体类抗炎(nonsteroidal anti-inflammatory drugs,NSAIDs)、血管紧张素(angiotensin-converting enzyme,ACE)抑制剂、肝素、保钾利尿剂、醛固酮拮抗剂、血管紧张素Ⅱ受体阻滞剂]的患者,应谨慎使用屈螺酮[43]。

因无一种 COC 被证明优于其他品种,任何炔雌醇含量低于 50μg 的 COC 都可用于 COC 的适用人群[54]。图 47-1 中的信息可帮助大多数患者选择初始 COC 或当副作用明显时更换其他 COC[6]。研究表明,体重大于 70.5kg 女性口服 COC 避孕失败率更高[55]。若 S.F. 较重,含高剂量 EE(如 35μg)的 COC 将是更好选择。因当前无并发症或合用药物,S.F. 可选择任何炔雌醇含量小于 50μg 的药物。

服用活性激素的周期:21 日、24 日或 28 日

不同 COCs 的用药周期不同。28 日周期最常见,包含 21 日活性药片(含有雌激素和孕激素)和 7 日不含药的空白片。一些新产品含 24 日活性药片和 4 日不含药的空白片。含 4 日空白片的 CHCs 可缩短月经,减少女性使用空白片时可能出现的激素撤退副作用如头痛、情绪变化[56],疗效也可能提高,但未获临床试验证实。

21 日周期只包含活性药片,需患者连续 21 日每日服用 1 片,然后停药 1 周。许多临床医生更推荐使用 28 日剂型(无论是活性药物还是不含药的空白片,每日服用 1 片),以减少患者困惑。服完 28 日后,患者隔日开始服用新的一盒。治疗雌激素依赖疾病如子宫内膜异位症需要连续卵巢抑制时,因需连续服用活性药片,口服 21 日剂型较好;或服用 28 日剂型,但应将空白药片从包盒中取出丢掉。S.F. 不需连续服用 COCs,故可使用 24 日或 28 日周期的避孕药。

多相口服避孕药

案例 47-1,问题 4:S.F. 开始应该服用单相还是多相 COC? 单相和多相避孕药相比,优点和缺点是什么?

COCs 活性药片含激素量不同,可分为单相、双相、三相或四相(表 47-3)。

单相 COCs 每粒活性药片含相同剂量雌激素和孕激素,多相 COCs 激素含量不同。基于 COCs 中孕激素的代谢及生理作用,多相避孕药孕激素含量普遍较低。有些避孕药产品宣传其优势是整个周期雌激素含量不同,可减少雌激素的整体暴露和雌激素撤退导致的副作用[如炔诺酮/EE]。

两相 COCs 通常前半周期含固定量孕激素和雌激素,后半周期激素量不同,然后是 7 日不含药的空白片。三相 COCs 的 3 周周期中,每周活性药片激素含量均不同,但无研究显示三相相对于单相或其他组合有优势。有孕激素相关副作用(如食欲增加,痤疮,体重增加)、心血管疾病或代谢异常女性需降低孕激素含量[3]。患者若出现孕激素不足副作用(如后半期出血)或疾病治疗需以孕激素为主(如良性乳腺疾病),则使用单相 COCs 更好。最近,一种含 4 个不同含量的激素药组合的四相 COC(Natazia)上市,其优点

有待观察,但可能有助于减少激素撤退副作用和月经期间出血[47]。

三相和四相 COC 缺点是不同阶段药片颜色不同,易造成混淆,使漏服后的使用变得更复杂。因每周激素含量相同,单相是连续使用 COCs 女性的首选(无不含药的空白片)。

其他较特殊的避孕药包括 Mircette(见表 47-3),更适合定义为单相,因像其他单相配方一样,21 日周期中激素成分一致,但因不含 7 日空白片有时也被称为两相。这些药含 21 日 0.15mg 去氧孕烯+20μg EE 的混合制剂及 2 日不含药的空白片+5 日单独的 10μg EE[50]。当患者漏服药片时,不需补服漏服的 10μg EE 或使用其他方案。服用不含药的空白片时添加 5 日低剂量雌激素有助减少突破性出血和雌激素缺乏相关症状(如无激素周头痛)。S.F. 之前未用过 CHC,也无与 COCs 有关的副作用史,可服用任一种类型的 COC。

延长月经周期

案例 47-1,问题 5:听说可跳过不含药的空白片,减少每年月经次数,S.F. 很感兴趣。这是合理的选择吗?

连续或长周期 COC 方案(即跳过不含药的空白片和周期之间不停药,从而不来月经)通常用于下列女性:贫血、痛经(月经周期缩短伴少量痉挛)、月经过多(经期大量出血)和子宫内膜异位症(减少影响子宫内膜组织的激素波动)。因方便和不影响生活方式,女性更愿采取不间断服用 COCs 以减少月经次数。因此,只要可使用 CHCs 的女性都可选择连续服用的方式。

任何一种 CHC(如药片、贴片、阴道环)都可连续使用;但推荐使用 COCs 单相药片,因其可保证整个周期激素含量稳定。虽连续服用药片时间无限制,但许多厂家建议患者服用 3~4 个月(3~4 盒)后停用 2~7 日,或使用需连续服用的 COCs 产品(如 Amethyst,Camerese Lo)。应告知患者,和传统服用 COC 方案相比,连续服用更易致突破性出血或点滴出血,高达 41% 女性在第一年前几个月出现不规则流血[51]。

连续方案可能对子宫内膜产生不利影响,但研究显示月经周期延长对子宫内膜无有害改变[57]。连续方案的长期副作用仍在研究中,若连续服用 COC 出现超过 6 个月的持续突破性出血,应考虑盆腔检查。若 S.F. 愿忍受前 6 个月因服药导致的不规则出血,依然可用连续方案。

患者须知

案例 47-1,问题 6:关于服用 COCs,应提供 S.F. 什么建议?

什么时间开始口服避孕药

S.F. 应按照药品说明书或以下建议之一开始第一个周期 COCs[3]:

1. 快速开始:无论在月经周期哪一日,尽快开始服用第 1 片[58]。

2. 第 1 日开始:月经周期第 1 日开始服用第 1 片。

3. 周日开始:月经周期开始的第 1 个周日服用第 1 片,若月经周期在周日开始,就从当日开始。

COC 药品说明书没有描述快速开始方案,但计划生育医生在应用这种方法[58,59]。快速开始方案可最小化患者何时开始服药的困惑,并提高依从性。同时,快速开始方案能尽快提供避孕保护,故可降低意外怀孕风险。在常规应用这种方案之前,尚需更多研究证据。

何时使用备用避孕方案

一些医生建议女性在第一个完整的 COC 周期使用备用避孕法,另一些认为若女性在月经周期第 5 日前开始服用 COC,则没必要使用备用避孕法。除 natazia(雌二醇戊酸酯/地诺孕素)外,大多数 COC 药品说明书标明若患者使用第 1 日开始方案,没必要使用备用避孕法(如男性或女性避孕套、杀精剂、子宫帽)[4]。若患者使用周日或快速开始方案,应在 COC 周期第 1 周使用备用避孕法。若漏服药片,也建议使用备用避孕法(将在之后讨论)。S. F. 决定使用快速开始方案,故她在使用 COC 第 1 周还需用另一种避孕方法。

COC 给药和遗漏剂量指导

S. F. 应在每日同一时间服用 COC。COC 最佳服用时间取决于患者,睡前服用或随餐服用可预防或减轻恶心。S. F. 最佳服药时间为每日事情最少时,以便记住服药。

若女性漏服 1 粒药片,应在想起后尽快服用,并查看药品说明书相关信息[3]。一些独特配方如戊酸雌二醇/地诺孕素(Natazia),关于漏服还有基于所在周期时间的具体建议。若正在服用 Natazia,应参照药品说明书(参考 http://www.natazia.com),其漏服建议和下文不同。

对大多数 COCs,多数生产商建议,若漏服一粒,女性应在记起当日服用 2 粒(如同一忘记服用,周二应服 2 粒),然后正常服用剩余药片,没必要使用备用避孕法。若女性在第 1 或第 2 周内连续漏服 2 粒药片,必须在记起那日服用 2 粒,第 2 日继续服用 2 粒,且在漏服药后 7 日使用备用避孕法(可考虑紧急避孕)。

若在第 3 周连续漏服 2 粒药片,对第 1 日开始方案者而言,须舍弃剩余药片,同日开始服用新的一盒,并使用备用避孕法 7 日;对使用周日开始方案者而言,应继续每日服用至周日,然后在周日开始服用新的一盒,自漏服日起使用备用避孕法 7 日(可考虑紧急避孕)。该女性这个月可能不会来月经。

若在前 3 周连续漏服 3 粒或更多药片,对第 1 日开始方案者而言,须舍弃剩余药片,在同一日开始服用新的一盒,使用备用避孕法 7 日;对周日开始方案者,继续每日服用至周日,然后在周日开始服用新的一盒,自漏服日起使用 7 日备用避孕法(可考虑紧急避孕)。该女性这个月可能不会来月经。若漏服 2 粒低剂量 COC(少于 30μgEE),一些文献建议按照药品说明书漏服 3 粒的意见处理[3],但尚未达成共识。上文参考了药品生产厂家的建议。

避孕贴和避孕环

案例 47-1,问题 7:S. F. 3 个月后返回诊所,因无法每日记得服药,她担心会怀孕。她想要一种有效避孕方法,但不知道是否有合适的选择。因听说高剂量雌激素会导致血凝块,她不想服用高剂量雌激素,希望尽可能降低剂量。你该怎样建议?

避孕贴

避孕贴失败率预计为 0.3%(严格按说明书使用)到 8%(实际使用)(见表 47-1)。避孕贴(Ortho Evra,Xulane)含 6mg 甲基孕酮和 750μg EE。此制剂设计为每日经皮向体循环转运 150mg 甲基孕酮和 20μg EE,现被认为转运了更高剂量的 EE(见下文)[60]。贴片为 4.4cm^2,米色圆角方形薄贴,每周使用 1 片,连续 3 周后停 1 周,重复该循环。每周使用贴片的日子为换贴日。月经在不使用贴片的 1 周开始,若想月经不来潮,可不必停用贴片,即在第 4 周继续使用新贴片以形成连续方案。

避孕贴可贴在臀部、腹部、上半身或手臂上外部[60]。避孕帖不应用于胸部,以避免雌激素直接作用于乳房组织。为减少胶黏剂刺激,S. F. 应改变贴片位置而不要 1 个月都贴在相同位置。贴片的部位应洁净干燥,使用时牢牢按压贴片 10 秒,并用手指在贴片边缘检测一遍,以确认贴片牢固地贴在皮肤上。在日常活动时贴片应是贴紧状态,包括锻炼、游泳和洗澡时。若贴片脱落不到 24 小时,应立即重贴或尽快使用新贴片,换贴日不变,不需使用备用避孕法;若贴片脱落超过 24 小时,应开始新贴片周期,有一个新换贴日,且使用一周备用避孕法。

贴片可使用即刻、周日或第 1 日开始方案。推荐备用避孕法与前述 CHCs 一样[60]。若 S. F. 在一个新周期忘记使用第 1 片贴片,一旦记起应尽快使用,当日为新的换贴日,同时使用一周备用避孕法;若在第 2 周或第 3 周忘记更换贴片 1~2 日,一旦记起应立即使用新贴片,当日为她的新换贴日,不需使用备用避孕法;若忘换超过 2 日,一旦想起应开始新的周期,同时使用一周备用避孕法。

体重超过 90kg 患者,贴片有效性降低,不推荐单独使用贴片避孕[60]。S. F. 体重低于 90kg,可仅使用贴片。

贴片最常见副作用为乳房胀痛、头痛、使用部位反应、恶心。大多数避孕贴片风险和获益与 COCs 相似,明显区别是 VTE 发生率。一个小样本药物动力学试验发现,贴片使用者整月 EE 血药浓度明显高于 COC 和避孕环使用者[61]。使用贴片时,雌激素峰浓度较低,但是稳态血药浓度更高。相比口服 35μg 药片,贴片多含 60% 炔雌醇[60]。值得注意的是贴片比起其他避孕方式更容易发生 VTE,但对此尚存争议。一项研究显示贴片和 COC 在非致命 VTE 发生率上无区别,另一项研究则显示使用贴片患者罹患 VTE 风险是 COC 使用者的 2 倍[62-65]。未来研究可能提供贴片和口服药片风险或获益的更多证据[63]。鉴于经皮贴片含大量 EE 且具 VTE 争议,贴剂不是 S. F. 最合适的选择,因其担心使用 COC 会发生 VTE。

避孕环

避孕环失败率为 0.3%(严格按说明书使用)到 9%(实际使用)(见表 47-1)[3]。避孕环(NuvaRing)每日经阴道黏膜释放 120μg 依托孕烯和 15μg EE[66]。环柔韧、透明,直径略大于 5.1cm。环置入阴道,连续使用 3 周,取出 1 周之后再置入新环(参考 http://www.spfiles.com/pinuvaring.pdf)。长期使用时可连续使用 3 周后,直接在第 4 周置入新环,无需间隔 1 周。

避孕环可置入阴道任意位置,故 S.F. 不用担心其具体位置[66]。置环时压住环使反面接触阴道,轻柔置入。若环位置恰当,大多数女性无异样感觉。若感觉不适,可能是环置入阴道不够深。移除环时,可两手指抓住环,或用一根手指勾住环后将其拽出。环取出 3 日内通常月经来潮。若环滑落,应用温水冲洗后重新置入。若环滑落不到 3 小时,不需使用备用避孕法;超过 3 小时,应使用备用避孕法 1 周。根据说明书,置环超过 3 周,而不到 4 周,应取出环,等待 1 周后再置入新环。虽然环约含 35 日药量,但不应使用超过 21 日[66]。若已超过 4 周,应取出环,确认未怀孕后重新置入新环,再使用备用避孕法 1 周。

避孕环可在经的前 5 日任意时间置入,或使用快速开始方法置入[3,66]。第 1 周应使用备用避孕法。若从 COC 转换为此法,S.F. 应在服用最后一粒活性药 7 日内置入避孕环,且不需使用备用避孕法。

避孕环和 COCs 有相同禁忌证和注意事项。避孕环最常见副作用为阴道感染、刺激、溢液、头痛、体重增加和恶心。与贴片不同,无证据显示避孕环增加 VTE 风险或在肥胖的女性中药效降低[66]。一项纳入 1 950 位女性的研究发现女性对避孕环满意度和依从性高[67]。与其他 CHCs 相比,避孕环有最小的 EE 暴露[61]。另一项研究表明,相对于含有左炔诺孕酮的避孕药,尽管避孕环所含 EE 剂量小,但发生 VTE 的风险却增加[68]。虽然该研究指出了避孕环增加 VTE 的潜在风险,但是 FDA 并未针对避孕环安全性做出任何修改说明。鉴于避孕环良好的依从率和较低的 EE 水平,若 S.F. 能适应这种剂型,避孕环是一个适宜的选择。

药物相互作用

案例 47-1,问题 8:S.F. 体重 59.9kg,身高 163cm,正在使用避孕环。2 个月后,因咽喉痛返回诊所。

生命体征:体温 38.4℃

血压 125/78mmHg

心率 97 次/min

呼吸频率 16 次/min

体格检查:头、眼睛、耳朵、鼻子和喉咙(扁桃体 2+,亮红,软腭有红斑)

实验室检验结果:快速链球菌抗原测试,阳性

S.F. 初诊医生开了阿莫西林/克拉维酸(875mg/125mg),每日 2 次,口服 10 日。该药是否会影响避孕?应提供 S.F. 什么建议?应考虑 CHCs 与哪些药物有相互作用?

药物联合使用会改变 CHC 血药浓度,并影响其效果(表 47-5)[7,69-72]。目前,多数药物相互作用数据都源自 COCs,COCs 潜在药物相互作用也适用于其他 CHC 剂型(如阴道环和透皮制剂)。

抗菌药物

因可增加雌激素代谢,抗菌药物利福平和灰黄霉素会致避孕失败。其他抗菌药物可能的相互作用更复杂。

EE 在肝脏以结合型存在,通过胆汁分泌,经肠道细菌水解为活性药物后被重吸收[72]。抗菌药物通过减少肠道细菌数量、阻断雌激素肝肠循环,从而降低循环的雌激素浓度。理论上任何能影响肠道菌群的抗菌药物都会影响 COC 效果。大量文献报道了出血模式的改变和避孕失败的发生。联合使用抗生素与 COCs 病例中,怀孕的病例已被报道。约 30 篇病例报告显示服用 COC 时使用抗菌药物导致避孕失败,使用的抗菌药物为利福平、氨苄西林、青霉素 G、四环素和二甲胺四环素;一项诊所调查研究发现 20 例患者联合使用 COC 和抗菌药物导致避孕失败[72-74]。这些研究的主要局限在于依赖患者回忆,易造成回忆偏倚,通常不可靠。有学者认为 COCs 和抗菌药物发生有临床意义的相互作用可能性较低。根据美国 CDC 标准,在使用广谱且不影响肝酶代谢的抗生素时不必改变原来的节育方式[7,74,75]。

很多因素可能影响药物相互作用,如患者需要的 COC 激素含量、联用药物的剂量和疗程、患者对菌群改变的不同耐受性和夫妇的生育能力[72]。药物相互作用影响因素多且非常复杂使得预测患者的结局非常困难,即使一种药物使服用 COCs 女性的意外妊娠概率增加几倍,但具体到个人,妊娠概率仍很低。对于需长期低剂量使用四环素治疗痤疮的患者(如每日口服 250mg 四环素),COC 避孕效果也不太可能受影响[74];此外,使用外用抗菌药物也可控制痤疮,可作为口服抗菌药物的替代。

应基于现有证据对服用 COCs 和抗菌药物患者进行教育。保险起见,应建议 S.F. 服用阿莫西林/克拉维酸时采用备用避孕法,直到下次月经来临,不过建议仍存在争议且美国 CDC 标准未做要求[7]。对其他影响肝酶的抗菌药物如利福平和灰黄霉素,应在服药期间采取备用避孕法直至停药后 4 周[7]。

肝酶诱导

EE 经细胞色素 P-450 3A4(cytochrome P-450 3A4,CYP3A4)代谢,故诱导 CYP3A4 的药物可能会降低 COC 效果。早期的 COC 药物因激素含量很高,其他药物不会明显影响其效果。近年来 COCs 中雌、孕激素含量逐渐降低,因药物相互作用造成的月经失调(如点滴出血)和意外妊娠的报道逐渐增多。

CYP3A4 诱导剂如贯叶连翘、抗癫痫药卡马西平、奥卡西平、苯妥英、苯巴比妥、扑米酮和托吡酯,可加快 COCs 代谢(见第 60 章)[76-78]。COCs 和其他药物联用时,可相互影响活性和效果,如 COCs 降低拉莫三嗪血药浓度,影响癫痫控制,COC 停药后拉莫三嗪的血药浓度升高[79];其他药物也可提高 COCs 激素浓度,增加 COC 副作用(见表 47-4 和表 47-5)。

表 47-5

常见的复方口服避孕药[a] 相互作用[42,69-71]

增加 CHCs 效果和不良反应的药物	药物/草药降低 CHCs 疗效	药物可能降低 CHCs 疗效（有争议）	改变 CHCs 代谢或清除率的药物（不同患者药物浓度可能增加或减少）
对乙酰氨基酚（acetaminophen）	安普那韦（amprenavir）	阿莫西林（amoxicillin）	对乙酰氨基酚（acetaminophen）
维生素 C（ascorbic acid）	阿瑞匹坦（aprepitant）	氨苄青霉素（ampicillin）	安瑞那韦（amprenavir）
阿扎那韦（atazanavir）	巴比妥类（barbiturates）	环丙沙星（ciprofloxacin）	三环类抗抑郁药
阿托伐他汀（atorvastatin）	贝沙罗汀（bexarotene）	克林霉素（clarithromycin）	苯二氮䓬类（benzodiazepines）
人参（ginseng）	波生坦（bosentan）	考来维仑（colesevelam）	β-受体阻滞剂
茚地那韦（indinavir）	卡马西平（carbamazepine）	强力霉素（doxycycline）	咖啡因（caffeine）
红三叶草[b]（red cloverb）	地瑞那韦（darunavir）	红霉素（erythromycin）	氯贝酸（clofibric acid）
罗苏伐他汀（rosuvastatin）	依非韦伦（efavirez）	氟康唑（fluconazole）	糖皮质激素
氨甲环酸（tranexamic acid）	非尔氨酯（felbamate）	伊曲康唑（itraconazole）	环孢霉素（cyclosporine）
伏立康唑（voriconazole）	灰黄霉素（griseofulvin）	酮康唑（ketoconazole）	拉莫三嗪（lamotrigine）
	异维甲酸（isotretinoin）	甲硝唑（metronidazole）	左甲状腺素（levothyroxine）
	洛匹那韦（lopinavir）	米诺环素（minocycline）	吗啡（morphine）
	莫达非尼（modafinil）	青霉素（penicillins）	紫杉醇（paclitaxel）
	吗替麦考酚酯（mycophenolate mofetil）	保泰松（phenylbutazone）	水杨酸（salicylic acid）
	奈非那韦（nelfinavir）	左氧氟沙星（ofloxacin）	司来吉兰（selegiline）
	奈韦拉平（nevirapine）	四环素（tetracyclines）	他克林（tacrine）
	奥卡西平（oxcarbazepine）	托吡酯（topiramate）	他克莫司（tacrolimus）
	苯巴比妥（phenobarbital）		茶碱类
	苯妥英钠（phenytoin/Fosphenytoin）		替扎尼定（tizanidine）
	吡格列酮（pioglitazone）		丙戊酸钠（valproic acid）
	扑米酮（valproic acid/Primidone）		伏立康唑（voriconazole）
	红三叶草[b]（red cloverb）		华法林[c]（warfarinc）
	利福霉素（rifamycins）		
	利托那韦（ritonavir）		
	卢非酰胺（rufinamide）		
	沙奎那韦（saquinavir）		
	贯叶连翘（St. John's wort）		
	替拉那韦（tipranavir）		

[a] 列表未含所有药物，一些药物相互作用可能存在但未在表中列出。

[b] 提示药物可能增加或减少 CHC 效果。

[c] 可能会降低华法林抗凝效果，但不影响其血药浓度。

CHC，复方激素避孕药。

来源：Borgelt L et al. , eds. *Women's Health Across the Lifespan：A Pharmacotherapeutic Approach*. Washington DC：American Society of Health Systems Pharmacists；2010.

不同于其他药物可依据治疗药物浓度监测来精确调整用药方案,避孕药雌激素和孕激素的血药浓度数据只能来自临床药物试验。因此,患者可通过监测用药后副反应的发生和月经周期的改变来调整剂量。一些医生建议使用有相互作用的药物时使用 50μg EE 的 COC,另一些则推荐使用除 COC 外的其他避孕方法。

复方激素避孕药避孕以外的益处

治疗痤疮

案例 47-2

问题 1:D. S. ,女性,20 岁,体重 53.5kg,身高 160cm,盆腔年检时向医生抱怨有中度痤疮,经各种方法治疗无效,目前正局部用药;常感疲惫和月经前情绪改变、生理欲望、痉挛和腹胀。她听说避孕药可治疗痤疮,特别是在经前出现的痤疮。

生命体征:体温 37℃,血压 118/75mmHg,心率 86 次/min,呼吸频率 13 次/min

既往史:痤疮(自 16 岁起)

社会史:不抽烟不喝酒,无性生活

家庭史:姐姐宫颈发育不良 2 级(26 岁),外祖母乳腺癌(61 岁)和卵巢癌(68 岁)

过敏史:无

目前用药:5%过氧化苯甲酰乳膏,局部外用每日 2 次;2.5%过氧化苯甲酰洗液,局部外用每日 2 次;0.1%维甲酸微球体凝胶,局部外用每周 2 次;含铁剂复合维生素,每日口服

既往用药史:治疗痤疮每日口服强力霉素 100mg 2 次,因霉菌性阴道炎停药

体格检查:除面部中度的痤疮外无特殊

实验室检查:

白细胞:$6.0\times10^3/\mu l$

红细胞:$3.9\times10^6/\mu l$

血红蛋白:10.8g/dl

红细胞比容:32%

平均细胞容积:79μl

平均微粒血红蛋白浓度:31g/dl

红细胞直径宽度:15%

口服避孕药会对痤疮产生什么影响? D. S. 是否适合使用 CHC 治疗痤疮? 如果适合,推荐她使用何种 COC?

由于患者的个体差异,CHC 可使痤疮出现、消失或明显改善[4]。FDA 批准 4 种 COC 产品[醋酸炔诺酮/EE(Tri-Legest 21,Tri-Legest Fe 28)、诺孕酮/EE(Ortho Tri-Cyclen)、屈螺酮/EE(YAZ、Beyaz)]用于治疗无 CHC 禁忌证、月经已来潮、有避孕愿望,且痤疮局部治疗(Tri-Legest 21,Tri-Legest Fe 28,Ortho Tri-Cyclen)无效的 15 岁以上女性的中度痤疮(在 Beyaz 和 YAZ 是 14 岁)。由于激素原因,痤疮极易出现在月经期间。多数 CHCs 所含高剂量雌激素能抑制皮脂

腺活动、减少雄激素产生、增加能够结合雄激素的性激素结合球蛋白(sex hormone-binding globulin,SHBG)合成,从而改善痤疮[80]。虽然有较强雄激素作用的孕激素因刺激皮脂腺产生更多皮脂,可能加重痤疮,但雄激素样作用少的去氧孕烯、诺孕酯 COC 和有抗雄激素样活性的屈螺酮均能改善痤疮[81]。D. S. 对 CHC 感兴趣,已 20 岁且月经已来潮,其他痤疮治疗药物效果不好,可选择使用 COC,尤其是含较强雌激素作用、低雄激素作用的该类药物(如 Beyaz、Safyra-IYAZ、Yasmin、Ortho Tri-Cyclen、Ortho Tri-Cyclen Lo、Mircette、Tri-Legest 21,见表 47-3)。

改善月经周期

案例 47-2,问题 2:D. S. 患缺铁性贫血,可能因月经过多导致。COC 会减少月经出血或痛经吗?

COCs 使患者的子宫内膜进行性变薄且不规则出血减少[28],有助于规律月经周期和减少月经出血。孕激素/雌激素高的 COC 可使子宫内膜变薄,从而减少出血[53]。一些 COCs 用铁剂取代不含药的空白片,名称中常含"铁"(如 Tri-Legest Fe 28、Femcon Fe、Loestrin Fe、Lo Loestrin Fe),其他则含叶酸(如 Beyaz、Safyral)。D. S. 能从含铁的 COCs 中获益,也可选择连续服用 COCs 减少月经。

痛经发病原因不明,可能与子宫内膜异位症或腺肌症有关。COC 可缓解超过 60%的痛经,孕激素/雌激素比例高的 COC 可能是缓解痛经的最佳手段[3](见第 50 章)。

经前期综合征和经前期焦虑障碍

案例 47-2,问题 3:D. S. 抱怨经前期症状如腹胀和情绪变化,有何解决办法? 除了避孕,CHC 还有其他益处吗?

经前期综合征(premenstrual syndrome,PMS)在月经前周期性出现,表现为一种或多种症状。大多数女性抱怨至少经历一种经前综合征症状,如易怒、腹胀和抑郁[82]。经前期焦虑障碍(premenstrual dysphoric disorder,PMDD)是更严重的经前综合征,美国精神病学协会制订了诊断标准。服用 COCs 可改善经前焦虑和其他经前症状,但用于 PMS 的效果尚存争议且难以预测,或因该症状本身个体差异大且难预测[83]。

孕激素可能增加焦虑和情绪波动,尽管低剂量时这种作用较轻微(见第 50 章《月经不调》中关于 PMS 的进一步讨论)。一些患者在经前期会感觉情绪低落,连续服用 COC 可获得改善。

因研究证据较多,FDA 批准两种药物 YAZ 和 Beyaz(drospirenone/EE)治疗 PMDD[42]。D. S. 可尝试任一种 CHC 来改善 PMS 症状,但 YAZ 和 Beyaz 治疗 PMDD 和痤疮更有效,且均为 24 日剂型,又可减少她经期出血并改善缺铁性贫血症状,故她可优选这两种药物的一种。

子宫内膜癌

临床证据显示 COCs 可降低子宫内膜癌发生率,停药

后20年仍有效果[83]。这种保护作用与使用疗程直接相关，并可持续到停药后数年[4]。一项纳入11个研究的Meta分析结果显示，使用4年、8年和12年COC后子宫内膜癌风险可分别降低56%、67%和72%[84]。

卵巢癌和功能性卵巢囊肿

COCs可减少排卵、抑制雄激素产生、增加孕酮水平，因此可降低患者患功能性卵巢囊肿的风险、加快已有囊肿消失和降低卵巢肿块手术率[85,86]。

COC使用者每年发展为卵巢癌的相对危险度降低7%～9%[86]。这种保护效果在使用COCs超过15年后停用的女性中仍存在[83]。鉴于其家族史，应告知D.S.服用COC可降低患卵巢癌风险。

复方激素避孕风险和不良反应

因用药风险和不良反应，一些患者可能不适合CHC，另一些患者使用CHCs时可能出现轻微不良反应，这些不良反应可通过换成不同雌激素和孕激素含量的CHC而改善。需告知所有患者可能发生的严重不良反应如肺栓塞、静脉血栓、肝损伤、视觉损伤（视网膜和角膜病变前兆）和卒中。便于记忆的以上不良反应可缩写为"ACHES"，适用于患者咨询，可提高患者对严重不良反应的意识，在发生时立即就医（表47-2）[3]。

其他不良反应见表47-4，大多数不良反应可在使用3月内缓解[53]。若患者发生除"ACHES"外的其他不良反应（表47-2），建议继续使用CHC 3月后再换成其他避孕药。

突破性出血、点滴出血、闭经

案例47-2，问题4：服用雌二醇20μg/屈螺酮3mg（YAZ）2个月后，D.S.到计划生育诊所就诊。她起初使用YAZ治疗痤疮，感觉已有改善，但前2个月的月经周期中却出现无规则的月经间期出血，发生在服药第3周左右。该采取什么措施来改善出血呢？

月经间期出血是指发生在非月经期的出血，出血量多，需使用卫生巾或卫生棉条时称为突破性出血，量少时称为点滴出血。约30%～50%的女性在COCs使用的前几个月发生月经间期出血[3]。若患者服用避孕药不规律或同时使用降低COCs效果的药物时，也可导致月经间期出血（表47-5）。

若患者仅有突破性出血或点滴出血，通常3月内自行好转，因此医生常建议继续使用至少3个月[3]。月经间期前期（月经周期前14日）出血（或淋漓出血）通常因雌激素不足所致，月经间期后期（月经周期后14日）出血则因子宫内膜分泌孕激素不足，其他月经间期出血的因素还有药物相互作用（更多药物间相互作用信息详见案例47-1，问题8）。

COC雌孕激素含量决定子宫内膜活性，继而决定月经间期有无阴道出血倾向。雌激素使子宫内膜细胞增生，孕激素使子宫内膜细胞相互连接（把雌激素比喻为砖，是构建子宫内膜的基本单位；孕激素是泥，把砖粘在一起）。孕激素的雌激素样效应使砖数量增加，抗雌激素效应使砖数量减少。若无足够的砖和泥或两者比例不当，子宫内膜这面墙就会崩溃，出现阴道出血（见表47-3）。

若D.S.服药3月后出现月经间期后期出血，应换成含相同雌激素作用、高孕激素作用、低雄激素作用的另一种COC。因孕激素作用增加、雌激素作用不变、雄激素作用减少，去氧孕烯0.15mg/EE 30μg（如Apri,Reclipsen）是较好选择（表47-3）。若D.S.连续使用数月后出现月经间期前期出血，应换成另一种雌激素比例更高的COC，如炔诺酮0.4mg/雌二醇35μg（如Ovcon-35, Femcon Fe, Balziva, Zenchent）。D.S.患有痤疮，应选雄激素作用低的药物。

其他疾病如宫颈癌或子宫肿瘤也可致月经间期出血。若患者月经间期出血且近期未行盆腔检查，医务人员可安排检查以排除其他引起月经间期出血的可能原因。由于D.S.在2个月前已做过盆腔检查，结合其服用COCs的时间，考虑其月经间期出血可能因服用COC所致。

某些患者服用CHC时出现闭经（无经血），若发生这种情况，首先应排除妊娠。若患者未孕且可接受闭经，则不必更换CHC。

恶心

案例47-2，问题5：D.S.用药3个月后持续性月经间期后期出血，患者服用了另一种COC（炔诺酮0.4mg/EE 35μg）。换药5日后，出现服药后恶心。应怎样建议？

COC的雌激素成分通常导致恶心。为减轻此副作用，D.S.可在睡前服药，也可和食物混服或尝试另一种雌激素活性较低的COC。与YAZ（20μg EE）相比，Ovcon-35（35μg EE）的EE含量较高，可能正是导致D.S.恶心的原因。应告知D.S.恶心可能为药物不良反应，常在服药3个月后减轻。

头痛

案例47-2，问题6：3月后，D.S.回到诊所随访，自述服用不含药的空白片时每日头痛，但服用活性药片时不会，该如何处理？

与案例中的D.S.相似，服用CHCs或COCs的女性普遍抱怨头痛。有些女性服用活性药片时头痛，可能与雌激素敏感有关；有些患者服用空白药片时头痛，可能与雌激素撤退有关[3]。患偏头痛女性使用CHCs时头痛症状可能加重或减轻。

轻微头痛可随时间推移或换用更低剂量雌激素或孕激素药物而改善。服用空白药片头痛可用去氧孕烯0.15mg/EE 10～20μg控制，因其空白药片只有2日，雌激素撤退作用最小，或持续服用CHCs（如跳过空白药片或无激素周）。严重头痛患者应停用CHCs并由医生评估（详见上述禁忌证）。D.S.在空白药片周头痛，提示和雌激素撤退有关，采用跳过空白药片并用延长周期疗法可减轻头痛。

体重增加

案例 47-2,问题 7: 在此次访视中,D. S. 自述在改用新避孕药后,出现体重增加且感觉"不时浮肿"。这是什么原因? 应提供怎样建议?

体重增加是 CHC 的又一常见不良反应。一项纳入 3 个临床试验的 Cochrane 系统评价结果显示,尚无充足证据证实 COC 导致体重明显增加[87]。若体重增加明显,应考虑使用雌激素和孕激素含量低的药物。EE 的盐皮质激素效应能刺激醛固酮受体保钠,出现水钠潴留而导致浮肿和周期性体重增加。孕激素过多可致食欲大增和非周期性体重增加。具有抗盐皮质激素效应的屈螺酮能对抗雌二醇效应,减少水钠潴留,且对食欲增加不明显,减少体重增加程度。D. S. 最近增加了雌激素用量,可能导致"不时"浮肿和体重增加。她之前服用含屈螺酮药物,这也可能是并未浮肿和体重增加的原因。应告知体重增加是 COC 使用的潜在副作用,和雌激素成分相关。因出现雌激素撤退头痛和体重增加,D. S. 可考虑更换 COC。去氧孕烯 0.15mg/EE 10~20μg(如 Mircette)的雌激素作用低于炔诺酮 0.4mg/EE35μg(Ovcon-35;表 47-3),或许有助于减少周期性体重增加和头痛发生,同时控制痤疮。此外,去氧孕烯 0.15mg/EE 10~20μg 的高孕激素作用可解决 D. S. 先前的突破性出血,低雄激素作用将有助于控制痤疮。

乳腺癌、宫颈非典型增生和宫颈癌

案例 47-2,问题 8: D. S. 病史和查体显示无乳腺和宫颈疾病,但其外祖母有乳腺癌史和姐姐具宫颈非典型增生史。D. S. 咨询使用 COC 是否具乳腺癌和宫颈非典型增生风险?

使用 COC 是否增加乳腺癌的发生尚存争议。美国女性患乳腺癌风险为 12%~13%[88],早期研究提示 COC 使用和乳腺癌之间可能有关[89-92],近期研究则显示长期(如 10 年)使用 COC 不增加乳腺癌风险[93,94],此外,其他研究结果显示使用 COC 不增加有乳腺癌高风险女性(乳腺癌易感基因 1 和 2 突变)或有乳腺癌家族史女性乳腺癌发病率[95,96]。美国妇产科协会(American Congress of Obstetricians and Gynecologists,ACOG)认为乳腺癌家族史,乳腺癌易感基因 1 和 2 突变或良性乳腺疾病不是 COC 使用的禁忌证[26]。

COCs 不增加 D. S. 患乳腺癌的风险。但是应告知 D. S. 每月行乳腺自检并每年体检。

应告知 D. S. 宫颈癌发病率与使用 COC 的关系。美国癌症学会预计 2017 年将诊断出 12 000 例浸润性宫颈癌且 4 000 多位女性将因此丧生[97]。通常导致宫颈癌的原因是行为因素而非遗传因素。

人类乳头瘤病毒(human papillomavirus,HPV)某些亚型阳性、特定性行为、免疫低下和吸烟是宫颈癌的高危因素[3]。与宫颈癌相关的性行为包括初次性行为年龄过小、多个性伴侣、其男性伴侣有多个性伴侣。有 2 个以下性伴侣者、性伴侣使用避孕套和不吸烟女性宫颈癌发生风险低。

8 项病例对照试验的合并数据显示,HPV 阳性者使用 COC 更可能发生宫颈癌[98]。曾使用 COCs 和使用超过 5 年以上的女性发展为宫颈癌的风险分别是未使用者的 1.5 和 3.4 倍,这与早期研究结果一致,显示 COC 使用者发生或死于宫颈癌危险增加。相反,英国一项大型队列研究发现,曾使用 COCs 的女性死于宫颈癌的风险并未增加[99]。

COC 使用者与未服用者间宫颈癌发病率的流行病学尚不清楚,COC 服用者每年体检和宫颈涂片检查可早期发现并治疗癌前病变。有 3 种 HPV 疫苗可用于 9~26 岁女性。D. S. 20 岁,可选择注射 HPV 疫苗(见第 64 章)。鉴于 D. S. 服用 COCs,应鼓励她做常规宫颈涂片检查,并告知宫颈癌风险因素及 HPV 疫苗利弊。

妊娠期和哺乳期用药

案例 47-3

问题 1: P. K. ,女性,35 岁,体重 64.9kg,身高 168cm,近期妊娠试验阳性,末次月经(last menstrual period,LMP)9 周前。她想确认是否妊娠并讨论其当前治疗药物是否影响胎儿?

体温:37℃

血压:128/82mmHg

心率:97 次/min

呼吸频率:16 次/min

既往史:月经不调,已使用 COC 疗法来规律月经

用药史:去氧孕烯 0.15mg/EE 30μg(Reclipsen)

实验室检查结果:查血示,人绒膜促性腺激素 > 25mIU/ml

因月经不调,P. K. 已于 3 个月前开始服用去氧孕烯 0.15mg/EE 30μg(Reclipsen),但于第 1 个月意外妊娠,她继续服用了两个周期至今已孕 8 周。CHC 对胎儿有何影响?

CHC 被列为妊娠药物 X 类(禁忌,胎儿风险明显高于母亲益处)有误导性[100]。虽早期低质量研究发现 COC 使用和胎儿心脏或肢体异常有关,但近期数据显示,和正常妊娠相比,CHC 不增加致畸形风险[4]。

怀疑妊娠的女性不应继续使用 CHC,应告知 P. K. 停用 COC。妊娠早期使用低剂量 CHC 胎儿发生畸形风险小,但没有药物完全无风险,应随访产科医生。

案例 47-3,问题 2: P. K. 计划母乳喂养及出院后避孕。她过去使用避孕套联合杀精泡沫或凝胶时有阴道瘙痒和灼烧症状。她想尝试适合哺乳期间长期使用的避孕药。哪种避孕药最适合?

即使正在哺乳,P. K. 也可在分娩 6 周后服用 CHC,仅含孕激素的 CHC 更适合[26]。ACOG 推荐无论是否哺乳,应至少分娩 6 周后再服用任何含雌激素避孕药,此时孕期血

栓增加风险降至基线值。对于非母乳喂养的女性，产后可立即使用仅含孕激素的避孕药，纯母乳喂养的女性产后6周可服用，部分母乳喂养女性产后3周可服用[26]。然而，曾有COCs降低母乳量和母乳质量的报道[26]，故许多人建议完全母乳喂养的女性避免使用CHCs。因孕激素可进入母乳，若P.K.计划母乳喂养，可选择产后6周服用单孕激素避孕药，以确保婴儿能够代谢并清除药物。

单孕激素避孕药

单孕激素口服避孕药（小剂量药片）

案例47-3,问题3：应如何向P.K.介绍使用小剂量药片的优劣势？

优点

小剂量药片规避了一些雌激素副作用（见表47-4，如头痛、黄褐斑）[3]，更重要的是，避免了雌激素引起的高血压和凝血因子改变。因无不含药的空白片且每个包装内的28粒药片相同，患者服药更简单，无论何时漏服，漏服后说明均相同。小剂量药片除可以避孕外，还可以缓解痛经、减少出血，并可能预防盆腔炎和子宫内膜癌[3]，因其不含雌激素，且停药后生育力很快恢复，故女性也可选择小剂量药片[3]。

理论上，产后孕激素下降诱发产奶，故产后早期使用孕激素可降低奶量，但研究证据不足[26]。无证据证实哺乳时孕激素影响奶量和质量，因此计划哺乳女性，非激素和仅含孕激素避孕方法最佳。

缺点

小剂量药片避孕失败率约为0.3%~8%[3]，与COCs相似（表47-1）。但小剂量药片服用需比COCs更规律，故在非母乳喂养的女性中不常用（见下文患者使用说明）。部分女性在服用期间排卵规律，部分则不规律。服用后有持续月经的女性可能排卵，应使用备用避孕法或换另一种方法。

患者用药后通常出现月经周期不规律、经期缩短、经量减少、点滴出血或闭经[3]，因此常担心是否妊娠。服药导致的经常性月经周期不规律可能掩盖潜在病情如子宫肌瘤或宫颈癌导致的不规则流血。纯母乳喂养女性通常会闭经。其他副作用还包括头痛、乳腺增生、情绪改变和恶心。

若有乳腺癌或不明原因阴道出血史，应避免使用小剂量药片。以下情况谨慎使用：肝病、多重危险因素的心血管疾病、缺血性心脏病、当前有深静脉血栓或肺栓塞、糖尿病并发症（如伴有肾病、神经病、视网膜病变的糖尿病）或同时服用与COCs可能存在相互作用的药物如肝酶诱导剂、贯叶连翘和波生坦（见表47-5）[101,102]。

单孕激素口服避孕药的患者使用说明

案例47-3,问题4：关于使用单孕激素口服避孕药，应提供P.K.什么建议呢？

P.K.正哺乳且产后不久，如需避孕，可在月经第1日开始服药[3]；若未哺乳，则产后即可开始服药；若混合喂养，应在产后3周开始服药；若纯母乳喂养则应在产后6周开始服药。若P.K.在产后6周月经第1日用药，则不需其他避孕方法。P.K.也可使用快速开始方案，在月经周期任一日开始用药，但需在用药48小时内同时使用其他避孕方法[3]。

P.K.每日应在同一时间服药，若服药晚3小时以上，则应在记得时尽快服药，并在48小时内使用其他避孕方法。这与COCs说明不同，需强调。

注射甲羟孕酮醋酸盐

仅含孕激素的避孕药有两种不同剂型，孕激素为醋酸甲羟孕酮（medroxyprogesterone acetate，MPA），150mg每隔11~13周在三角肌和臀大肌肌内注射[3,103]。最近，含MPA 104mg的药物也被批准使用，每隔12~14周皮下注射104mg[104]。MPA注射剂可抑制排卵、增稠子宫颈黏液、抑制子宫内膜生长，是非常有效的避孕药。药品说明书指导患者在月经前5日注射MPA且不需备用避孕法，也可在任何时间开始使用并使用其他避孕法一周[3,103]。

案例47-3,问题5：P.K.正在哺乳，她3月前产后立即注射了第一针MPA，现回到产科诊所接受第二次MPA肌注。她有较长时间的月经间期阴道出血史且体重增加了1.4~2.3kg，这正常吗？注射MPA的利弊是什么？副作用如何解决？

优点

对P.K.而言，因她正在哺乳且需长期避孕，MPA注射剂是理想选择。其优势是失败率低至0.3%~3%（表47-1）、使用方便、无雌激素副作用、减轻痛经、减少每月出血量及降低子宫内膜癌风险[3,26]。其他非避孕益处包括减少癫痫患者发作频率及可能降低卵巢癌发生率[3,26]。和COCs相同，即使同时使用抗癫痫药或抗菌药物，也不减弱其避孕效果[6,7]。含MPA 104mg的药物也可减轻子宫内膜异位所致疼痛[104]。

缺点

乳腺癌患者不应使用MPA注射剂，因乳腺癌对激素敏感，且使用MPA对部分女性预后可能更差[6,7]。以下情况谨慎使用MPA注射剂：不明原因阴道出血（MPA可能造成不规则出血且可能掩盖造成阴道出血的病情如宫颈癌）、合并多种危险因素的心血管病、缺血性心脏病、合并多种危险因素的脑血管病、静脉血栓栓塞及肺栓塞患者[7]。因MPA未显示影响凝血因子，有专家不支持药品说明书将血栓栓塞史列为禁忌证[5-7,103,104]。有临床医生按照药品说明书在患者产后立即注射MPA而非等到产后第6周[7]。

使用MPA注射剂女性雌激素减少，故应告知P.K.注射MPA可能降低骨密度（bonemineral density，BMD）[103]，青春期女性尤其应注意。研究发现使用MPA注射剂女性比未使用者骨密度低[105]。尽管有报道MPA使用者发生压力型骨折，但无证据显示髋关节或脊椎骨折发生率增加[106]。

停用后患者骨密度可恢复[4]。2 个 MPA 生产商建议使用 MPA 注射剂不要超过 2 年,患者不愿意或不能采用其他方法除外[103]。

因雌激素量不足以维持子宫内膜生长,使用 MPA 注射剂起初几月或更长时间,可能引起无规则出血或点滴出血。使用 MPA 150mg 1~2 年后,分别有 55% 和 68% 的女性出现闭经[111]。使用 MPA 104mg 1 年后 56.5% 患者出现闭经[103]。虽不严重,但 13% 患者因闭经而停药[103]。应告知所有使用 MPA 注射剂患者用药第 1 年可能有月经变化,若出血量异常增多或持续时间长,应进行评估。应告知 P. K. 月经间期出血会在几个月后消失,若出血问题令其困扰,可口服 4~21 日雌激素(如复方雌激素每日 0.625-2.5mg)或 20μg EE COC 以减少或消除出血[8]。停用雌激素后可能会再度出血,此时可继续使用低剂量雌激素。

体重增加是另一个 MPA 注射剂需关注的问题。使用 MPA 注射剂治疗 1 年后,2/3 患者体重平均增加约 2.3kg[103]。MPA 150mg 使用者 2 年内共增重约 3.6kg,4 年近 6.4kg,6 年近 7.5kg。MPA 104mg 使用者增重稍少,1 年内增重 1.6kg,2 年 3.4kg[104]。其他副作用包括情绪改变、脱发、头痛。P. K. 的体重增加可能与其注射 MPA 或分娩导致体重变化有关。

恢复生育时间长是 MPA 注射剂的另一个缺点。最后一次注射 150mg MPA 后,半数使用者 10 月后才怀孕[96],其余使用者怀孕要更长时间,多在 18 个月后。使用 104mg MPA 恢复生育时间数据较少,一项小样本研究显示多数患者最后一次注射后 1 年内恢复排卵,平均时间为 10 月[104]。P. K. 35 岁,若她想不久后怀孕,应告知她使用注射 MPA 恢复生育的时间。虽然她已表明不再想要孩子,仍应告知使用注射用 MPA 后生育能力恢复期长,尤其是 35 岁以上女性。

皮下埋植剂(subdermal implant)

案例 47-3,问题 6: P. K. 产后 7 个月回到诊所第 3 次注射 MPA,这是其月经第 1 日,繁忙家务和工作安排使她错过 2 次预约,现在她已晚于预定注射时间 1 个月。她讨厌过去几个月发生的体重增加和月经间期出血,想知道植入剂对她而言是否可能是更好选择。你应该给 P. K. 提供什么建议呢?

一支依托孕烯埋植剂(Nexplanon)内含 68mg 依托孕烯[107]。使用套管针和局部麻醉药放置埋植剂,置入后可放置 3 年,取出时切一个小切口。依托孕烯埋植剂与 MPA 注射剂作用机制相同。Implanon 是最早的依托孕烯埋植剂,因射线无法透过,临床上很难将其精确取出。而 Nexplanon 的优势是射线可透过,因为这个原因导致 Implanon 逐渐退市。

优点

避孕埋植剂产品较新,故对癌症和其他疾病如心血管疾病影响的信息有限。有报道显示使用埋植剂女性闭经、经期疼痛和贫血症状减轻,未显示降低骨密度[3]。取出埋植剂后生育力恢复快,考虑年龄因素,若 P. K. 决定再要一个孩子,使用该产品有益。

缺点

避孕埋植剂的副作用包括头痛、情绪变化和痤疮等。不规则出血是可能中断用药的最常见原因。常见体重增加,使用者 1 年后增重 1.3kg,2 年后增重 1.7kg,故 P. K. 使用该产品后仍会增重。不推荐该埋植剂用于使用肝酶诱导剂药物(如抗癫痫药)患者,因这些药物可降低避孕效果[108];不推荐现患静脉血栓患者使用,但有静脉血栓个人史或者家族史的患者可使用[6,7]。

宫内节育器和宫内节育系统

案例 47-3,问题 7: P. K. 因担心体重增加不愿使用皮下埋植剂,还有其他长效、可逆的避孕方法适合她吗? 宫内节育器(intrauterine device,IUD)或宫内节育系统(intrauterine system,IUS)适合 P. K. 吗? 如果适合,应给她什么建议呢?

背景和作用机制

早期 IUDs 被认为是宫内避孕措施(intrauterine contraceptives,IUCs),因增加盆腔炎、输卵管瘢痕和不孕风险曾令人担忧,但近年来逐渐成为安全有效的避孕方法[110]。目前美国有以下产品上市:ParaGard T 380A(铜)IUD,Mirena、Skyla、Kyleena 和 Liletta 左炔诺孕酮(levonorgestrel)IUSs。尽管现有 IUDs 和 IUSs 安全有效,但在美国(1%~6% 女性使用)不如全球受欢迎(12% 女性使用)[110-112]。

含铜 IUD 以聚乙烯为支架,绕有铜丝或铜套,置入后可放置 10 年[113]。Mirena、Skyla、Kyleena 和 Liletta 左炔诺孕酮 IUSs 以聚乙烯作为 T 形支架,纵管储存和每日释放人工合成孕激素左炔诺孕酮。Mirena 和 Kyleena 每日分别释放左炔诺孕酮 20μg 和 17.5μg,放置后 5 年有效[114,115]。Skyla 尺寸更小,置入 24 天后每日释放左炔诺孕酮 14μg,放置后 3 年有效[116]。同样,Liletta 放置后 3 年有效,每日释放左炔诺孕酮 18.6μg,1 年后降为 16.3μg,2 年后降为 14.3μg,第 3 年降至 12.6μg[117]。

含铜 IUDs 第 1 年避孕失败率为 0.6%~0.8%,左炔诺孕酮 IUS 为 0.2%(见表 47-1)。在医院,医生置入 IUDs 和 IUSs 仅需几分钟且无需镇静。许多医生建议患者去医院置入前使用一剂非甾体抗炎药。

含铜 IUD 可能的作用机制为避免受精卵着床、干扰精子运动、生存或数量[113]。左炔诺孕酮 IUS 作用机制为增稠子宫颈黏液、阻止精子进入子宫、改变子宫内膜层、阻止排卵及改变精子活性[113]。

优点

含铜 IUD 和左炔诺孕酮 IUS 是有效、可逆、长期的避孕方式,患者依从性好[3]。对于想使用非激素避孕的女性而言,铜 IUD 是非常好的选择。左炔诺孕酮 IUS 因含孕激素还能减轻经期出血和疼痛。

虽然最初置入 IUD 和 IUS 费用高(设备加上置入费用

约500美元),但之后无需支付其他费用,因此1年后IUD和IUS性价比更高。

缺点

IUDs和IUSs最常见的副作用是月经改变[3]。含铜IUD使用者更有可能加重经期出血和疼痛。左炔诺孕酮使用者置入3个月内可出现不规则出血和点滴出血,3月后月经量减少,痛经减轻。

IUDs和IUSs禁用于子宫解剖学异常(如子宫变形、子宫颈狭窄或子宫颈撕裂伤)、不明原因阴道出血、宫颈癌、盆腔炎或其他生殖器活动性感染女性,慎用于HIV阳性或免疫抑制患者[7]。左炔诺孕酮IUSs慎用于现患VTE或PE者。虽左炔诺孕酮的血清水平含量低,仍不建议用于现患或曾患乳腺癌女性。

因IUD使用者较未使用者更易患盆腔炎,故IUDs和IUSs更适用于已婚或严格使用避孕套的女性。对所有患者而言,盆腔炎在置入初期风险最大[118],为避免该风险,置入前应做淋病和衣原体检查并做其他性传染病风险评估(如多伴侣或无保护的性交),有性传播疾病的女性应考虑其他避孕方式。一旦使用IUD和IUS,应告知患者注意预防性传播疾病[6,7]。

若IUD或IUS使用者怀孕,异位妊娠可能性较高(即IUD或IUS使用者异位妊娠的发生率较高)[113,114]。IUD常见副作用包括子宫过度出血、点滴出血或疼痛,1年内约2%~6%女性因副作用取出该节育器[3]。IUD或IUS嵌入子宫内膜或导致部分或全部子宫壁穿孔的发生率较低。应告知P.K.可能的并发症,如腹痛或阴道分泌物异常。

其他非激素避孕

案例47-4

问题1:C.J.,女性,22岁,身高168cm,体重52.6kg,HIV阳性,到诊所常规检查和注射长效醋酸甲羟孕酮(12周1次)。她正服用atripla(依法韦仑600mg/替诺福韦300mg/恩曲他滨200mg),每日口服1片。

体温:36℃

血压:124/81mmHg

心率:89次/min

呼吸频率:12次/min

CD4:581

HIV-1 RNA:<75滴度/ml(检查不到)

C.J.想确保不受孕,医生建议采用屏障避孕联合长效醋酸甲羟孕酮。C.J.担心性传播疾病,特别是HIV。对C.J.而言可用哪些屏障避孕?哪个最好?

子宫帽和宫颈帽

子宫帽(diaphragm)由软乳胶或硅胶帽上加金属弧形圈制成[3],靠弹簧张力、阴道肌张力和耻骨固定于宫颈口,阻止精子进入宫颈。

宫颈帽(cervical cap)由硅胶制成[119],由宫颈和设备之间形成的吸力固定。因无法完全阻挡精子,置入前必须敷上杀精凝胶。

子宫帽使用第1年失败率为6%~16%(见表47-1)[3]。应告知C.J.子宫帽效果低于其他方法。母乳喂养对避孕有部分帮助,故哺乳女性可选择子宫帽避孕。宫颈帽失败率在未生育过的女性中为9%~16%,生育过的女性为20%~32%(见表47-1)[3]。研究显示第1代宫颈帽的失败率约为14%,第2代约为8%[119]。

类型和装置

子宫帽的弧形圈构造不同(直径50~95mm)导致型号不同。必须置入合适的子宫帽型号(患者感觉舒适的最大金属弧形圈)才能有效避孕[3]。因性兴奋时阴道深度增加,若隔膜太小,会在性交期间脱落;相反,隔膜太大可能造成阴道压力、腹痛、痉挛、阴道溃疡、复发性尿路感染。医生在双合诊期间评估女性合适的子宫帽大小,医生可给患者试用不同型号以选择最合适的类型。若C.J.体重增加或减少4.5~9.0kg、妊娠、进行了腹部或骨盆手术,需重新选择隔膜型号。

宫颈帽形状像水手帽子[119],有3个型号,选择型号取决于患者孕史。22mm适于未怀过孕患者,26mm适于流过产或剖宫产史女性,30mm适于阴道分娩足月婴儿女性。

C.J.可接受隔膜或宫颈帽,根据其具体选择来匹配适应的型号。但这些屏障方法不能防止性传播疾病。

患者使用指导和优缺点

子宫帽和宫颈帽避孕不需使用激素,女性只需在性活跃时使用[3,119]。该设备须通过处方购买,经期暂停使用,部分患者可能发生置入、取出困难,效果不如激素或IUD。使用前应检查有无破洞或折叠(小范围起皱)。

子宫帽在阴道放置时间不应超过24小时[5]。使用子宫帽可能导致中毒性休克综合征(toxic shock syndrome, TSS),应警惕其症状包括发热、腹泻、呕吐、肌肉疼痛及类似晒伤的皮疹。亦有报道使用者对乳胶或杀精剂过敏。

隔膜可在性交前6小时置入,性交后至少6小时再取出[3]。置入前应在隔膜圆顶处涂抹1茶匙杀精凝胶;若再次性交,不取出隔膜,再次加用杀精剂即可。

宫颈帽至少在性交前15分钟置入,48小时内有效,性交后至少6小时再取出。置入前需涂抹杀精剂,宫颈侧的帽内涂抹1/4茶匙,阴道侧的帽缘和帽顶涂抹1/2茶匙,塞至宫颈口[119],多次性交应加入更多杀精剂。

子宫帽和宫颈帽取出后用温和肥皂水冲洗,清洗干燥后存于相应容器。不宜使用油基质产品,因会分解该隔膜橡胶。应每年更换,有洞或破损时立即更换。

阴道海绵

阴道海绵(vaginal sponge)是另一种屏障方法,1995年下市并于2003年重新上市。海绵包括聚氨酯泡沫塑料和1g壬苯醇醚-9(杀精剂),置入阴道并堵住宫颈可达24小时。性交后应保留6小时。海绵通过3种方式起作用:杀精剂、机械屏障和吸收精液。报道其失败率在未孕女性中为

18%,经产妇中为36%（见表47-1）[3]。可能发生宫颈、阴道黏膜的刺激或溃疡。若24小时内不取出海绵或移出后残留有碎片,会导致中毒性休克综合征。因阴道海绵可造成刺激且不能预防性传播疾病,故不适合 C.J.。

男性避孕套

男性避孕套（male condoms）若使用恰当是一种有效的避孕方法。男性避孕套失败率为2%~18%（见表47-1）[3]。美国有许多不同品牌避孕套,品牌间不同之处在于型号、形状、颜色、材料、润滑剂及是否含杀精剂。乳胶避孕套主要的非避孕益处为预防性传播疾病（包括淋病、衣原体及HIV）,可用于阴道、肛门和口腔性行为、无需处方且无激素副作用[6]。但一些人抱怨避孕套减少性交敏感性和主动性。男性乳胶避孕套最常用且经济[3],若男性或女性对乳胶过敏则推荐聚氨酯和羊皮制成的男性避孕套。聚氨酯避孕套比乳胶避孕套贵且更易破,但导热好[120]。羊皮避孕套虽也导热良好但不像乳胶和聚氨酯可预防性传播疾病,故不建议用于担心性传播疾病者[120]。

因射精前分泌物可能含有精子,故男性避孕套应在和阴道接触前使用,使用时握住避孕套尖顶并向下展开至勃起的阴茎根部[6,120]。大多数医师建议使用润滑过且具有前端小囊的避孕套,以防避孕套破损和收集精液。油基质润滑剂可降解乳胶避孕套,故不建议使用,但可用于聚氨酯或羊皮避孕套。避孕套应在有效期前一次性使用,阴凉干燥处存放,避光避热。

为防性传播疾病,C.J. 和她的伴侣最好选择乳胶避孕套。

女性避孕套

女性避孕套（female condoms）有效性较低,失败率为21%（表47-1）[3]。第1代女性避孕套FC1由聚氨酯制成,由丁腈及聚氨酯制成的第2代女性避孕套FC2将取代FC1[121]。两种避孕套都由一个较小的内层环（该环像隔膜一样在宫颈周围形成保护）和避孕套开口处一个较大的环组成。

内层环应尽可能深地插入阴道,较大的环保留在阴道外部保护外阴。女性避孕套性接触前插入,可提前8小时。FC2内层已含树脂润滑剂,也可加用额外润滑剂,油基质或水基质润滑剂均可。和男性避孕套一样,应在有效期前一次性使用且阴凉干燥存放,避光避热。

女性避孕套缺点包括价格贵（大约每个3美元）、用时有噪声及插入困难[3]。虽可能性较低,女性避孕套仍会破损。男性和女性避孕套不应一起使用,因会增加破损风险。

C.J. 使用女性避孕套的优点是她可以自己掌握保护措施,不需对方配合。对 C.J. 而言,女性避孕套是不错选择。

阴道杀精剂

案例47-4,问题2：C.J. 想使用避孕套同时使用阴道杀精剂（vaginal spermicides）。她有哪些选择？单独使用杀精剂效果如何？应该使用何种剂型？应该如何指导她用阴道杀精剂？预计会有哪些副作用？

阴道杀精剂有凝胶剂、栓剂、泡沫、薄膜等类型[3,,120],大多使用非离子表面活性剂壬苯醇醚-9作为杀精剂,第一年失败率为18%~29%（见表47-1）。

表47-6对比了不同杀精剂产品[3,120]。C.J. 可根据不同产品特点选择合适剂型。不论哪种剂型,每次性交前都应重新使用杀精剂。

表 47-6

阴道杀精剂的比较[120]

成分	商品名举例	用法	开始时间	作用时间
凝胶剂	Conceptrol,Gynoll II	装满涂药器,将涂药器尽量插入阴道深处,按压涂药器将杀精剂涂抹在宫颈周围	立即	1h
薄膜	VCF	对折薄膜,卷在手指,用手指尽量放至阴道深处	15min	3h
泡沫剂	VCF	摇动泡沫剂,使用涂药器尽量放至阴道深处,按压涂药器将杀精剂涂抹在宫颈周围	立即	1h
栓剂	Encare	打开,用手指将其尽量放至阴道深处	15min	1h

杀精剂可能造成性器官刺激并导致溃疡,故可增加包括HIV、淋病和衣原体等性传播疾病的传播。对需防止性传播疾病的传播的 C.J. 而言,杀精剂不是最佳选择。

紧急避孕

案例47-4,问题3：C.J. 4个月后到药店告知她错过了上月的MPA注射,4日前使用避孕套同房,现担心可能怀孕。她想知道是否应该使用事后避孕药？关于紧急避孕你可提供 C.J. 哪些建议？C.J. 需紧急避孕吗？

紧急避孕（emergency contraception,EC）,也称事后避孕,用于未使用避孕方法（如忘记使用、被侵犯）或所用方法失败（如避孕套破损、忘记吃药）的女性性交后避孕。紧急避孕有几种方法可用,包括口服药或IUD。

紧急避孕药

紧急避孕药（emergency contraceptive pills,ECPs）有不同类型,如单孕激素制剂、Yuzpe和孕激素受体调节剂。

目前,任何年龄的患者均可买到一次剂量的单孕激素（左炔诺孕酮1.5mg）ECPs的非处方药[122]。药品说明书注明在无保护措施性行为后 72 小时内尽快服下一次剂量。然而,研究显示在无保护措施性行为后 120 小时内服下仍然有效[108,123]。

单孕激素 ECPs 作用机制可能是阻止排卵、受精或着床[3]。单次性行为后 72 小时内服药平均可减少 89% 妊娠率。性行为后服用 ECPs 越早效果越好,故不应耽误使用时间。BMI≥26 的女性使用单孕激素 ECPs 的效果可能降低,可使用替代 ECP,但不建议因 BMI 而放弃治疗[122]。最常见副作用为恶心呕吐[3],若 C. J. 服下 ECPs 1 小时内呕吐,应重新服用相同剂量。服药后 C. J. 的月经可能提前或推迟,若 3 周后月经未来应做妊娠测试。若 C. J. 又注射了下一剂 MPA,会导致情况更复杂。

单孕激素 ECPs 只用于 17 岁以上女性,药房 OTC 专柜有售,须出示身份证购买。17 岁以下女性通过处方也可买到上述两种产品。

作为单孕激素 ECPs 的备选,常规的 COCs 只要含有左炔诺酮或诺孕酮也可使用,称为 Yuzpe 法,由高剂量孕激素和高剂量雌孕激素组成。这种高剂量雌孕激素配方还未上市。根据不同的 COCs 品牌,须在无保护措施性行为后 120 小时内,间隔 12 小时分 2 次服用不同数量的药片(见表 47-1)[3]。相比单孕激素 ECPs,Yuzpe 恶心呕吐发生率更高,且每次服药前,患者可能需服用止吐药[108]。相比单孕激素 ECP 更广泛、容易使用、更有效、副作用少的优势,COCs 用于紧急避孕较少。

口服选择性孕酮受体调节剂(selective progesterone receptor modulator, SPRM)醋酸乌利司他(ulipristal acetate, Ella),作为一种新的 ECP 最近在美国获批[124]。醋酸乌利司他是一种处方药,使用方法为在无保护措施性行为后 120 小时内口服片剂 30mg[125]。醋酸乌利司他作用机制跟单孕激素 ECPs 略不同,具孕激素受体拮抗剂和激动剂双效应,但其主要机制是通过对子宫、宫颈、下丘脑、以及卵巢的受体拮抗作用,阻止黄体生成素高峰后的排卵,而单孕激素 ECPs 无此作用。其他唯一上市的 SPRM 是米非司酮(RU-486),因用于流产而为人所知。乌利司他可能影响已有妊娠、导致流产,当前尚无证据显示其增加流产率。BMI>30 的女性使用乌利司他效果存在差异,BMI≥35 的女性使用乌利司他可能无效,但不能因 BMI 而放弃治疗,建议采用其他紧急避孕方法[122,124]。临床试验最常报道的副作用为头痛、痛经、恶心以及腹痛[124,125]。若服药 3 小时内发生呕吐,建议重新服药[124]。

对处在 120 小时治疗窗内,年龄大于 17 岁的 C. J. 而言,单孕激素 ECPs 是更好选择,因她正在服用的治疗药物与 COCs 有相互作用。购买乌利司他需要处方,可能耽误 C. J. 服用 ECP 的最佳时间。

紧急避孕的宫内节育器

T 型铜-IUD 也是一种有效的紧急避孕方法,应在无保护措施性行为 5 日内置入患者体内[3,108]。尚无证据表明孕激素 IUD 是有效紧急避孕方法。IUD 须由医务人员置入,通常不用作紧急避孕。IUD 作为紧急避孕的最大优点是可为患者提供持续避孕。因 C. J. 为 HIV 阳性,存在感染风险,IUD 不是紧急避孕的最佳选择。同时,安置 IUD 需要就诊而不方便。就可获得性和及时性而言,ECP 是较好选择。

药物流产

案例 47-4,问题 4: C. J. 4 周后到诊所表示她没来月经,担心可能妊娠。其人绒毛膜促性腺激素试验阳性,证实妊娠。C. J. 考虑终止妊娠,她还未准备好生育并担心她服用的抗逆转录病毒药物对胎儿有影响。药物流产(medical abortion)有哪些选择?

据估计约一半妊娠属意外,故选择安全的避孕方式对女性非常重要[2]。应告知 C. J. 可有的所有选择,包括保留胎儿、领养以及药物或手术流产。与手术流产相比,药物流产无手术过程、感染可能性小、花费低[3],部分女性认为这种方式更可控。但这种方式通常需更多时间就诊和随访,通常出现持续 2 周的出血和疼痛,成功率稍低(94%~97%,失败者将需要手术),故部分患者可能不能接受。

有许多不同的药物流产方式,总体过程相似[3]。C. J. 应先行基础检查包括血型和血常规,可选择使用甲氨蝶呤或米非司酮,或两者同日使用。米非司酮是一种孕激素受体阻断剂,米索前列醇具有子宫兴奋和宫颈软化作用,用于诱导宫缩和产出胎儿。

一般孕龄小于 63 日,在第 1 日口服 200mg 米非司酮,第 2 日或第 3 日(首剂米非司酮 6~72 小时后)阴道给予米索前列醇 800μg[3]。米索前列醇也可 400μg 或 600μg 口服,同时口服更高剂量米非司酮(600mg)[3,126-128]。

若使用甲氨蝶呤,第 1 日肌注 50mg/m², 随后 3~7 日阴道给予米索前列醇 800μg[3]。药物流产副作用包括恶心、呕吐、腹泻、疼痛及阴道出血(比月经出血更严重)。不管使用哪种方法,患者均应随访约 15 日确认流产完全。若出现不完全流产,应使用诸如吸引术,吸出所有妊娠组织。

(王乔、陈敏 译,郭远超 校,张伶俐、赵霞 审)

参考文献

1. US Bureau of the Census, U.S. and World Population Clock. http://www.census.gov/popclock/. Accessed June 12, 2017.

2. Finer LB and Zolna MR, Declines in unintended pregnancy in the United States, 2008–2011, New England Journal of Medicine, 2016, 374(9):843-852, http://nejm.org/doi/full/10.1056/NEJMsa1506575.

3. Hatcher RA et al. Contraceptive Technology. 20th ed. New York, NY: Ardent Media Inc; 2011.

4. American College of Obstetricians and Gynecologists Committee on Gynecologic Practice and The Practice Committee of the American Society for Reproductive Medicine. Female age-related fertility decline. Fertil Steril. 2014;101:633–4.

5. Zieman M, Hatcher RA. Managing Contraception. Tiger, GA: Bridging the Gap Communications; 2012.

6. A WHO Family Planning Cornerstone. Medical Eligibility Criteria for Contraceptive Use. 5th ed. Geneva, Switzerland: World Health Organization; 2015. http://www.who.int/reproductivehealth/publications/family_planning/MEC-5/en/. Accessed June 16, 2017.

7. Curtis KM, Tepper NK, Jatlaoui TC, et al. U.S. Medical Eligibility Criteria for Contraceptive Use, 2016. MMWR Recomm Rep. 2016;65(No. RR-3):1–104.

https://www.cdc.gov/mmwr/volumes/65/rr/rr6503a1.htm?s_cid=rr6503a1_w . Accessed June 11, 2017.

8. Baillargeon JP et al. Association between the current use of low-dose oral contraceptives and cardiovascular arterial disease: a meta-analysis. *J Clin Endocrinol Metab*. 2005;90(7):3863.

9. Gillum LA et al. Ischemic stroke risk with oral contraceptives: a meta-analysis. *JAMA*. 2000;284(1):72.

10. Tanis BC et al. Oral contraceptives and the risk of myocardial infarction. *N Engl J Med*. 2001;345(25):1787.

11. Khader YS et al. Oral contraceptives use and the risk of myocardial infarction: a meta-analysis. *Contraception*. 2003;68(1):11.

12. Schwingl PJ et al. Estimates of the risk of cardiovascular death attributable to low-dose oral contraceptives in the United States. *Am J Obstet Gynecol*. 1999;180(1, pt 1):241.

13. Endrikat J et al. An open label, comparative study of the effects of a dose-reduced oral contraceptive containing 20 microg ethinyl estradiol and 100 microg levonorgestrel on hemostatic, lipids, and carbohydrate metabolism variables. *Contraception*. 2002;65(3):215.

14. Merki-Feld GS et al. Long-term effects of combined oral contraceptives on markers of endothelial function and lipids in healthy premenopausal women. *Contraception*. 2002;65(3):231.

15. Knopp RH et al. Comparison of the lipoprotein, carbohydrate, and hemostatic effects of phasic oral contraceptives containing desogestrel or levonorgestrel. *Contraception*. 2001;63(1):1.

16. ESHRE Capri Workshop Group. Hormones and cardiovascular health in women. *Hum Reprod Update*. 2006;12(5):483.

17. Dunn N et al. Oral contraceptives and myocardial infarction: results of the MICA case-control study. *BMJ*. 1999;318(7198):1579.

18. Curtis KM et al. Use of combined oral contraceptives among women with migraine and nonmigrainous headaches: a systematic review. *Contraception*. 2006;73(2):189.

19. Harris M, Kaneshiro B. An evidence-based approach to hormonal contraception and headaches. *Contraception*. 2009;80(5):417.

20. Gomes MP, Deitcher SR. Risk of venous thromboembolic disease associated with hormonal contraceptives and hormone replacement therapy: a clinical review. *Arch Intern Med*. 2004;164(18):1965.

21. Vandenbroucke JP et al. Oral contraceptives and the risk of venous thrombosis. *N Engl J Med*. 2001;344(20):1527.

22. Mohllajee AP et al. Does use of hormonal contraceptives among women with thrombogenic mutations increase their risk of venous thromboembolism? A systematic review. *Contraception*. 2006;73(2):166.

23. FDA Office of Surveillance and Epidemiology. Combined hormonal contraceptives and the risk of cardiovascular disease endpoints. http://www.fda.gov/downloads/Drugs/DrugSafety/UCM277384.pdf . Accessed June 1, 2015.

24. Summary of Minutes of the Joint Meeting of the Advisory Committee for Reproductive Health Drugs and Drug Safety and Risk Management Advisory Committee, December 8, 2011. http://www.fda.gov/downloads/AdvisoryCommittees/CommitteesMeetingMaterials/Drugs/ReproductiveHealthDrugsAdvisoryCommittee/UCM288722.pdf . Accessed June 1, 2015.

25. FDA Drug safety communication: Updated information about the risk of blood clots in women taking birth control pills containing drospirenone. April 10, 2012. http://www.fda.gov/Drugs/DrugSafety/ucm299305.htm . Accessed June 1, 2015.

26. ACOG Committee on Practice Bulletins-Gynecology. ACOG practice bulletin. No. 73: Use of hormonal contraception in women with coexisting medical conditions. *Obstet Gynecol*. 2006;107(6):1453.

27. Lubianca JN et al. Oral contraceptives: a risk factor for uncontrolled blood pressure among hypertensive women. *Contraception*. 2003;67(1):19.

28. Petitti DB. Clinical practice. Combination estrogen progestin oral contraceptives. *N Engl J Med*. 2003;349(15):1443.

29. Paulus D et al. Oral contraception and cardiovascular risk factors during adolescence. *Contraception*. 2000;62(3):113.

30. Fisch IR, Frank J. Oral contraceptives and blood pressure. *JAMA*. 1977;237(23):2499.

31. Tapla HR et al. Effect of oral contraceptive therapy on the renin angiotensin system in normotensive and hypertensive women. *Obstet Gynecol*. 1973;41(5):643.

32. Chasan-Taber L et al. Prospective study of oral contraceptives and hypertension among women in the United States. *Circulation*. 1996;94(3):483.

33. [No authors listed]. Combined oral contraceptives and liver cancer. The WHO Collaborative Study of Neoplasia and Steroid Contraceptives. *Int J Cancer*. 1989;43(2):254.

34. Macdonald GA. Hepatocellular carcinoma. *Curr Opin Gastroenterol*. 1999;15(3):253.

35. Lopez LM et al. Steroidal contraceptives: effect on carbohydrate metabolism in women without diabetes mellitus. *Cochrane Database Syst Rev*. 2009;(4):CD006133.

36. Kjos SL et al. Contraception and the risk of type 2 diabetes mellitus in Latina women with prior gestational diabetes mellitus. *JAMA*. 1998;280(6):533.

37. Kim C et al. CARDIA Study. Oral contraceptive use and association with glucose, insulin, and diabetes in young adult women; the CARDIA Study. Coronary Artery Risk Development in Young Adults. *Diabetes Care*. 2002;25(6):1027.

38. Grodstein F et al. A prospective study of symptomatic gallstones in women: relation with oral contraceptives and other risk factors. *Obstet Gynecol*. 1994;84(2):207.

39. [No authors listed]. Oral contraceptives and gallbladder disease. Royal College of General Practitioners' Oral Contraception Study. *Lancet*. 1982;2(8305):957.

40. Ramcharan S et al. The Walnut Creek Contraceptive Drug Study: a prospective study of the side effects of oral contraceptives. Volume III, an interim report: a comparison of disease occurrence leading to hospitalization or death in users and nonusers of oral contraceptives. *J Reprod Med*. 1980;25(6, Suppl):345.

41. Vessey M, Painter R. Oral contraceptive use and benign gallbladder disease; revisited. *Contraception*. 1994;50(2):167.

42. YAZ [package insert]. Wayne, NJ: Bayer HealthCare Pharmaceuticals; April 2012.

43. Facts and Comparisons eAnswers. St. Louis, MO: Drug Facts and Comparisons, Clinical Drug Information; 2015. http://online.factsandcomparisons.com/Viewer.aspx?book=DFC&monoID=fandc-hcp15091 . Accessed February 19, 2016.

44. Camrese Lo [package insert]. Sellersville, PA: Teva Pharmaceuticals USA Inc; October 2011.

45. Tri-Legest 21, Tri-Legest Fe 28 [package insert]. Sellersville, PA: Teva Pharmaceuticals USA Inc; August 2012.

46. Beyaz [package insert]. Wayne, NJ: Bayer HealthCare Pharmaceuticals; September 2012.

47. Natazia [package insert]. Wayne, NJ: Bayer HealthCare Pharmaceuticals; August 2013.

48. Safyral [package insert]. Wayne, NJ: Bayer HealthCare Pharmaceuticals; April 2012.

49. Lo Loestrin Fe [package insert]. Rockaway NJ: Warner Chilcott Company, LLC; June 2012.

50. Mircette [package insert]. Wayne, NJ: Bayer HealthCare Pharmaceuticals; June 2012.

51. Amethyst [package insert]. Corona, CA: Watson; August 2010.

52. Ahrendt HJ et al. Bleeding pattern and cycle control with an estradiol-based oral contraceptive: a seven-cycle, randomized comparative trial of estradiol valerate/dienogest and ethinyl estradiol/levonorgestrel. *Contraception*. 2009;80(5):436.

53. Dickey RP. *Managing Contraceptive Pill Patients*. 15th ed. Dallas, TX: Essential Medical Information Systems; 2014.

54. Moreau C et al. Oral contraceptive tolerance: does the type of pill matter? *Obstet Gynecol*. 2007;109(6):1277.

55. Holt VL et al. Body weight and risk of oral contraceptive failure. *Obstet Gynecol*. 2002;99(5, pt 1):820.

56. Mishell DR, Jr. Rationale for decreasing the number of days of the hormone-free interval with use of low-dose oral contraceptive formulations. *Contraception*. 2005;71(4):304.

57. Anderson FD et al. Endometrial microstructure after longterm use of a 91-day extended-cycle oral contraceptive regimen. *Contraception*. 2005;71(1):55.

58. Westhoff C et al. Initiation of oral contraceptives using a quick start compared with a conventional start: a randomized controlled trial. *Obstet Gynecol*. 2007;109(6):1270.

59. Lesnewski R, Prine L. Initiating hormonal contraception. *Am Fam Physician*. 2006;74(1):105.

60. Ortho Evra [package insert]. Raritan, NJ: Ortho-McNeil Pharmaceuticals; September 2014.

61. van den Heuvel MW et al. Comparison of ethinylestradiol pharmacokinetics in three hormonal contraceptive formulations: the vaginal ring, the transdermal patch and an oral contraceptive. *Contraception*. 2005;72(3):168.

62. Jick SS, Jick H. The contraceptive patch in relation to ischemic stroke and acute myocardial infarction. *Pharmacotherapy*. 2007;27(2):218.

63. Jick SS et al. Risk of nonfatal venous thromboembolism in women using a contraceptive transdermal patch and oral contraceptives containing norgestimate and 35 microg of ethinyl estradiol. *Contraception*. 2006;73(3):223.

64. Jick S et al. Further results on the risk of nonfatal venous thromboembolism in users of the contraceptive transdermal patch compared to users of oral contraceptives containing norgestimate and 35 microg of ethinyl estradiol. *Contraception*. 2007;76(1):4.

65. Cole JA et al. Venous thromboembolism, myocardial infarction, and stroke among transdermal contraceptive system users [published correction appears in Obstet Gynecol. 2008; 111(6):1449]. *Obstet Gynecol*.

2007;109(2, pt 1):339.

66. NuvaRing [package insert]. West Orange, NJ: Organon; November 2014.

67. Novak A et al. The combined contraceptive vaginal ring, NuvaRing: an international study of user acceptability. *Contraception*. 2003;67(3):187.

68. Lidegaard O et al. Venous thrombosis in users of non-oral hormonal contraception: follow-up study, Denmark 2001-10. *BMJ*. 2012;344:e2990.

69. El-Ibiary SY, Cocohoba JM. Effects of HIV antiretrovirals on the pharmacokinetics of hormonal contraceptives. *Eur J Contracept Reprod Health Care*. 2008;13(2):123.

70. Borgelt L et al, eds. *Women's Health Across the Lifespan: A Pharmacotherapeutic Approach*. Washington, DC: American Society of Health Systems Pharmacists; 2010.

71. DRUG-REAX System, DRUG-REAX System (electronic version). Greenwood Village, CO: Thomson Reuters (Healthcare) Inc. http://www.thomsonhc.com. Accessed May 27, 2015.

72. Dickinson BD et al. Council on Scientific Affairs, American Medical Association. Drug interactions between oral contraceptives and antibiotics. *Obstet Gynecol*. 2001;98(5, pt 1):853.

73. Sparrow MJ. Pregnancies in reliable pill takers. *N Z Med J*. 1989;102(879):575.

74. Helms SE et al. Oral contraceptive failure rates and oral antibiotics. *J Am Acad Dermatol*. 1997;36(5, pt 1):705.

75. Archer JS, Archer DF. Oral contraceptive efficacy and antibiotic interaction: a myth debunked. *J Am Acad Dermatol*. 2002;46(6):917.

76. Patsalos PN, Perucca E. Clinically important drug interactions in epilepsy: interactions between antiepileptic drugs and other drugs. *Lancet Neurol*. 2003;2(8):473.

77. Murphy PA et al. Interaction of St. John's wort with oral contraceptives: effects on the pharmacokinetics of norethindrone and ethinyl estradiol, ovarian activity and breakthrough bleeding. *Contraception*. 2005;71(6):402.

78. Hall SD et al. The interaction between St John's wort and an oral contraceptive. *Clin Pharmacol Ther*. 2003;74(6):525.

79. Christensen J et al. Oral contraceptives induce lamotrigine metabolism: evidence from a double-blind, placebo-controlled trial. *Epilepsia*. 2007;48(3):484.

80. O'Connell K, Westhoff C. Pharmacology of hormonal contraceptives and acne. *Cutis*. 2008;81(1, Suppl):8.

81. Arowojolu AO et al. Combined oral contraceptive pills for treatment of acne. *Cochrane Database Syst Rev*. 2009;(3):CD004425.

82. Johnson SR. Premenstrual syndrome, premenstrual dysphoric disorder, and beyond: a clinical primer for practitioners. *Obstet Gynecol*. 2004;104(4):845.

83. ACOG practice bulletin No. 110: Noncontraceptive uses of hormonal contraceptives. *Obstet Gynecol*. 2010;115(1):206.

84. Schlesselman JJ. Risk of endometrial cancer in relation to use of combined oral contraceptives. A practitioner's guide to meta-analysis. *Hum Reprod*. 1997;12(9):1851.

85. Susannel G et al. Declining ovarian cancer rates in U.S. women in relation to parity and oral contraceptive use. *Epidemiology*. 2000;11(2):102.

86. Siskind V et al. Beyond ovulation: oral contraceptives and epithelial ovarian cancer. *Epidemiology*. 2000;11(2):106.

87. Gallo MF et al. Combination contraceptives: effects on weight. *Cochrane Database Syst Rev*. 2008;(4):CD003987.

88. National Cancer Institute Fact Sheet. Probability of Breast Cancer in American Women. http://www.cancer.gov/cancertopics/factsheet/Detection/probability-breast-cancer. Accessed May 28, 2015.

89. Pike MC et al. Breast cancer in young women and use of oral contraceptives: possible modifying effect offormulation and age of use. *Lancet*. 1983;2(8356):926.

90. [No authors listed]. Breast cancer and oral contraceptives: findings in Royal College of General Practitioners' Study. *Br Med J (Clin Res Ed)*. 1981;282(6282):2089.

91. Grabrick DM et al. Risk of breast cancer with oral contraceptive use in women with a family history of breast cancer. *JAMA*. 2000;284(14):1791.

92. [No authors listed]. Breast cancer and hormonal contraceptives: collaborative reanalysis of individual data on 53,297 women with breast cancer and 100,239 women without breast cancer from 54 epidemiological studies. Collaborative Group on Hormonal Factors in Breast Cancer. *Lancet*. 1996;347(9017):1713.

93. Marchbanks PA et al. Oral contraceptives and the risk of breast cancer. *N Engl J Med*. 2002;346(26):2025.

94. Kahlenborn C et al. Oral contraceptive use as a risk factor for premenopausal breast cancer: a meta-analysis. *Mayo Clin Proc*. 2006;81(10):1290.

95. Milne RL et al. Oral contraceptive use and risk of early-onset breast cancer in carriers and noncarriers of BRCA1 and BRCA2 mutations. *Cancer Epidemiol Biomarkers Prev*. 2005;14(2):350.

96. Silvera SA et al. Oral contraceptive use and risk of breast cancer among women with a family history of breast cancer: a prospective cohort study. *Cancer Causes Control*. 2005;16(9):1059.

97. American Cancer Society. Cervical Cancer Overview. http://www.cancer.org/Cancer/CervicalCancer/OverviewGuide/cervical-cancer-overview-key-statistics. Accessed June 12, 2017.

98. Moreno V et al. International Agency for Research on Cancer. Multicentric Cervical Cancer Study Group. Effect of oral contraceptives on risk of cervical cancer in women with human papillomavirus infection: the IARC multicentric case-control study. *Lancet*. 2002;359(9312):1085.

99. Beral V et al. Mortality associated with oral contraceptive use: 25-year follow-up of cohort of 46,000 women from Royal College of General Practitioners' oral contraception study. *BMJ*. 1999;318(7176):96.

100. Briggs GG et al. *Drugs in Pregnancy and Lactation: A Reference Guide to Fetal and Neonatal Risk*. 10th ed. Philadelphia, PA: Lippincott Williams & Wilkins; 2014.

101. Roby CA et al. St John's wort: effect of CYP3A4 activity. *Clin Pharmacol Ther*. 2000;67(5):451.

102. Micronor [package insert]. Manati, Puerto Rico: Janssen Ortho, LLC; June 2014.

103. Depo-Provera [package insert]. New York, NY: Pharmacia & Upjohn; January 2015.

104. Depo-subQ provera [package insert]. Kalamazoo, MI: Pharmacia & Upjohn; January 2015.

105. Shaarawy M et al. Effects of the long-term use of depot medroxyprogesterone acetate as hormonal contraceptive on bone mineral density and biochemical markers of bone remodeling. *Contraception*. 2006;74(4):297.

106. Erkkola R, Landgren BM. Role of progestins in contraception. *Acta Obstet Gynecol Scand*. 2005;84(3):207.

107. Nexplanon[package insert]. Whitehouse Station, NJ: Merck &Co.; July 2014.

108. American Congress of Obstetricians and Gynecologists. ACOG Practice Bulletin No. 152: Emergency Contraception. *Obstet Gynecol*. 2015;126(3):e1–11.

109. Planned Parenthood Federation of America. A history of birth control methods. https://www.plannedparenthood.org/files/2613/9611/6275/History_of_BC_Methods.pdf. Accessed June 16, 2017.

110. Stanwood NL et al. Obstetrician-gynecologists and the intrauterine device: a survey of attitudes and practice. *Obstet Gynecol*. 2002;99(2):275.

111. Guttmacher Institute. In Brief: Facts on Contraceptive Use in the United States. June 2014. http://www.guttmacher.org/pubs/fb_contr_use.html. Accessed June 13, 2017.

112. Mosher WD, Jones J. Use of contraception in the United States: 1982–2008. *Vital Health Stat 23*. 2010;29:1.

113. ParaGard [package insert]. Sellersville, PA: Teva Pharmaceuticals USA, Inc.; June 2013.

114. Mirena [package insert]. Whippany, NJ: Bayer HealthCare Pharmaceuticals; May 2014.

115. Kyleena [package insert]. Whippany, NJ: Bayer HealthCare Pharmaceuticals; September 2016.

116. Skyla [package insert]. Whippany, NJ: Bayer HealthCare Pharmaceuticals; September 2013.

117. Liletta [package insert]. Parsippany, NJ: Actavis Pharma; February 2015.

118. Lee NC et al. The intrauterine device and pelvic inflammatory disease revisited: new results from the Women's Health Study. *Obstet Gynecol*. 1988;72(1):1.

119. FemCap Website. http://www.femcap.com/index.php. Accessed June 13, 2017.

120. Krinsky DL et al. *Handbook of Nonprescription Drugs: An Interactive Approach to Self-Care*. 18th ed. Washington, DC; American Pharmacists Association; 2014.

121. FC2 Female Condom Website. http://www.fc2.us.com. Accessed June 13, 2017.

122. Trussell J et al. Emergency Contraception: A Last Chance to Prevent Unintended Pregnancy. Jan. 2016. http://ec.princeton.edu/questions/ec-review.pdf. Accessed February 19, 2016.

123. Rodrigues I et al. Effectiveness of emergency contraceptive pills between 72 and 120 hours after unprotected sexual intercourse. *Am J Obstet Gynecol*. 2001;184(4):531.

124. ella [package insert]. Charleston, SC: Afaxys Inc.; March 2015.

125. Monroe S. Meeting of the Advisory Committee for Reproductive Health Drugs; June 17, 2010. http://www.fda.gov/downloads/AdvisoryCommittees/CommitteesMeetingMaterials/Drugs/ReproductiveHealthDrugsAdvisoryCommittee/UCM217417.pdf. Accessed May 28, 2015.

126. Tang OS, Ho PC. The pharmacokinetics and different regimens of misoprostol in early first trimester medical abortion. *Contraception*. 2006;74(1):26.

127. Gemzell-Danielsson K et al. Studies on uterine contractility following mifepristone and various routes of misoprostol. *Contraception*. 2006;74(1):31.

128. Schaff E. Evidence for shortening the time interval of prostaglandin after mifepristone for medical abortion. *Contraception*. 2006;74(1):42.

48 第48章 不孕症

Erin C. Raney

核心原则

	核心原则	章节案例
①	不孕症指无避孕性生活1年及以上仍未受孕。患者年龄对诊断不孕症至关重要。不孕高危因素含:吸烟、肥胖等不健康生活习惯及原发或继发的性腺功能低下。	案例48-1(问题1~3和6) 案例48-2(问题1和2)
②	诊断女性不孕要结合垂体、卵巢功能与体格检查结果共同评估。诊断男性不育要检查精液及雄性激素水平以评估性腺功能。	案例48-1(问题3~6) 案例48-2(问题1和2) 图48-1 表48-2
③	不明原因不孕属排除诊断,需排除男女双方生殖系统功能异常。治疗多根据临床医师经验,常采用促排卵结合体外受精或胚胎移植。	案例48-1(问题7~10)
④	氯米芬是选择性雌激素受体调节剂,为不明原因不孕女性的一线促排卵药物。芳香化酶抑制剂作为可供选择的口服药物目前正在研究中。	案例48-1(问题8~10)
⑤	体外受精即在体外人工完成卵细胞和精子的受精过程,是最常用的辅助生殖技术。这一过程需使用促排卵药物促进卵泡发育以提高胚胎移植成功率。	案例48-2(问题3~9) 表48-4
⑥	用促性腺激素促排卵可单用卵泡刺激素,也可联用黄体生成素。促性腺激素释放激素拮抗剂和激动剂可扰乱内源性激素的正常排卵周期。单用促绒毛膜性腺激素也能诱导排卵。	案例48-2(问题4~7) 表48-3,表48-5,表48-6和表48-7 图48-3
⑦	促排卵的并发症虽少见,但一旦发生卵巢过度刺激综合征,则后果严重。定期阴道超声检测卵泡生长及评估血清雌二醇水平,可降低卵巢过度刺激综合征的发生风险。	案例48-2(问题5和7)
⑧	行胚胎移植前,告知患者多胎妊娠可增加孕妇及新生儿风险,包括早产及转新生儿科治疗的可能性。	案例48-2(问题9)
⑨	不孕症的诊断和治疗可能会对夫妻的感情、经济状况、社会生活等造成影响。心理支持对不孕症早期评估和诊断至关重要,并应贯穿整个治疗过程。	案例48-2(问题10) 表48-8

引言

不孕症指未避孕正常性生活1年及以上仍未受孕[1]。该定义是因为研究发现1年内未避孕情况下正常怀孕的夫妻达85%[2]。2006年至2010年美国家庭增长调查(National Survey of Family Growth)发现,约6%的15~44岁已婚女性(大概153万人)患不孕症,其中12%需接受辅助生殖技术[3,4]。影响怀孕因素众多,年龄是不可忽略的重要因素。15~24岁女性不孕症发病率为7%,而35~44岁女性高达27%[3]。随女性年龄增长,胎儿染色体异常和自发性流产发生率也随之增加[5]。这一生理现象也影响了美国生育率。1970年,100名女性中仅1名女性生产年龄≥35岁,而2006年,12名女性中即有1名女性生产年龄≥35岁[6]。年龄对男性生殖能力的影响与女性相似,39岁后逐渐下降[3]。但相比女性,年龄对男性生殖能力的影响更难评估。

不孕症对患者生理、心理及社会的影响使之成为一个共同关注的公共卫生问题[7]。不孕症的治疗需结合男性和女性自身情况,方案应个体化且充分权衡利弊,遵循风险最小、临床效益最佳原则。

病理生理和诊断

案例 48-1

问题 1： T. R. ,女性,32 岁,丈夫 37 岁,夫妻每周 2~3 次无保护性生活,经 14 个月备孕后仍未怀孕。既往她口服避孕药 12 年,2 年前停药,后来一直使用避孕套避孕直到 14 个月前。针对此情况,应提供 T. R 哪些建议?

评估不孕时,夫妻应至少无避孕性生活 12 个月仍未受孕。≥35 岁或有不孕相关病史如闭经、子宫内膜炎、盆腔炎等女性若未避孕未孕 6 个月则需要评估是否不孕[2]。

这对夫妻已有 14 个月未避孕且未孕,因此需要评估夫妻双方。首先应评估生活方式、用药史及既往病史,随后应行体格检查及实验室检查。

高危因素

案例 48-1,问题 2： 以下信息是他们的社会史。T. R. 是一名银行工作人员,其丈夫是一名投资人。夫妻双方都无吸烟史,也未使用违禁药品。夫妻双方每日饮用咖啡 1~2 杯,每周饮酒 1~3 次。可能导致这对夫妻不孕的高危因素有哪些?

不良生活方式如吸烟、使用违禁药品、摄入咖啡因等可能导致不孕。不孕患者中,约 13% 有吸烟史[8]。吸烟除影响胎儿发育,还可导致排卵障碍,也可引起精子染色体及功能改变[8]。大量摄入咖啡因可能导致不孕,但适量摄入如每日 1~2 杯几乎无影响。虽酒精对不孕的影响尚不明确,但仍不建议大量饮酒,每日最好不超过 1 杯。一旦怀孕,则需立即戒酒[9]。使用大麻等违禁药品不仅降低生育能力且会降低不孕症治疗成功率[9,10],职业和环境暴露,如农药、重金属及用于干洗和印刷的有机溶剂等毒素,也是导致不孕症的原因[9]。

这对夫妻不吸烟、无违禁药物使用史、无职业暴露,因此不属于高危人群。他们虽少量饮酒及摄入咖啡因,但并不影响生育能力。因此需从其他方面评估不孕原因。

女性不孕

排卵功能障碍

案例 48-1,问题 3： T. R. 在 10 岁时诊断为哮喘,急性发作时使用沙丁胺醇。她身高 165cm,体重 63.5kg。13 岁时月经初潮,无怀孕及流产史。停用口服避孕药后月经周期为 25~26 日,持续时间为 4~5 日,无月经过多症状。盆腔查体无异常。上诉哪些因素可能导致不孕?

评估不孕首先应重点评估卵巢功能,40% 女性不孕由

卵巢功能障碍引起[2]。详细的月经生育史应包括月经初潮年龄、月经周期及持续时间、月经前症状、既往妊娠史。通常若月经周期规律(21~35 日)无论是否伴有经前症状或痛经,临床上均认为有规律排卵[2]。

卵巢功能是通过下丘脑-垂体-卵巢轴中复杂的反馈机制调节的(详见第 50 章,图 50-1),参与这一过程的激素包括下丘脑分泌的促性腺激素释放激素(gonadotropin-releasing hormone,GnRH)、垂体分泌的卵泡刺激素(follicle-stimulating hormone,FSH)和黄体生成素(luteinizing hormone,LH)及卵巢分泌的雌激素和雄激素。表 48-1 列出了不孕诊断与治疗的相关名词及缩写。

表 48-1

不孕诊断和治疗的相关缩写

ART	Assisted reproductive technology	辅助生殖技术
CC	Clomiphene citrate	氯米芬
COS	Controlled ovarian stimulation	控制性卵巢刺激
FSH	Follicle-stimulating hormone	卵泡刺激素
GnRH	Gonadotropin-releasing hormone	促性腺激素释放激素
hCG	Human chorionic gonadotropin	人绒毛膜促性腺激素
HSG	Hysterosalpingogram	子宫输卵管碘油造影
hMG	Human menopausal gonadotropin	人绝经期促性腺激素
IUI	Intrauterine insemination	宫腔内人工授精
ICSI	Intracytoplasmic sperm injection	胞浆内单精子注射
IVF	In vitro fertilization	体外受精
LH	Luteinizing hormone	黄体生成素
OHSS	Ovarian hyperstimulation syndrome	卵巢过度刺激综合征
OI	Ovulation induction	排卵
SO	Superovulation	超促排卵

甲状腺功能障碍、高泌乳素血症和多囊卵巢综合征(polycystic ovary syndrome,PCOS)可影响这些反馈机制而致排卵障碍。患者体检时可能发现甲状腺肿大(甲状腺功能减退)、异常泌乳(高泌乳素血症)、高雄激素等体征。肥胖是 PCOS 的重要特征,但体重过轻和锻炼过度也可影响下丘脑功能导致排卵障碍。增加体重可使低体脂所致排卵障碍患者月经规律。卵巢手术和放化疗可能导致原发性卵巢功能障碍。随年龄增加卵泡储备功能逐渐衰退[2]。

结合 T. R. 的生育史，月经周期正常，推测排卵正常。了解她是否有经前期综合征或痛经有助于了解其排卵周期。体格检查无异常，无排卵异常相关病史，体重无异常，BMI 在正常范围，约 23kg/m²，无放化疗史及卵巢手术史。T. R. 不孕可能与年龄相关，她目前 32 岁，处于卵巢功能减退初期阶段。

> **案例 48-1，问题 4：** 过去两次月经周期中，T. R. 用排卵试纸监测均为阳性。实验室检查结果如下：促甲状腺素 3.2mIU/L，泌乳素 8.4ng/ml，月经周期第 3 日 FSH 4mIU/ml，月经周期第 3 日雌二醇 38pg/ml。从检查结果看，她的卵巢功能如何？

测定卵巢功能有多种方法。一种是基础体温测定，运用数字体温计或基础体温专用体温计于每天晨起前测量。女性基础体温随月经周期波动呈双相表现，在排卵后升高约 0.3~0.5℃。如果通过每日温度记录可明显看到体温呈

这个模式变化，则可认为在月经周期有排卵发生。因该法准确性易受日温波动、测定技术和其他疾病影响，因此已被测量尿液中 LH 水平的家用排卵试纸法取代。患者在卵泡期开始行每天的尿液测试，最初的检测日取决于月经周期（图 48-1），一般在 LH 高峰后，平均 24 小时内将排卵[2,11]。家用排卵试纸法可检测宫颈黏液或唾液变化，通常不用于诊断，但可用于指导夫妻在接近排卵期安排同房以增加怀孕几率[9,11]。

此外还可用排卵间接测试法测定卵巢功能，但目前已不常用。该法是在黄体中期测量孕激素浓度，若浓度大于 3ng/ml 则提示排卵，也可在月经来潮前行子宫内膜活检，观察分泌期孕激素促子宫内膜生长程度判断是否排卵，该操作为有创性，故诊断的可行性差[2]。

无排卵患者还应检查甲状腺功能及泌乳素水平。高泌乳素血症引起的无排卵可口服多巴胺激动剂治疗，如卡麦角林[12]。睾酮升高可能与高雄激素血症和 PCOS 相关。PCOS 治疗将在其他章节讨论（详见第 50 章）。

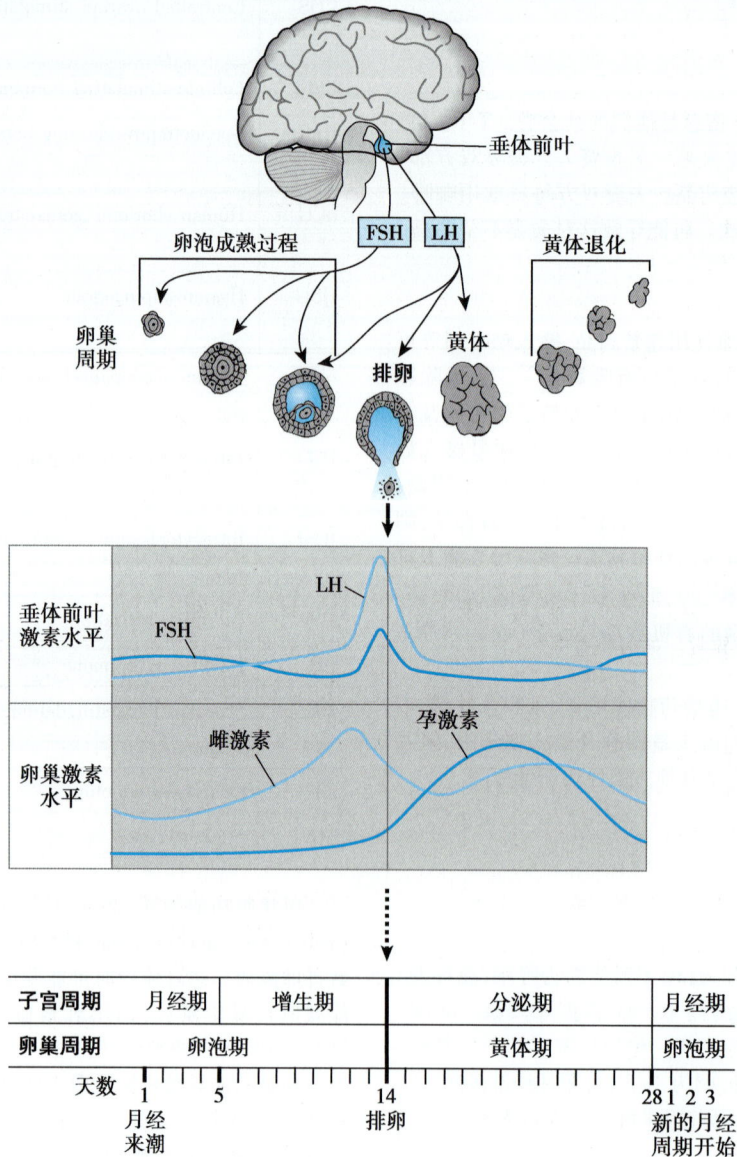

图 48-1　月经周期

35岁以上女性应常规评估卵巢储备功能以指导选择不孕治疗方案。评估办法有多种,其中之一在月经周期第2、3或4日测量血液FSH水平,或兼测雌二醇水平。因随年龄增加卵泡数量减少,FSH的释放相应增加,故若基础FSH升高(>10~20IU/L),则提示卵巢储备功能不足。然而各实验室测定标准以及周期间FSH水平的个体差异较大,因此这种评估方法准确性有限。若该种检测方法测得FSH浓度正常,而雌二醇浓度大于60~80pg/ml,提示对不孕治疗的反应较差[2,13]。卵巢颗粒细胞在卵泡期分泌的抑制素B是评估卵巢储备功能的标志物之一,其降低与FSH升高相关,提示可能存在卵巢功能减退。然而,由于测量结果差异性大,不推荐作为评价卵巢储备功能的常规方法[13]。

氯米芬刺激试验可用于评估卵巢功能。具体方法是在月经周期第5~9日,每日口服氯米芬(一种雌激素受体调节剂)100mg,在月经周期第3日检测FSH和雌二醇浓度,在月经周期第10日再次检测FSH浓度。正常情况下卵泡发育会抑制FSH水平,若出现第3日或第10日FSH水平升高则提示卵泡功能不足。但目前文献并不支持卵巢刺激法评估卵巢储备功能[2,13]。

经阴道超声可监测卵巢体积和窦卵泡数量,结合激素测定共同评估卵巢功能。窦卵泡或直径大于2mm的卵泡对卵泡早期的FSH有反应,但随年龄逐渐减少。若阴道超声检查仅见窦卵泡3~6个,提示窦卵泡数量较少,卵巢对各种不孕治疗反应较差[2,13]。

T.R.的实验室检查结果反映了她的卵巢功能。尿LH试验阳性及第3日FSH、雌二醇水平正常提示排卵正常;甲状腺功能及泌乳素正常提示继发无排卵可能性低;年龄小于35岁,无其他证据表明排卵障碍,因此不需再进一步评估卵巢功能。从目前检查结果看,因卵巢功能障碍导致的不孕可能性较低。

生殖系统结构异常

案例48-1,问题5:T.R.的卵巢功能正常,应当进一步检查生殖系统结构是否异常。如何检查呢?

子宫腔和输卵管结构异常也是不孕的因素,可能继发于子宫发育异常和子宫内膜异位症导致的粘连或病变。手术治疗子宫内膜异位症可提高怀孕几率,但手术效果与子宫内膜异位症位置和严重程度密切相关[14]。子宫内膜异位症相关问题将在其他章节讨论(见第50章)。衣原体、淋病感染所致的盆腔炎及性传播疾病也是不孕的危险因素[2]。

侵袭性操作检查可判断是否因结构异常导致不孕,检查前需详细收集患者生育史、体格检查及实验室检查结果。检查方法包括:①阴道超声,通过在阴道里放置探头直观观察卵泡的大小和数量;②子宫输卵管碘油造影(hysterosalpingogram,HSG),在子宫内注入造影剂然后行X射线成像,观察输卵管是否有堵塞和畸形;③宫腹腔镜,可直观观察子宫及其他盆腔解剖结构,因有创性,通常作为最终检

查方法[2]。

宫颈黏液分泌障碍是影响精子活性及受精过程的额外因素。在卵泡期宫颈黏液分泌增加且变薄,有助于精子运输。性交后数小时提取宫颈黏液置于显微镜下观察,可确认是否存在活动的精子,但这种方法不作常规推荐[2]。

对T.R.而言,需筛查夫妻是否患有性传播疾病如衣原体感染,行子宫输卵管碘油造影明确子宫及输卵管形态和功能是否正常,若异常,可通过宫腔镜或腹腔镜检查进一步评估是否有子宫内膜异位症或盆腔粘连。但从她既往病史来看尚不需要此侵袭性操作。

男性不育

案例48-1,问题6:T.R.的子宫输卵管碘油造影结果正常,现在需要进一步筛查她丈夫是否有不育症。他既往无慢性病史以及药物使用史,否认勃起功能障碍、性欲低下及射精障碍。T.R.的丈夫生殖系统检查正常,精液检查结果如下:

精液量:5ml
精子数量:$400×10^6$
精子浓度:$112×10^6/ml$
精子总活力:65%
精子前向运动活力:61%
精子存活率:80%
精子形态:30%
再次行精液检查结果与上述结果相似,可能是何种原因导致T.R.不孕?

不孕案例中与男性有关的不育因素约占20%。而在30%~40%的不孕夫妻中,同时存在男性和女性不育因素[15]。男性不育是由多种因素引起的生精障碍或精子功能异常所致。生精障碍常与睾丸创伤、隐睾、辐射、抗雄激素治疗等造成的性腺机能减退相关[15,16]。高达40%不育男性有精索静脉曲张或阴囊静脉扩张,而由此导致的睾丸静脉灌注异常和温度过高会引起生精障碍[17]。此外,遗传因素也可能因雄激素合成障碍、LH或FSH受体缺陷造成生精障碍,比如某些遗传疾病(如Klinefelter综合征)中可见无精症。垂体瘤通过抑制FSH和LH分泌可抑制精子生成。阳痿、逆行射精、输精管附睾堵塞可引起输精障碍。其他因素如抗抑郁药、抗高血压药也会抑制性欲及射精[16]。

全面的体格检查(如观察睾丸大小、阴毛分布)可判断雄激素是否缺乏,精索静脉是否曲张,以便及时手术治疗。男性不育的主要检查仍是精液分析。虽然目前有家用的精液检查工具,但因只能计数不能评估精子形态及质量,故不推荐以此明确诊断。详细精液分析对充分评估男性不育因素十分必要,因此推荐不同时间行2次精液检查[15]。世界卫生组织根据正常生育男性(配偶停用避孕药12个月内成功怀孕)的精液分析值,给出了精液各项指标的正常参考值及范围(表48-2)[18],当然低于参考值并不表示绝对不育,需行第二次精液明确[15]。

表 48-2

精液分析:相关指标的参考下限

参数	参考下限
精液体积(ml)	1.5
精子总数(每次射精 10^6)	39
精子密度(10^6/ml)	15
精子总活力(前向运动+非前向运动,%)	40
精子前向运动活力(%)	32
存活率(存活的精子,%)	58
精子形态(形态正常,%)	4

来源:World Health Organization, Department of Reproductive Health and Research. *WHO Laboratory Manual for the Examination and Processing of Human Semen*. 5th ed. Geneva, Switzerland; World Health Organization Press; 2010;224.

　　精液异常可能是男性不育的重要原因。精液量少可能由于射精功能障碍导致,需进一步检查激素,包括 FSH、睾酮和泌乳素水平,以明确精子量少或活性低的因素。若 FSH 和睾酮降低,则提示性腺功能不足[16]。泌乳素水平升高还可能由使用抗精神病药物、抗高血压药物及抗抑郁药物引起,因此备孕期间需更换为对泌乳素无影响的药物,若更换药物仍不能解决问题,则需用多巴胺受体激动剂如溴隐亭恢复睾丸功能[12]。

　　T. R. 丈夫无影响精子生成与功能的病史,未服用影响性功能、导致性欲减退或勃起功能障碍的药物,精液分析结果各项指标均正常,男性不育可能性小。T. R. 夫妇各项实验室检查均正常。

治疗方案

案例 48-1,问题 7:夫妇俩完成了检查评估,被诊断为不明原因不孕症。其初始治疗方案是什么?

　　不明原因不孕症(unexplained infertility)或评估未见明确病因者,约占不孕病因的 25%[19]。治疗方法为经验性单独使用药物刺激排卵,也可联用子宫内受精或本章后面提到的其他不孕症治疗方法。

　　无论采用何种治疗方案,均应建议所有备孕夫妻避免吸烟、饮酒、吸毒和限制咖啡因摄入量[9]。一旦受孕,女性应每日补充叶酸(folic acid)400 ~ 800μg 以降低神经管缺陷风险[20]。妊娠期使用任何药物均须评估潜在风险,风险高则停用或更换为更安全品种。应鼓励患者保持正常体重[9]。对 T. R. 的建议包括戒酒、限制咖啡因摄入、每日服用多种维生素制剂与叶酸 400 ~ 800μg、妊娠期监测哮喘症状,可继续使用沙丁胺醇(albuterol),但应注意用药频次[21]。

诱发排卵

　　促排卵有诱导排卵(ovulation Induction,OI)和超促排卵(superovulation,SO)两种方法,选取何种方法取决于患者的卵巢功能。OI 适用于排卵障碍患者,促其形成排卵周期,需结合定期自然性交或人工授精。SO 或控制性卵巢刺激(controlled ovarian stimulation,COS),使用药物与 OI 大致相同,适用于有排卵周期但仍不孕的患者。此外,SO 适用于需多个卵泡发育的患者(见案例 48-2)。下面分别介绍两种治疗方法。

　　OI 适用于有排卵障碍,但其卵巢储备充足且无其他治疗方法的不孕症患者。OI 模拟正常月经周期的激素水平,卵泡刺激素(FSH)在月经初期刺激早期卵泡发育随后形成优势卵泡,增加雌二醇水平,触发促黄体生成素(LH)激增,促使成熟卵泡排卵完成受精(见图 48-1)。OI 的目标是形成单个优势卵泡[22]。

　　OI 药物的选择取决于患者下丘脑-垂体-肾上腺功能,如功能正常,可使用药物包括:①枸橼酸氯米芬(clomiphene citrate,CC),CC 对雌激素有激动和拮抗双重作用,抑制下丘脑雌激素受体,促进 GnRH 和垂体促性腺激素释放,刺激卵泡生长发育,促排卵成功率达 75%[19],为下丘脑功能正常患者的一线用药;②芳香化酶抑制剂(aromatase inhibitors),可通过其雌激素拮抗作用,促进 GnRH 和垂体促性腺激素的释放,刺激卵泡发育[19],但美国食品药品管理局(FDA)尚未批准该用法。若下丘脑或垂体功能障碍或口服药物治疗失败,可使用注射用促性腺激素(gonadotropins)。常用的促性腺激素方案为单用 FSH 或 FSH 联合 LH(表 48-3)[23]。可在注射初始使用每日低剂量,直到优势卵泡成熟。也可联合注射人绒毛膜促性腺激素(human chorionic gonadotropin,hCG)模拟月经周期中期 LH 高峰,诱发排卵。这时可指导患者行自然性交或通过其他辅助生殖技术实现受孕[24]。

　　SO 方案使用的药物与 OI 相同,但目的并非形成单个优势卵泡,而在于促使多个卵泡发育,为受精准备更多的卵细胞。T. R. 排卵正常,但不孕原因不明,SO 应是最适合她的治疗方案。

案例 48-1,问题 8:应向 T. R. 提供何种 COS 药物方案?

　　促排卵药物剂型有口服和注射两种。枸橼酸氯米芬为一线用药,使用方便、性价比高、临床应用广泛。

枸橼酸氯米芬

　　枸橼酸氯米芬通过竞争性结合下丘脑雌激素受体,促进 GnRH 释放,刺激垂体前叶释放促性腺激素,诱导卵泡发育,增加雌二醇生成,发挥促排卵作用。如前所述,CC 发挥作用的前提是下丘脑-垂体-卵巢轴功能正常[25]。常用方案是在月经周期第 2~5 日,每日服用 CC 50mg,每日 1 次,共 5 日。排卵通常发生在第 5 次给药后的 5~12 日。若确认排卵但未能受孕,可在下一个月经周期再用相同剂量;若无排卵,则后面每个周期 CC 剂量增加 50mg。虽然该药品说明书不推荐日剂量超过 100mg,但有文献报道 CC 日剂量可用至 250mg[25]。

　　建议不明原因不孕患者使用 CC 超促排卵时结合宫

表 48-3

用于诱导排卵和控制性卵巢刺激的促性腺激素

成分	商品名	剂型/规格	给药途径
hMG(尿促性素)	Menopur	粉针:每支含 75IU FSH 和 75IU LH	SC
尿 FSH(尿促卵泡素)	Bravelle	粉针:每支含 75IU FSH	IM/SC
重组 FSH(促卵泡素 α)	Gonal-f Multi-Dose	粉针:每支含 450、1 050IU FSH	SC
	Gonal-f RFF 75IU	粉针:每支含 75IU FSH	SC
	Gonal-f RFF pen	水针:每支含 300、450、900IU FSH	SC
重组 FSH(促卵泡素 β)	Follistim AQ Vial	水针:每支含 75、150 IUFSH	IM/SC
	Follistim AQ Cartridge for Follistim Pen	水针:每支含 175、350、650、975IU FSH (可供 150、300、600、900IU 使用)	SC
重组 LH(黄体生成素 α)	Luveris	粉针:每支含 75IU LH	SC
尿 hCG	Chorionic gonadotropin(generic)	粉针:每支含 10 000IU LH	IM
	Pregnyl	粉针:每支含 10 000IU LH	IM
	Novarel	粉针:每支含 10 000IU LH	IM
重组绒毛膜促性腺激素 α	Ovidrel	预冲注射器:250μg r-hCG/0.5mL	SC

FSH,卵泡刺激素;hCG,人绒毛膜促性腺激素;hMG,人尿促性腺激素;IM,肌内注射;LH,黄体生成素;r-hCG,重组人绒毛膜促性腺激素;SC,皮下注射

来源:Facts & Comparisons eAnswers. https://fco. factsandcomparisons.com/lco/action/doc/retrieve/docid/fc_dfc/5548530;https://fco. factsandcomparisons. com/lco/action/doc/retrieve/docid/1081/5546104;https://fco. factsandcomparisons. com/lco/action/doc/retrieve/docid/fc_dfc/5548528;https://fco. factsandcomparisons. com/lco/action/doc/retrieve/docid/fc_dfc/5548529;https://fco. factsandcomparisons . com/lco/action/search? q=pregnyl&t=name;https://fco. factsandcomparisons.com/lco/action/search? q=ovidrel&t=name. Accessed June 14,2017.

内人工授精(intrauterine insemination,IUI),因为与单用 CC 和不干预相比,可提高妊娠率和活产率[25]。IUI 是通过一根穿过宫颈管的导管将经过处理的精液直接注入子宫腔。在排卵时进行这一操作可为受精提供最大量的精子暴露。可通过家用排卵试纸测定 LH 高峰或者注射 hCG 触发排卵,并在 24~36 小时后行 IUI。基于 IUI 的特点,不适用双侧输卵管堵塞患者[26]。

在 T. R. 的评估检查中,未见下丘脑或垂体功能障碍,因此她适用 CC 治疗。在她的下一个月经周期的第 5 日即可开始连续 5 日每日口服 CC50mg,在排卵后结合 IUI。

案例 48-1,问题 9:T. R. 开始 CC 治疗后出现潮热和恶心,但仍选择完成 5 日的疗程。这些症状可能由什么引起?

血管舒缩症状是短期使用 CC 常见不良反应,发生率约 10%。其他不良反应包括头痛、乳房胀痛、神经质、情绪波动、恶心。有报道视觉障碍发生率小于 2%,需及时报告患者视力模糊或光敏感等不良反应,以防严重并发症[19,25]。所有 SO 药物均可致多胎妊娠,CC 的多胎妊娠风险为 3%~7%,主要致双胎[25]。CC 使用超过 12 个周期曾被认为可增加卵巢肿瘤发生率,但近期研究已证实该风险较小[25]。

本案例 T. R. 的症状是 CC 常见的副作用,不影响继续治疗。她尚未出现视力障碍,若出现则需进一步评估视力。

目前她可完成疗程,通过家用排卵试纸监测 LH 高峰,并进行 IUI。

案例 48-1,问题 10:第一个周期的 CC 和 IUI 治疗后妊娠测试阴性,这对夫妇还有什么其他选择?

通常 CC 和 IUI 的联合治疗需要多个周期,但尚无证据支持治疗超过 6 个周期[25]。部分患者因 CC 耐受性差或治疗失败,可选择其他方案,如 IUI 与芳香化酶抑制剂或促性腺激素联合的替代方案。

芳香化酶抑制剂

芳香化酶抑制剂来曲唑(letrozole)和阿那曲唑(anastrazole)虽未经 FDA 批准用于 OI 或 SO,但已成为 CC 的口服替代药物。芳香化酶是一种可将雄烯二酮转化为雌酮、睾酮转化为雌二醇的酶。芳香化酶抑制剂通过阻止卵巢进行转化,降低雌激素水平,使促性腺激素分泌增加,促进卵泡发育。卵巢中更高的雄激素浓度增加了卵泡对 FSH 的敏感性,进一步促进卵泡发育[27]。

芳香化酶抑制剂的给药方案与氯米芬类似,从月经周期的 3~5 日开始,每日 1 次,连用 5 日。来曲唑日剂量 2.5mg 或 5mg 或阿那曲唑日剂量 1mg,用于控制性卵巢刺激均有相关研究报告,来曲唑研究更多。使用来曲唑受孕率与 CC 类似[28]。短期使用芳香化酶抑制剂的不良反应与

CC 相似,包括血管舒缩症状、恶心和疲倦。芳香化酶抑制剂不影响宫颈黏液和子宫内膜生长,但在临床研究中未提高妊娠结局。与 CC 相比,芳香化酶抑制剂刺激卵泡发育较少,因此多胎妊娠发生率较少。因芳香化酶抑制剂潜在的胎儿致畸风险,其药品说明书中提到妊娠期或备孕女性禁用[27]。近期的监测研究发现来曲唑所致先天性畸形发生率与 CC 相似[27,29]。这些药物在月经周期早期给予可减少胎儿暴露风险,但应继续监测妊娠结局以进一步明确其安全性。

促性腺激素

若 SO 方案口服药物治疗失败,可选择注射促性腺激素,包括单独使用 FSH 或联合 LH(见表 48-3)[23]。标准方法包括每日注射 FSH,或 FSH 联合 LH 刺激卵泡发育。可单独注射人绒毛膜促性腺激素以完成卵泡发育和诱导排卵[19]。促性腺激素的推荐剂量、相关制剂的差异及其风险将在案例 48-2 中详细介绍。

T. R. 使用 CC 出现血管舒缩症状,虽可使用芳香化酶抑制剂替代,但二者均可能导致潮热。若 T. R. 夫妇连续使用 CC 联合 IUI 未能成功受孕,在使用促性腺激素注射剂之前,来曲唑可作为替代药物。通常先尝试多周期的 IUI 与 CC 或促性腺激素的联合方案,之后才考虑使用体外受精(in vitro fertilization,IVF)。

辅助生殖技术

概述

每对夫妻不孕因素不同,治疗方法也不同。辅助生殖技术(ART)或胚胎移植的授精过程可分为宫腔内、宫颈管内和阴道内(表 48-4)[30]。美国疾病控制和预防中心通过 ART 国家监测系统监测 ART。ART 从 2003 年仅 122 000 例增长到 2012 年超过 157 000 例[31]。

目前广泛应用的辅助生殖技术是 IVF,包括超促排卵后取出卵细胞,体外受精,不通过输卵管而直接通过宫颈将胚胎置入宫腔(图 48-2,表 48-4)[31]。当精子功能明显障碍时,可使用 IVF 联合卵细胞质内单精子显微注射技术,或在受精过程中直接将精子注射入卵子。每对夫妻可根据各自情况和临床症状选择不同的辅助生殖技术,包括遗传筛查和冷冻胚胎。若存在严重精子或卵巢功能障碍,也可使用捐赠者的精子和/或卵子行辅助生殖技术,如卵巢储备功能下降者可选用捐赠者卵细胞。

案例 48-2

问题 1: F. J.,女性,39 岁,她和 42 岁的新婚丈夫在不孕 6 月后进行了不孕症的综合评估。F. J. 的病史表明她有季节性变应性鼻炎、痛经,且在 21 岁时有过衣原体感染史。目前她的性传播疾病的筛查结果为阴性。F. J. 11 岁时月经初潮,无怀孕史,月经规律,周期为 30 日。她的体重指数(BMI)21kg/m²,体格检查无异常。氯米芬刺激试验时,在月经期第 3 日她的 FSH 和雌二醇水平分别为 7mIU/ml 和 46pg/ml。第 10 日 FSH 水平为 6mIU/ml。她的 HSG 显示左输卵管完全阻塞、右输卵管部分阻塞。F. J. 可能的不孕因素有哪些?

因 F. J. 高龄(≥35 岁)和有高盆腔炎风险的衣原体感染史,这对夫妻未避孕且未孕 6 个月便进行了不孕症评估。F. J. 的输卵管阻塞很可能是衣原体感染史所致,但因缺乏当时的检查结果尚无法确定。她需行腹腔镜检查以排除其他不孕因素如子宫内膜异位症,行宫腹腔镜手术明确阻塞位置和类型及明确是否可手术修复[32]。她月经周期规则提示她有正常的排卵周期,氯米芬刺激试验结果提示 FSH 和雌二醇水平正常,表明卵巢储备功能良好。她的体重属于正常范围,并且体格检查无异常。目前有必要进一步检查甲状腺和垂体功能是否正常及是否患有 PCOS。

表 48-4

受精过程的描述

分类	过程	描述
授精	宫腔内、宫颈管内、阴道内	在排卵期将准备好的精液样本注入(阴道、宫颈、子宫)
辅助生殖技术	辅助胚胎附着	在体外胚胎发育的过程中用机械或化学方法将胚泡从透明带(围绕在卵细胞外围的膜性结构)分离出来
	胚胎冻存	冻存胚胎以便再行胚胎移植
	配子输卵管内移植	通过腹腔镜将未受精的卵细胞和精子移植到输卵管以供受精
	体外受精-胚胎移植	将一个或多个体外受精的胚胎通过宫颈管移植入宫腔
	单精子卵胞浆内注射	在体外将精子注入卵细胞内
	移植前遗传疾病诊断和筛查	对卵细胞、受精卵或胚胎进行特殊疾病的筛查
	合子输卵管移植	通过腹腔镜将受精的合子移植到输卵管内

来源:Zegers-Hochschild F et al. The International Committee for Monitoring Assisted Reproductive Technology(ICMART)and the World Health Organization(WHO)revised glossary on ART terminology,2009. *Hum Reprod.* 2009;24:2683.

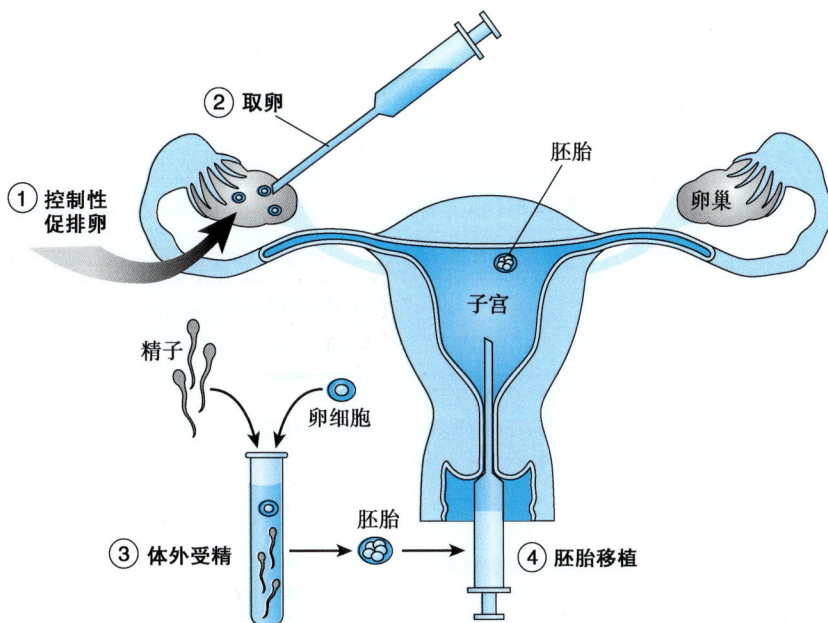

图 48-2　体外受精过程

当精子活力值和形态值低于 WHO 定义的参考值下限时,精液检查具重要意义。F. J. 丈夫的精液量、精子数量和存活率略高于参考值下限(见表 48-2)[18]。常会针对病因采取干预措施提高精子质量,如治疗高泌乳素血症或补充睾酮。在一些案例中,通过使用影响下丘脑-垂体-睾丸轴的药物刺激精子产生。例如,氯米芬可通过刺激下丘脑释放 GnRH,提高促性腺素性功能减退症男性的精子浓度。氯米芬是经 FDA 批准用于女性促排卵的药物,应用于男性的用法和剂量尚无共识。小型临床研究表明氯米芬每日治疗剂量 12.5~25mg,隔日和周期性给药几个月,有一定疗效[33]。注射促性腺激素(FSH、LH 或 hCG)也能提高怀孕概率[33]。考虑到他的血清睾酮和 FSH 水平正常,不推荐氯米芬和促性腺激素为治疗方案。他的催乳素也处于正常水平,故可排除潜在的第二个原因。在这个案例中,没有明显的不孕

异常因素,故可认为属于特发性不孕。

研究表明抗氧化剂,如维生素 C、维生素 E、叶酸、锌、硒和左旋肉碱等可抵消精子氧化应激的负面影响,增加精子活力、浓度、和正常形态的比例。一篇系统评价指出使用抗氧化剂可能会提高活产率[34]。F. J. 的丈夫可选择每日补充抗氧化剂以治疗不孕。

人工授精是治疗精液异常所致不孕的有效措施。在近排卵期之时绕过宫颈将精子置于近输卵管位置,从而解决精子活力低或精子数量不足的问题。但 F. J. 的输卵管造影显示输卵管阻塞,因此不适宜行 IUI。制定 ART 策略时需要结合女性和男性的不孕因素综合考虑。

根据 F. J. 的输卵管检查结果,IVF 比输卵管内植入精子或受精卵更适合。尽管修复阻塞的输卵管是可行的,但多数夫妻会直接选择 ART,尤其是合并男性不育因素时[32]。在行 ART 之前,需要评估 F. J. 是否需要先行手术治疗。F. J. 目前排卵正常,有良好的卵巢储备功能,故不需要供体卵子。其丈夫的精子异常可通过 ICSI 处理,将来必要时也可选择供体精子。

体外受精

IVF 的基本步骤包括 SO/COS、取卵、受精、胚胎培养和胚胎植入。

> **案例 48-2,问题 3:** 完成评估后,这对夫妇选择了卵细胞内精子注射的方法行体外受精。F. J. 迫切希望开始治疗,但她对治疗中注射多种药物感到担心。在初始的体外受精计划中,推荐哪些给药方案?

IVF 主要有三个步骤需使用药物:COS、取卵和黄体期支持(表 48-5)。治疗方案中药物、剂量和给药时机等差异很大。以 F. J. 为例,其体外受精计划如图 48-3 所示。

> **案例 48-2,问题 2:** F. J. 的丈夫生殖系统检查正常,精液检查结果如下:
>
> 精液量:3ml
>
> 精子数量:41×10^6
>
> 精子浓度:18×10^6/ml
>
> 精子总活力:35%
>
> 精子前向运动活力:30%
>
> 精子存活率:60%
>
> 精子形态:2%
>
> 再次行精液检查结果与上述结果相似,其他实验室检查结果如下:
>
> 睾酮:650ng/dl
>
> FSH:4mIU/ml
>
> 催乳素:14.2ng/ml
>
> 哪些结果提示了男性不育因素?

表 48-5

药物在体外受精周期中的作用

阶段	药物[a]	作用
第一步:控制性卵巢刺激	口服避孕药	控制月经周期并开始控制性卵巢刺激
	GnRH 激动剂或 GnRH 拮抗剂	阻止过早的 LH 分泌高峰,或中断控制性卵巢刺激
	促性腺激素(FSH 或 FSH 联合 LH)	刺激多个卵泡发育,为取卵做准备
第二步:取卵	hCG	诱导卵泡最终成熟,为取卵做准备
第三步:黄体期支持	黄体酮	控制子宫内膜增生,为胚胎植入和着床做准备

[a] 仅列出了各步骤中最为常用的药物,不同专家替代药物方案存在很大差异

FSH,卵泡刺激素;GnRH,促性腺激素释放激素;hCG,人绒毛膜促性腺激素;LH,黄体生成素

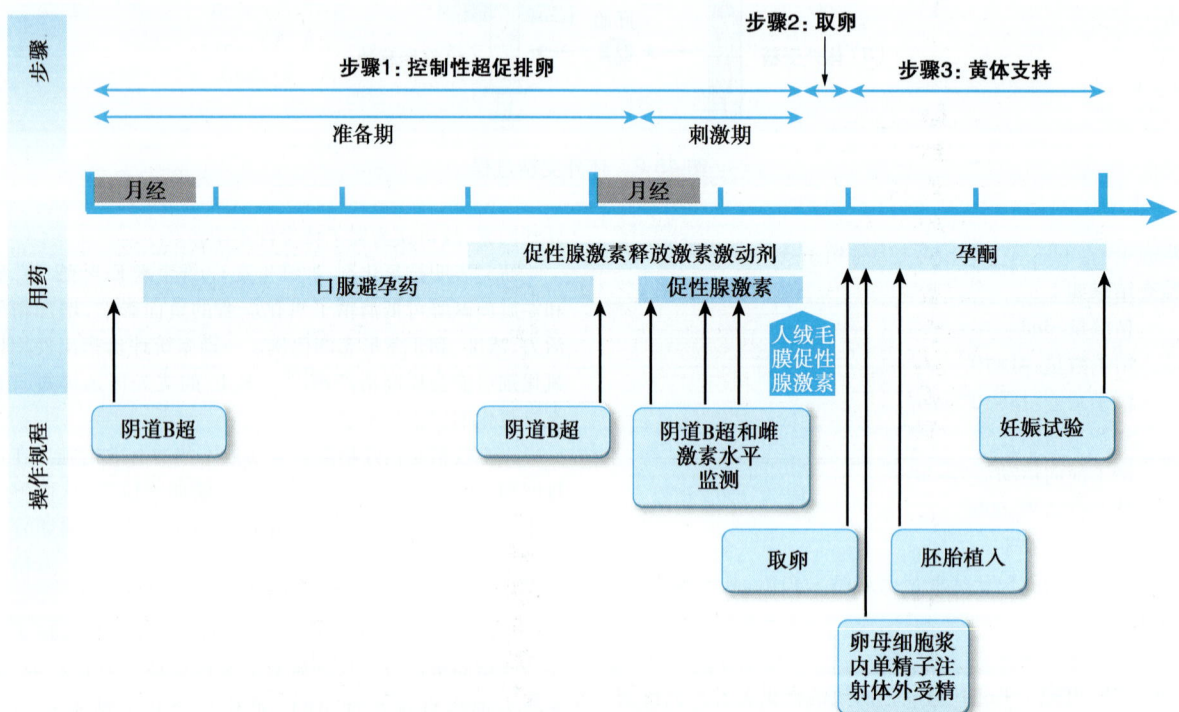

图 48-3　试管婴儿方案实例(案例 48-2)

第一步:控制性卵巢刺激/超促排卵

IVF 中 COS 可为取卵提供多个发育的卵泡。虽然取卵和受精也可在无刺激的正常月经周期完成,但通常多数情况下需要 COS。

口服避孕药

IVF 中 COS 是为了在卵泡成熟的最佳时期控制卵泡发育以获得卵母细胞。多数方案开始时给予口服避孕药 28 日,这样可控制下一月经周期的开始时间,为初始的 COS 计划做准备[35]。这一方案特别适用于有不规律或较长月经周期的妇女,但也常用于周期正常的妇女。F. J. 月经规律,但仍适用口服避孕药治疗,以配合完成后续治疗方案。

促性腺激素释放激素类似物

COS 开始后,可能因内源性 LH 激增所中断,导致过早排卵,影响取卵,因此需用药物抑制内源性激素水平的影响,常用药物是促性腺激素释放激素类似物。给予促性腺激素释放激素类似物一开始可增加垂体促性腺激素的释放,通常被称为"一过性增高",随后每日给予促性腺激素释放激素类似物可致受体向下调节并减少垂体黄体生成素 LH 和卵泡刺激素 FSH 分泌,为直接注射促性腺激素做准备[36]。

美国最常用于 IVF 的药物包括皮下注射亮丙瑞林(leuprolide)及鼻内给予那法瑞林(nafarelin)(表 48-6)[23]。亮丙瑞林制剂通常使用胰岛素注射器来调节剂量,规格为 1mg/0.2ml,用"U"来标示剂量,日剂量 10~20U 相当于 0.5~1mg。亮丙瑞林和戈舍瑞林常用于治疗子宫内膜异位症或激素依赖性肿瘤,当用于 COS 时,需要增加给药剂量和给药时长[37]。研究显示可鼻内给予那法瑞林 200~

表 48-6

体外受精中使用的 GnRH 类似物

分类	名称	规格	给药途径
GnRH 激动剂	醋酸那法瑞林(synarel)	2mg/mL 溶液(每喷 200μg)	鼻腔给药
	醋酸亮丙瑞林	1mg/0.2mL 溶液	SC
GnRH 拮抗剂	醋酸西曲瑞克ᵃ(cetrotide)	0.25mg	SC
	醋酸加尼瑞克ᵃ	250μg/0.5mL 溶液	SC

ᵃFDA 批准用于辅助生殖技术。GnRH,促性腺激素释放激素;SC,皮下给药

来源:Facts & Comparisons eAnswers. https://fco.factsandcomparisons.com/lco/action/doc/retrieve/docid/fc_dfc/5548533;https://fco.factsandcomparisons.com/lco/action/doc/retrieve/docid/fc_dfc/5550316;https://fco.factsandcomparisons.com/lco/action/doc/retrieve/docid/fc_dfc/5548535;https://fco.factsandcomparisons.com/lco/action/doc/retrieve/docid/fc_dfc/5548534;Accessed June 14,2017.

400μg,每日 2 次[38]。鼻内给药吸收受给药技术、给药间隔、打喷嚏、使用鼻血管收缩药物影响[39]。研究显示不同 GnRH 的妊娠率相似[38]。

不同治疗方案的 GnRH 疗程不同。在传统长疗程方案中,GnRH 激动剂应在上一月经周期的卵泡期或黄体期开始给予。当内源性促性腺激素开始释放,应将 GnRH 激动剂日剂量减半,并继续给药直到诱发排卵。若治疗前使用了口服避孕药,GnRH 激动剂常在避孕药方案的最后一周内开始给药。在短疗程方案中,GnRH 激动剂与促性腺激素联合给药以启动周期,促性腺激素的一过性升高有助于卵泡的募集和发育,然后以低剂量维持,抑制 LH 激增。"超短"疗程方案仅保留了在前 3 日使用 GnRH 激动剂促性腺激素。短疗程方案中注射剂用量少可减少费用和提高患者依从性。在临床实际应用中,还可通过调节 GnRH 激动剂使用疗程、剂量和给药间隔时间形成不同方案[36,40]。

可选择使用西曲瑞克和加尼瑞克等 GnRH 拮抗剂,这类药物可迅速抑制促性腺激素分泌,缩短给药时间,提高使用依从性(表 48-6)[23]。另外,这类药物不会造成 FSH 和 LH 的高峰,可减少 GnRH 激动剂所致的卵巢囊肿。拮抗剂在促性腺激素诱导卵泡发育之后使用,既可大剂量单次给药也可小剂量每日给药直到触发排卵[36,40]。加尼瑞克用法为每日 250μg 皮下注射,西曲瑞克可每日 0.25mg 或单剂 3mg 皮下注射[23]。初始给药时间可依卵巢刺激时间确定,也可根据卵泡发育情况调整[40]。现有数据表明,GnRH 激动剂和拮抗剂方案在妊娠和活产率方面无差异[40,41]。

在本案例中,F.J. 可使用 GnRH 激动剂方案。在准备阶段,使用 GnRH 激动剂可选择使用注射给药(亮丙瑞林)或鼻内给药(那法瑞林)。在长疗程方案中使用 GnRH 类似物会出现因雌激素缺乏导致的潮热、头痛和睡眠障碍症状,同时服用口服避孕药有助于减轻这些症状[42]。由于 F.J. 抗拒注射给药,因此鼻腔给药可能更适合。皮下和鼻内给药的不良反应为注射部位的局部反应和鼻喉刺激[39,42]。因鼻腔给药的吸收受鼻塞、鼻充血及使用其他鼻腔给药的药物影响,所以需注意她的季节性变应性鼻炎的症状和持续时间。充分的患者沟通和示范皮下注射技术可减轻患者的途径恐惧。通过沟通,F.J. 同意使用亮丙瑞林注射。从

下一个月经周期开始,她将开始口服 21 日避孕药,从第 16 日开始,每日皮下注射亮丙瑞林 1mg 并联合口服避孕药。可用日历帮助记录每日剂量。

促性腺激素

案例 48-2,问题 4: F.J. 完成口服避孕药方案后月经来潮。超声结果排除了卵巢囊肿并确认卵巢抑制。在促性腺激素开始促进卵泡发育后,她继续每日注射亮丙瑞林 0.5mg(初始剂量的一半)。应提供 F.J. 何种促性腺激素治疗方案?

单独给予外源性 FSH 或联合给予 LH 是为模拟卵泡募集和成熟的自然过程。促性腺激素可从尿液中提取或重组方法得到(见表 48-3)[23]。人绝经期促性腺激素(human menopausal gonadotropin,hMG)在 20 世纪 50 年代成为首个在美国应用的促性腺激素。该药物从绝经后妇女的尿液中提取,标准化为包含活性 FSH 和 LH 各 75 IU。LH 和 hCG 均存在于制剂中,对 LH 活性有一定的促进作用。尿促卵泡素是 20 世纪 80 年代上市的尿来源的 FSH,其中保留了少量 LH 和其他无临床活性的尿蛋白。目前高纯度可皮下注射给药的尿促卵泡素已替代了早期肌内注射制剂。20 世纪 90 年代末重组 FSH 药物(卵泡刺激素 α 和 β)的发展提供了更多的治疗选择,虽然他们化学结构不同,但临床效果相似[43]。

因内源性 LH 水平低,不足以支持卵泡发育,有性腺功能减退的妇女需要同时给予 FSH 和 LH,可使用 hMG。垂体功能正常者可单独注射 FSH(尿促卵泡素或重组 FSH 均可)。一般认为尿源 hMG 和重组 FSH 妊娠率相似,哪一种更优尚无共识[44]。

促性腺激素治疗目的是促进多个卵泡发育为取卵做准备,临床使用剂量个体差异大。常规剂量方案中常用初始剂量为每日 150~225IU,后续根据卵泡发育状态调整剂量。治疗时间为 7~12 日,根据卵泡反应,可能需要更长疗程。若需更多治疗周期,后续治疗周期中初始剂量可根据第一个周期达到的刺激状态确定[36]。

F.J. 正处于 IVF 的第一个周期,无法根据上一周期的促性腺激素反应来指导剂量选择。她无明显的下丘脑或垂

体功能障碍,可接受单独的 FSH 或联合 LH。目前所有高纯度提取或重组的药物均需每日皮下注射。虽然 F.J. 对皮下注射给药有担心,但这已优于之前的肌注药物。除了重组卵泡刺激素 α 和 β 的某些制剂外,所有药物均需在注射之前于一个或多个安瓿中复溶冻干粉针。两个重组 FSH 制剂制成的注射笔装置,避免了复溶并降低了注射准备和注射过程的复杂性(见表 48-3)[23]。患者教育重点在于药物特殊装置的储存、注射准备及正确的皮下注射技术。可通过网络获得所有药物针对患者的示范视频或宣传册,使用药过程更加简单易行。在接受 COS 过程中,应告知患者可能出现与注射相关心理方面的不良反应,如易怒、情绪波动及低落[42]。

考虑到如上问题,为更方便使用,F.J. 选择了重组的 FSH 注射笔。她将开始每日皮下注射 225IU 重组卵泡刺激素 α。

> **案例 48-2,问题 5:** 在注射亮丙瑞林的同时,F.J. 开始每日皮下注射 225IU 的重组卵泡刺激素 α,在这一时期应提供哪些治疗监护?

促性腺激素治疗目的是为刺激多个卵泡发育为取卵做准备,同时避免增加卵巢过度刺激综合征(ovarian hyperstimulation syndrome,OHSS)风险。OHSS 是 COS 罕见但严重的并发症,严重时表现为全身血管通透性增加,并可导致卵巢破裂,血栓栓塞,肾功能衰竭及成人呼吸窘迫综合征。OHSS 与 COS 过程中多个卵泡发育直接相关,其他危险因素包括低小年龄、低体重及多囊卵巢综合征病史。临床医师需常规监测卵泡发育情况,以使治疗效果最大化并减少过度刺激风险[45]。

常用监测方法包括阴道 B 超和测定血清雌激素水平,在 COS 期间每 1~3 日监测 1 次。当卵泡开始发育后监测频率可增加,促性腺激素剂量可根据卵泡大小和数量进行增减。若反应过度亢进,应在取卵前终止该周期[45]、或暂停促性腺激素直到雌激素高峰出现平台期或降低趋势[45]。

F.J. 开始治疗后,每隔 1 日查血清雌激素水平和阴道 B 超监测。在亮丙瑞林和卵泡刺激素 α 联合使用的第 7 日开始,因卵泡数量和尺寸的增长,监测频率增加为每日 1 次。

第二步:取卵

绒毛膜促性腺激素

> **案例 48-2,问题 6:** 在第 10 日监测显示 F.J. 已做好取卵准备,这时该选择何种药物治疗方案?

在为取卵做准备时,将给予绒毛膜促性腺激素以模拟卵泡成熟最后阶段的生理性 LH 高峰。必须仔细定时检查卵母细胞,以便在取卵前完成卵泡成熟过程。许多机构将取卵安排在绒毛膜促性腺激素注射后的 34~36 小时之间。

绒毛膜促性腺激素来源于尿液提取或重组合成。尿提取 hCG 单剂肌内注射给药 5 000~10 000IU[23]。OHSS 风险

高的患者可肌内注射尿提取 hCG 5 000IU[45],若使用重组 hCG 可皮下注射 250μg[23]。单剂量的 GnRH 类似物(包含 GnRH 激动剂和拮抗剂)是体外受精过程中触发 LH 释放的替代方法,这种方法似乎可以降低 OHSS 风险,但可能会降低怀孕率[46]。F.J. 在预刺激期接受了 GnRH 激动剂亮丙瑞林,所以不适合这种方法。

考虑 F.J. 担忧注射给药的风险,且她已接受卵泡刺激素 α 皮下注射,应继续使用这一给药途径。F.J. 被给予重组绒毛膜促性腺激素单剂 250μg 皮下注射,同时停用亮丙瑞林和卵泡刺激素 α。

卵巢过度刺激综合征

> **案例 48-2,问题 7:** 重组绒毛膜促性腺激素给予 36 小时后,F.J. 接受了经阴道取卵术,有 9 个卵母细胞可供受精。在取卵术后,对 F.J. 有何建议?

如前所述,卵巢过度刺激综合征(OHSS)是 COS 相关的罕见并发症。密切监测雌激素水平和 B 超监测卵泡发育情况可控制发生风险。OHSS 通常在取卵术后 1~2 周内出现。OHSS 可分为轻、中、重度,早发型(取卵 9 日内)和晚发型(10 日后,常与妊娠相关)[45,47],临床症状被认为是高水平的血管内皮细胞生长因子所致毛细血管透性增高所致。然而对其特定的病理机制仍知之甚少。OHSS 的轻微临床表现主要是胃肠道症状(腹痛、恶心、腹泻、腹胀)或体重增长,尤其是腹胀。若患者出现以上症状,应告知患者避免体力活动,每日口服至少 1L 液体,并监测体重和尿量。若患者出现体重增长 0.9kg 及以上情况,需报告医务人员,以便进一步监测肝肾功能、电解质和血液学参数;若情况继续进展,患者需住院监测,并积极治疗可能发生的严重后果,如血栓栓塞、肾衰竭、呼吸窘迫、卵巢破裂[45]。

F.J. 在 COS 阶段未出现过度刺激的症状,因此需告知她在取卵后 2 周内监测 OHSS 的相关症状。一旦出现胃肠道症状或体重增加(即使是轻微的症状)应立即应告知医师,这有利于尽早监测以最大程度确保 IVF 后续过程的安全。

第三步:黄体期支持

黄体酮(progesterone)

> **案例 48-2,问题 8:** 取卵后,F.J. 需要一个黄体期支持方案,她应选择什么药物?

取卵后应立即补充黄体酮以提供额外的“黄体期支持”。在月经周期中(见图 48-1),黄体期通过黄体分泌的黄体酮来控制子宫内膜增生,为受精卵着床准备。取卵操作可造成卵泡破坏并导致黄体生成延迟,故须及时补充黄体酮。此外,治疗周期中使用的 GnRH 激动剂在黄体期仍有残余影响,会抑制垂体黄体生成素分泌和黄体酮生成[48]。

黄体酮目前有口服、经阴道和注射给药的三种制剂(表 48-7)[23]。每日肌内注射 50mg 油性黄体酮注射剂是最早、最广泛使用的黄体酮补充方法。然而,由于该方法常导致

皮疹和注射部位不适,研究者一直在寻找替代方案[49]。

表 48-7

用于辅助生殖技术的市售黄体酮药物

名称	规格	给药途径
crinone	8%阴道凝胶[a]	阴道用
endometrin	100mg 阴道剂[a]	阴道用
FIRST-Progesterone-eVGS	50、100、200 和 400mg 阴道栓(组合套装)	阴道用
progesterone	50mg/ml(油状)	肌内注射
Prometrium/micron-ized progesterone	100 和 200mg 胶囊	口服

[a]FDA 批准用于黄体支持

因使用方便,且无注射部位反应,阴道用黄体酮制剂应用广泛。目前 FDA 批准用于 ART 的市售制剂仅有 8%的黄体酮阴道凝胶和 100mg 阴道黄体酮植入剂。凝胶剂 90mg 每日 1~2 次,阴道植入剂 100mg,每日 2 次(每 12 小时 1 次)或 3 次(每 8 小时 1 次)[48-50]。患者教育重点在于正确的阴道给药方法。两个药物均使用 1 次性给药器以便正确放置。两个生产厂家均提供了详细的患者教育资料。虽然阴道制剂都有局部刺激和阴道分泌物的不良反应,但凝胶剂较阴道栓或肛门栓剂的患者依从性更好。研究显示阴道给药和肌内注射的妊娠率无差异,因此选择哪种给药途径常根据医师和患者喜好决定[48-50]。

由于低吸收和低怀孕率,不推荐使用口服制剂用于 ART 的黄体期治疗[48]。黄体酮复方制剂非常容易获得,包括口服微粒化黄体酮,黄体酮栓剂、凝胶和乳膏。有时患者被告知可将口服黄体酮制剂用于阴道。

取卵术后开始给予黄体酮直至妊娠检查,并持续到妊娠后至少的 8 到 10 周[48]。数据表明,在此期间补充黄体酮对母亲或胎儿无明显风险[50]。

F. J. 在取卵术后给予黄体期支持尤为重要,因她在长周期方案中使用了 GnRH 激动剂。因注射和阴道制剂的效果类似,患者更愿意选择阴道给药以避免接受注射。F. J. 更愿每日一次使用 8%黄体酮阴道凝胶,并接受了相关用药培训。

胚胎移植

案例 48-2,问题 9:体外受精使用的是胞内单精子注射,获得 4 个卵裂期的胚胎。移植胚胎时需考虑什么?

胚胎植入的时机有赖于受精后其所处的发育阶段。卵裂期胚胎在受精后 2~3 日植入,囊胚期胚胎应在 5~6 日植入[51](要引用给出胚胎在不同阶段植入的说明,请参阅 http://visembryo.com/baby/pregnancyl.html)。选择植入胚胎的数量时一方面尽可能规避多胎妊娠的风险,另一方面尽可能提高移植成功率。

多胎妊娠会增加母亲和新生儿的发病率。母亲发生早产、妊娠高血压综合征、妊娠糖尿病的风险增加。胞内单精子注射术后早产概率约为 15%,而三胎妊娠的早产率为 75%。且新生儿可能合并宫内生长受限,需要对肺、胃肠道、神经系统并发症进行特殊护理[22]。另外新生儿结局不佳对经济和心理影响也极其巨大[22]。

F. J. 现年 39 岁,初次进行 IVF。ASRM 曾提出胚胎植入规范来限制多胎妊娠(植入 3 个或更多个胚胎)。根据 ARSM 指南,若胚胎形态良好,按照她的年龄可考虑植入不超过 3 个卵裂期或两个囊胚期胚胎[51]。胚胎植入的 9~12 日可行妊娠试验,以确认是否植入成功。

长期注意事项

替代方案

案例 48-2,问题 10:认真考虑后,这对夫妇决定植入 2 个分裂期胚胎,并低温保存 2 个。不幸的是,胚胎植入失败,该夫妇计划做第 2 次,在下一个周期中有哪些必须考虑的问题?

在决定下一周期计划时,需全面评估患者在第一周期的治疗反应。若为取卵行重复 COS,应考虑激素水平、卵泡发育、受精率以及存活胚胎数量,以决定是否需要调整剂量或调整治疗方案。

在此案例中,F. J. 的卵泡发育良好,且未出现 OHSS 症状。取出的卵细胞已成功受精,另存有 2 枚胚胎低温保存备用。他们可选择植入冷冻胚胎,避免再行 COS。冷冻胚胎移植过程可以发生在自然周期中,也可以发生在使用雌激素和黄体酮诱导的周期中,无论是否使用 GnRH 激动剂,冷冻胚胎移植过程的药物治疗仍然重要[52]。

除上述方案各种操作外,还应考虑药物长期反复使用的安全性以及患者继续治疗的社会心理反应。应根据可用信息并权衡利弊确定每对夫妇的随访时间。

社会心理问题

辅助生殖技术的经济影响巨大。ASRM 指出美国一次体外受精周期的平均成本在 1 万到 1.5 万美元之间[53]。各诊所间的费用差别人,许多诊所都提供财务咨询和支付方案以帮助治疗。此外,诊断和治疗不孕症的所有阶段均应考虑患者心理压力。在一个 IVF 周期中,患者夫妇在取卵和妊娠试验时存在明显的情绪波动,心理压力达到高峰。情绪波动由药物潜在副作用和患者夫妇的心理健康基线水平共同决定[54]。接受连续 ART 治疗的夫妇,反复失败常伴随着忧伤和挫败情绪以及心理痛苦,这是放弃治疗的常见原因。情感抑郁的程度,包括抑郁和焦虑的症状,随着每一次不成功的周期而逐渐增长。一旦受孕成功,这种反应会迅速减轻,但在那些连续失败的患者中,这些症状可持续,甚至在治疗 6 个月以后仍显著[55]。

应在初始治疗前向夫妇提供个人咨询和社会支持,以促进产生积极的结果[56]。表 48-8 中的网站通过表格和视频的方式提供了一些不孕症治疗的经济费用、药物、心理问题等方面的信息。

表 48-8

患者关注的不孕症相关信息资源

机构	网址
Path2Parenthood（美国 P2P 生育健康慈善协会）	http://www. path2parenthood. org/
American Society of Reproductive Medicine（美国辅助生殖医学学会）	http://www. reproductivefacts. org/
Centers for Disease Control and Prevention（疾病控制预防中心）	http://www. cdc. gov/art/PreparingForART/index. htm
Resolve：The National Infertility Association（国家不孕协会）	http://www. resolve. org/
Society for Assisted Reproductive Technology（辅助生殖技术协会）	http://www. sart. org/

（彭鸿灵、黄亮 译，刘丹 校，张伶俐、赵霞 审）

参考文献

1. Practice Committee of the American Society for Reproductive Medicine. Definitions of infertility and recurrent pregnancy loss. *Fertil Steril.* 2013;99(1):63.
2. Practice Committee of the American Society for Reproductive Medicine. Diagnostic evaluation of the infertile female: a committee opinion. *Fertil Steril.* 2015;103(6):e44–e50.
3. Chandra A et al. Infertility and impaired fecundity in the United States, 1982–2010: data from the National Survey of Family Growth. *National Health Statistics Reports; No 67.* Hyattsville, MD: National Center for Health Statistics; 2013.
4. Chandra A et al. Infertility service use in the United States: data from the National Survey of Family Growth. *National Health Statistics Reports; No 73.* Hyattsville, MD: National Center for Health Statistics; 2014.
5. American College of Obstetricians and Gynecologists Committee on Gynecologic Practice and the Practice Committee of the American Society of Reproductive Medicine. Female age-related fertility decline. *Fertil Steril.* 2014;101(3):633–634.
6. Mathews TJ, Hamilton BE. Delayed childbearing: more women are having their first child later in life. *NCHS Data Brief, No 21.* Hyattsville, MD: National Center for Health Statistics; 2009.
7. Macaluso M et al. A public health focus on infertility prevention, detection, and management. *Fertil Steril.* 2010;93(1):16.e1–16.e10.
8. Practice Committee of the American Society for Reproductive Medicine. Smoking and infertility. *Fertil Steril.* 2012;98(6):1400–1406.
9. Practice Committee of the American Society for Reproductive Medicine in collaboration with the Society for Reproductive Endocrinology and Infertility. Optimizing natural fertility: a committee opinion. *Fertil Steril.* 2013;100(3):631–637.
10. Klonoff-Cohen HS et al. A prospective study of the effects of female and male marijuana use on in vitro fertilization (IVF) and gamete intrafallopian transfer (GIFT) outcomes. *Am J Obstet Gynecol.* 2006;194:369–376.
11. Stanford JB et al. Timing intercourse to achieve pregnancy: current evidence. *Obstet Gynecol.* 2002;100(6):1333–1341.
12. Melmed S et al. Diagnosis and treatment of hyperprolactinemia: an Endocrine Society clinical practice guideline. *J Clin Endocrinol Metab.* 2011;96(2):273–288.
13. Practice Committee of the American Society for Reproductive Medicine. Testing and interpreting measures of ovarian reserve: a committee opinion. *Fertil Steril.* 2015;103(3):e9–e17.
14. Practice Committee of the American Society for Reproductive Medicine. Endometriosis and infertility: a committee opinion. *Fertil Steril.* 2012;98(3):591–598.
15. Practice Committee of the American Society for Reproductive Medicine. Diagnostic evaluation of the infertile male. *Fertil Steril.* 2015;103(3):e18–e25.
16. Patel ZP, Niederberger CS. Male factor assessment of infertility. *Med Clin North Am.* 2011;95:223–234.
17. Practice Committee of the American Society for Reproductive Medicine. Report on varicocele and infertility: a committee opinion. *Fertil Steril.* 2014:102(6):1556–1560.
18. World Health Organization, Department of Reproductive Health and Research. *WHO Laboratory Manual for the Examination and Processing of Human Semen.* 5th ed. Geneva, Switzerland: World Health Organization Press; 2010.
19. Propst AM, Bates GW, Jr. Evaluation and treatment of anovulatory and unexplained infertility. *Obstet Gynecol Clin North Am.* 2012;39:507–519.
20. US Preventive Services Task Force. Folic acid for the prevention of neural tube defects: US Preventive Services Task Force recommendation statement. *Ann Intern Med.* 2009;150(9):626–631.
21. Dombrowski MP et al. ACOG Practice Bulletin No. 90. Asthma in pregnancy. *Obstet Gynecol.* 2008;111(2):457–464.
22. Practice Committee of the American Society for Reproductive Medicine. Multiple gestation associated with infertility: an American Society for Reproductive Medicine Practice Committee opinion. *Fertil Steril.* 2012;97(4):825–834.
23. Facts and Comparisons eAnswers. http://online.factsandcomparisons.com/index.aspx? Accessed June 14, 2017.
24. Von Hofe J, Bates GW. Ovulation induction. *Obstet Gynecol Clin North Am.* 2015;42:27–37.
25. Practice Committee of the American Society for Reproductive Medicine. Use of clomiphene citrate in infertile women. *Fertil Steril.* 2013;100(2):341–348.
26. The ESHRE Capri Workshop Group. Intrauterine insemination. *Hum Reprod Update.* 2009;15(3):265–277.
27. American College of Obstetricians and Gynecologists. ACOG Committee Opinion. Aromatase inhibitors in gynecologic practice. *Obstet Gynecol.* 2008;112:405–407.
28. Liu A et al. Letrozole versus clomiphene citrate for unexplained infertility: a systematic review and meta-analysis. *J Obstet Gynaecol Res.* 2014;40(5):1205–1216.
29. Tulandi T et al. Congenital malformations among 911 newborns conceived after infertility treatment with letrozole or clomiphene citrate. *Fertil Steril.* 2006;85(6):1761–1765.
30. Zegers-Hochschild F et al. The International Committee for Monitoring Assisted Reproductive Technology (ICMART) and the World Health Organization (WHO) revised glossary on ART terminology, 2009. *Hum Reprod.* 2009;24(11):2683–2687.
31. Centers for Disease Control and Prevention, American Society for Reproductive Medicine, Society for Assisted Reproductive Technology. *2012 Assisted Reproductive Technology: National Summary Report.* Atlanta, GA: US Department of Health and Human Services; 2014.
32. Practice Committee of the American Society for Reproductive Medicine. Role of tubal surgery in the era of assisted reproductive technology: a committee opinion. *Fertil Steril.* 2015;103(6):e37–e43.
33. Chebab M et al. On-label and off-label drugs used in the treatment of male infertility. *Fertil Steril.* 2015;103(3):595–604.
34. Showell MG et al. Antioxidants for male subfertility. *Cochrane Database Syst Rev.* 2014;(12):CD007411.
35. American Society for Reproductive Medicine. ART Step by Step Guide. http://www.sart.org/patients/a-patients-guide-to-assisted-reproductive-technology/general-information/art-step-by-step-guide/. Accessed June 14, 2017.
36. Huirne JAF et al. Contemporary pharmacological manipulation in assisted reproduction. *Drugs.* 2004;64(3):297–322.
37. Albuquerque LE et al. Depot versus daily administration of gonadotrophin-releasing hormone agonist protocols for pituitary down regulation in assisted reproduction cycles. *Cochrane Database Syst Rev.* 2013;(1):CD002808.
38. Wong JM et al. Efficacy of nafarelin in assisted reproductive technology: a meta-analysis. *Hum Reprod Update.* 2001;7(1):92–101.
39. Synarel (nafarelin acetate) [package insert]. New York, NY: Pfizer; 2012.
40. Nardo LG et al. Controlled ovarian hyperstimulation regimens: a review of the available evidence for clinical practice. Produced on behalf of the BFS Policy and Practice Committee. *Hum Fertil.* 2013;16(3):144–150.
41. Xiao J et al. Comparisons of GnRH antagonist versus GnRH agonist protocol in supposed normal ovarian responders undergoing IVF: a systematic review and meta-analysis. *PLoS One.* 2014;9(9):e106854.
42. Al-Shawaf T et al. Safety of drugs used in assisted reproduction techniques. *Drug Saf.* 2005;28(6):513–528.
43. Practice Committee of the American Society for Reproductive Medicine. Gonadotropin preparations: past, present, and future perspectives. *Fertil Steril.* 2008;90(Suppl 3):S13–S20.
44. Jee BC et al. Clinical efficacy of highly purified hMG versus recombinant FSH

in IVF/ICSI cycles: a meta-analysis. *Gynecol Obstet Invest*. 2010;70:132–137.

45. Practice Committee of the American Society for Reproductive Medicine. Ovarian hyperstimulation syndrome. *Fertil Steril*. 2008;90(Suppl 3):S188–S193.

46. Casper RF. Basic understanding of gonadotropin-releasing hormone-agonist triggering. *Fertil Steril*. 2015;103(4):867–869.

47. Humaidan P et al. Preventing ovarian hyperstimulation syndrome: guidance for the clinician. *Fertil Steril*. 2010;94(2):389–400.

48. Practice Committee of the American Society for Reproductive Medicine. Current clinical irrelevance of luteal phase deficiency: a committee opinion. *Fertil Steril*. 2015;103(4):e27–e32.

49. Mesen TB, Young SL. Progesterone and the luteal phase. *Obstet Gynecol Clin North Am*. 2015;42:135–151.

50. Practice Committee of the American Society for Reproductive Medicine in collaboration with the Society for Reproductive Endocrinology and Infertility. Progesterone supplementation during the luteal phase and in early pregnancy in the treatment of infertility: an educational bulletin. *Fertil Steril*. 2008;90(Suppl 3):S150–S153.

51. Practice Committee of the American Society for Reproductive Medicine and the Practice Committee of the Society for Assisted Reproductive Technology. Criteria for number of embryos to transfer. *Fertil Steril*. 2013;99(1):44–46.

52. Wong KM et al. Cryopreservation of human embryos and its contribution to in vitro fertilization success rates. *Fertil Steril*. 2014;102(1):19–26.

53. Society for Assisted Reproductive Technology. Frequently asked questions. http://www.sart.org/SART_Frequent_Questions/. Accessed June 14, 2017.

54. Burns LH. Psychiatric aspects of infertility and infertility treatments. *Psychiatr Clin North Am*. 2007;30:689–716.

55. Verhaak CM et al. A longitudinal, prospective study on emotional adjustment before, during and after consecutive fertility treatment cycles. *Hum Reprod*. 2005;20(8):2253–2260.

56. Peterson B et al. An introduction to infertility counseling: a guide for mental health and medical professionals. *J Assist Reprod Genet*. 2012;29:243–248.

49

第49章　产科药物治疗

Trisha Lapointe

核心原则	章节案例
① 产前保健的时间和质量可影响婴幼儿健康及生存率。早期综合照护包括早期危险因素筛查、疾病管理及健康行为倡导等,可提升妊娠结局。	案例49-1(问题1和2)
② 为支持胎儿生长发育,母体几乎所有器官均会在妊娠期发生重要生理变化。	案例49-1(问题4)
③ 孕期药物使用对胚胎、胎儿及新生儿存在潜在的不良反应,这使得临床医师在妊娠期用药时面临巨大挑战。应全面评估孕期用药风险,包括药物潜在致畸性、暴露关键阶段及风险级别,并与背景风险作比较。	案例49-1(问题5)
④ 妊娠期恶心、呕吐及胃酸反流等胃肠道紊乱十分常见。处理方法有静脉补充液体、吡哆醇(维生素 B_6)、抗组胺药及止吐剂等。碳酸钙、H_2 受体拮抗剂及质子泵抑制剂也可用于治疗胃酸反流。	案例49-1(问题6~10)
⑤ 妊娠期可频繁发生泌尿道感染。细菌培养敏感者可用呋喃妥因、头孢氨苄或青霉素治疗。	案例49-1(问题11)
⑥ 糖尿病是妊娠期最常见的内科并发症。严格控制血糖可使与糖尿病性胚胎病相关的胎儿及新生儿发病率和死亡率降至最低。	案例49-2(问题1~4) 案例49-3(问题1和2) 案例49-4(问题1~4)
⑦ 妊娠高血压疾病分为以下几类:慢性高血压、子痫前期-子痫、慢性高血压合并子痫前期及妊娠期高血压。	案例49-5(问题1~13)
⑧ 引产是人为刺激引起子宫收缩,进而启动分娩。	案例49-6(问题1~5)
⑨ 早产是新生儿死亡(小于1个月的婴儿死亡)的主要原因。保胎抑制宫缩,糖皮质激素可促胎肺成熟,抗生素用于胎膜早破等方法可延长妊娠时间。	案例49-7(问题1~7)
⑩ 细菌性阴道病和泌尿道感染等感染性疾病可致早产。发生绒毛膜羊膜炎,即阵痛分娩期间绒毛膜和羊膜感染伴体温升高时,应采用静脉注射抗生素治疗至分娩。人免疫缺陷病毒感染的孕妇应在分娩期静脉使用齐多夫定并持续抗逆转录病毒治疗。	案例49-7(问题8~11) 案例49-8(问题1和2)
⑪ 产后出血是美国孕产妇死亡的三大原因之一。治疗子宫收缩乏力的药物包括缩宫素、甲基麦角新碱、卡前列素、米索前列醇和地诺前列酮。	案例49-8(问题3和4)
⑫ Rh-D 阴性孕妇暴露于携带 D 抗原的胎儿红细胞可引起同种异体免疫反应,故所有 Rh-D 阴性的孕妇应在孕28周接受 Rho(D)免疫球蛋白治疗。	案例49-9(问题1~5)
哺乳及母乳中的药物	
① 母乳是婴幼儿的最佳营养物质来源,文献显示其不仅有益于婴幼儿,也有益于产妇、家庭及社会。若可能,应大力提倡母乳喂养。	案例49-10(问题1和2) 案例49-11(问题1)
② 大多数药物可通过母乳分泌,药物对婴幼儿的药理作用和不良反应取决于药物在母体内的口服生物利用度、分布、代谢和清除率。母乳-血浆比可用于估计母乳中的药物浓度。以母乳摄入量为基础,可计算婴幼儿接受药物的相对剂量,从而估计婴幼儿的药物暴露量。	案例49-8(问题2) 案例49-12(问题1) 案例49-13(问题1)

妊娠

定义

孕产次

孕产次是描述女性孕产史的专业术语。产次是指妊娠20周以上分娩的次数，与分娩的胎儿数量（无论存活或死亡，单胎或多胎）无关，与分娩方式也无关。孕次则是指无论妊娠结局如何，孕妇的妊娠次数。例如，一个正在妊娠的妇女，既往分娩过一对双胞胎，同时有过两次自然流产，描述为孕4产1（G4P1）。

妊娠分期

从末次月经第1日开始计算，平均妊娠时间约为40周。妊娠通常划分为3个阶段，每个阶段约13~14周[1]。妊娠第一阶段包括了器官形成的关键时期，绝大多数重要器官在这个阶段的第5~10周内开始发育。从妊娠20周末到胎儿分娩后28日内被称为围产期。

分娩

根据分娩时胎儿的孕周龄，妊娠结局可分为流产、早产、足月产及过期产。流产是指胎儿在妊娠20周前分娩，足月产是指胎儿在妊娠37~42周分娩。胎儿在妊娠20~37周分娩称为早产，而胎儿在妊娠满42周后生产则称为过期产。分娩是指生产的过程，产褥期则指分娩后6~8周。

孕前保健

案例 49-1

问题1： S.C.，女性，29岁，G1P1，有生育要求。既往史有甲减，目前每日口服左旋甲状腺素88μg治疗。在S.C.的孕前保健中，提供合理的建议。

2013年，据估计全美约390万新生儿登记注册，约70.8%的孕妇在孕早期便开始产前保健。这可能归功于旨在提高教育和产前保健可及性的几项全国性政策[7]。尽管妇女产前检查较既往相比有显著上升，但仍未实现全覆盖。通过早期危险因素筛查、疾病管理及健康行为倡导，早期综合保健不仅可促进健康妊娠，还有助于保障胎儿正常的器官生长。对于患病风险高的女性（如糖尿病、高血压、癫痫等），合理的孕前咨询和治疗可显著改善妊娠结局。2013年数据显示，全美范围内孕早期开始产检的孕妇所生婴儿从出生到1岁间的死亡率为5.96‰[3]。

在妊娠之前，S.C.应到初级保健医师处规律体检，同时监测甲状腺功能。当她妊娠以后，应在妊娠8周时行第一次产检[4]。

维生素和矿物质补充剂

案例 49-1，问题2：S.C. 需要你给她推荐维生素和矿物质补充剂，同时提供服用时间指导意见。

建议S.C.均衡膳食，包含多种B族维生素、脂溶性维生素（维生素A、维生素E、维生素D、维生素K）和叶酸、矿物质（铁、钙、磷、镁、碘、锌）。如果S.C.之前未使用复合维生素，她应服用孕期复合维生素。孕期复合维生素应在妊娠前数月开始服用，以满足胎儿器官发育和生长关键时期的营养需求。

铁

因妊娠期妇女血容量增加，胎儿、胎盘和脐带的需要和分娩时失血，妊娠期妇女对铁的需求增加[5]。妊娠期缺铁可能导致妊娠初期贫血、自然流产、早产和低出生体重儿，同时还与新生儿铁贮备缺乏相关[5,6]。

妊娠期妇女铁需求约为每日18~21mg，通过机体代偿胃肠道吸收增加15%~50%的铁离子[5]。在美国，因1 000kcal食物中仅约6mg铁被吸收，女性普通饮食不能满足铁需求。此外，一些妇女孕前体内铁储备不足。因此，美国疾病预防控制中心（Centers for Disease Control and Prevention，CDC）推荐妊娠期间除常规补铁外还应行缺铁筛查，除非已出现遗传性疾病症状，如血色素沉着症[7]。孕期复合维生素通常包含铁元素30~60mg。缺铁性贫血妇女每日应摄入铁元素60~120mg。妊娠期间缺铁性贫血是指孕期第一阶段和第三阶段血红蛋白<11mg/dl，红细胞压积<33%；或孕期第二阶段血红蛋白<10.5mg/dl，红细胞压积<32%。在妊娠期诊断缺铁时，非妊娠期缺铁所致的红细胞典型性改变（小细胞、低色素）在妊娠期并不明显，而血清蛋白降低的敏感性和特异性最高[6]。S.C.目前应检查血红蛋白和红细胞压积，并在妊娠26~28周时复查，若均正常，则表明她所服用的孕期复合维生素的铁含量足够。

叶酸

叶酸（folic acid）对DNA和RNA合成至关重要。妊娠早期每日服用0.4~0.8mg叶酸，可显著降低胎儿发生神经管缺陷（neural tube defects，NTDs）风险，如脊柱裂和无脑儿[8,9]。NTD可能引起死胎、新生儿死亡及严重残疾。美国每年约有4 000例妊娠会受到NTD影响[9]。

NTDs易发生在妊娠第1个月，此时大多数妇女还未意识到自己已怀孕[9,10]。在1992年，美国公共卫生署推荐所有育龄期妇女每日补充0.4mg叶酸，以降低NTD妊娠风险[11]。

因食物中叶酸含量少，仅依靠食物很难达到叶酸每日推荐量（recommended daily allowance，RDA），且过度烹调和高纤维饮食也可能减少食物中可获取的叶酸量。多数复合维生素中含0.8~1mg叶酸。

补充叶酸对有NTD胎儿史的妇女尤为重要。有NTD胎儿史的妇女再次发生NTD妊娠的可能性高达2%~3%，因此，这些患者应接受遗传咨询，若有再次妊娠计划，应至少受孕前1个月开始每日补充4mg叶酸至妊娠前3个月[11]。如需每日补充4mg叶酸，应在含叶酸的复合维生素基础上加用叶酸片，而不能仅增加复合维生素片用量。若孕妇每日同时服用几种复合维生素片，应警惕摄入过多维生素A导致的潜在致畸性。而无NTD胎儿史的孕妇服用大剂量叶酸预防 NTD 的效果并不优于每日 0.4mg,还可能影响对维生素 B_{12} 缺乏的诊断[9]。

S.C. 应咨询 NTD 风险,考虑到她无 NTD 妊娠史,随后妊娠期中,她只需常规口服孕期复合维生素即可获得预防胎儿 NTD 的足量叶酸。

钙

妊娠期补钙对于胎儿骨骼和牙齿充分矿化是必需的,尤其在胎儿牙齿形成和骨骼生长高峰的妊娠晚期。已满 19 岁的女性在妊娠期钙的 RDA 为 1 000mg,未满 19 岁的女性为 1 300mg[12]。当饮食钙摄入不足时,可代偿性消耗母体内的贮存钙,然而这可能导致 S.C. 以后发生骨质疏松症的风险增加。富含钙的食物(如牛奶、乳酪、酸奶、豆类、坚果、干果)或钙补充剂可满足钙的 RDA。

市场上可买到的家用妊娠测试试纸

案例 49-1,问题 3: S.C. 立即开始服用含铁和叶酸的孕期复合维生素。2 个月后,S.C. 经期推迟了几周,她觉得自己怀孕了。请推荐一种家用非处方早孕试纸,这种早孕试纸如何起效?应给 S.C. 什么建议?

市面上家用早孕测试通过单克隆或多克隆抗体与尿液中人绒毛膜促性腺激素(human chorionic gonadotropin,hCG)结合,发生酶联免疫反应进行检测[13]。受孕后 8~10 日母体内血液和尿液中即可检测到 hCG[14],两者中的 hCG 浓度接近。hCG 血清浓度随妊娠迅速增加,每 2 日翻 1 倍,妊娠 60~70 日达到峰值,此后开始下降,在 120 日左右达低限浓度,并维持这个浓度至妊娠结束[14]。

hCG 由一个 α 亚基和一个 β 亚基组成。α 亚基与其他垂体激素类相同(如促卵泡激素、促黄体激素、促甲状腺激素),而 β 亚基为 hCG 特有。特有的 β 亚基可用于妊娠诊断试验[1],在排卵后 1~2 周提供准确妊娠结果[1,13]。多种试剂盒可供选择,测试操作简便,在 1~5 分钟内可迅速获得结果,结果简单易懂,且在停经第一个周期之初即可获得。若正确使用家用早孕试纸,结果准确性可高达 98%~100%,但未严格按产品说明书使用时,准确率仅为 50%~75%[13]。许多家用早孕试纸提供第二次测试,若首次测试结果为阴性,可以在指定的时间间隔之后进行第二次测试。

S.C. 应购买包含两次检测的早孕试纸并严格按照说明书使用。如果 S.C. 的首次测试结果为阴性,且月经未来潮,可在 1 周内进行第二次测试。若是在停经第 1 日进行测试,或尿液测试未在室温下进行,可能出现假阴性[13]。此外,宫外孕、卵巢囊肿、接受过促性腺激素或绒毛膜促性腺激素,也可引起假阴性结果[13]。假阳性结果很少见,但若女性血液中存在嗜异性抗体与检测用动物来源抗原结合,则血清检测中可出现假阳性。由于尿液中无该抗体,故不影响尿液检测[15]。

因为 S.C. 已妊娠,所以她的检测结果为阳性。同时,应该询问 S.C. 是否使用过对胎儿有影响的药物,并建议她尽快到初级保健医师处就诊。

妊娠期药代动力学变化

案例 49-1,问题 4: S.C. 现妊娠 6 周,每日口服左旋甲状腺素片 88μg 和孕期复合维生素,她想了解妊娠期是否需改变这些药物使用的种类和剂量。请描述可能出现的因妊娠所致的药代动力学变化,及可能对她服用药物的影响,同时予以适当的调控。

妊娠期间,母体内几乎所有器官都将发生一系列生理变化以满足胎儿生长发育需要。这些生理变化影响循环系统、呼吸系统和胃肠道系统,及血容量、肾功能和肝酶,从而改变药物吸收、分布、代谢和清除[16]。药物药代动力学改变主要受到母体生理变化和胎盘-胎儿屏障两个因素影响[17]。

吸收

妊娠影响药物吸收表现为:①黄体酮可松弛胃部平滑肌,从而使胃动力降低,导致胃肠排空时间延长 30%~50%;②胃酸降低 40%,导致胃液 pH 增高;③妊娠期恶心呕吐发生率增加,影响生物利用度或吸收,此时对酸不稳定的药物生物利用度可能增高,对酸稳定的药物生物利用度可能降低。胃肠排空时间延长可降低药物峰浓度(maximum concentration,C_{max})和达峰时间,而妊娠期药物在小肠内吸收时间延长,可能增加给药时曲线下面积(AUC),提高药物生物利用度。但妊娠所致呕吐可减少药物摄入量,故为减少呕吐的影响,可选择直肠给药或晚上口服给药,因晚上呕吐发生率较低。总之,妊娠对药物吸收的影响主要取决于药物的理化性质[17]。此外,孕妇皮肤血流量增加以散发胎儿产热,这可能增加经皮给药的药物吸收[16]。

分布

妊娠期蛋白结合率改变及血容量增加,理论上可能增加药物表观分布容积(volumr of distribution,Vd)。血容量从妊娠 6~8 周开始增加,持续至妊娠 32~34 周,此时约比妊娠前增加 40%~50%[16,17]。多胎妊娠时,血容量增加更为显著。孕妇机体总水分(total body water,TBW)约增加 8L,其中 40% 源于母体本身,另外 60% 则来源于胎儿-胎盘复合体。随 Vd 增加,TBW 也不断增加,从而导致水溶性药物(如氨基糖苷类)溶解增加,C_{max} 随之下降。

妊娠期血浆白蛋白浓度降低主要因血容量增加,血液稀释所致[16,17]。白蛋白浓度降低也可能因其合成减少和分解增加所致[16]。此外,类固醇和胎盘激素浓度的增加会减少药物蛋白结合位点[18],当药物清除依赖于游离药物浓度(free fraction of drugs,f_u)(如丙戊酸、卡马西平)时,蛋白结合位点减少的这种变化会导致其结合率下降,f_u 及药物清除增加[18]。当 f_u 和药物清除同时增强时,就像细胞色素 P450 酶活性增强一样,药物总浓度和游离浓度会同时下降(如苯妥英,苯巴比妥)[19],而总蛋白和 $α_1$-酸性糖蛋白浓度则保持不变。

代谢

蛋白结合率、肝酶活性及血流量决定了肝脏对药物的清除率。妊娠期间雌、孕激素的增加会刺激或抑制细胞色素 P-450（the cytochrome P-450, CYP）系统不同的肝酶，进而影响肝脏代谢功能[20]。妊娠期间，CYP3A4 和 CYP2D6 活性增强会引起部分药物（如苯妥英）代谢增加[17,20]。此外，CYP1A2、黄嘌呤氧化酶和 N-乙酰转移酶活性降低会导致部分药物（如茶碱和咖啡因）肝清除率减少[19,21]，其中咖啡因清除率可减少 70%[21]。此时，肝血流量占心输出量比例下降，但肝血流量绝对值（L/min）保持不变[16]，而非肝脏来源的酶（如血浆胆碱酯酶）活性也会减弱[19]。妊娠期肝脏的这些生理变化对药物治疗的影响程度难以量化。

清除

肾小球滤过率（glomerular filtration rate, GFR）于妊娠早期的前半期开始增加，到妊娠中期的起始阶段可增加 50%[19]。肾血流量在妊娠起始阶段也会增加 25%~50%，因此，肾脏对药物（如 β-内酰胺类、依诺肝素和地高辛）的清除率也会增加[17]。因肾小球滤过率增加，故为维持有效治疗浓度，这些经肾清除的药物剂量在妊娠期可增加约 20%~65%[20]。妊娠期心搏量的增加和心率的加快会导致心输出量和局部血流量（如肾血流量）增加，进而可加快药物的分布和清除。

在妊娠期间，GFR 的增高会导致血清肌酐浓度降低，妊娠初期和中期的正常血清肌酐浓度为 0.3~0.7mg/dl[20]，而非妊娠期的正常血清肌酐浓度为 0.6~1.2mg/dl[22]。血清尿素氮和尿酸浓度与肌酐的变化相似。这些变化对于评估妊娠期肾功能具有重要作用，非妊娠期正常的血清肌酐水平对妊娠晚期而言，可能提示肾功能不全。

胎盘-胎儿屏障作用

从母体进入胎儿体内的药物浓度由药物透过胎盘的剂量、胎盘的代谢能力及胎儿体内的药物分布和清除率决定（图 49-1）[17,20]。胎盘扩散是母体内药物转运至胎儿体内的主要机制，非离子型的亲脂性药物更易于转运，而低脂溶性药物（如离子型）则不容易透过胎盘[17]，蛋白结合率高或分子量大的药物[如肝素、胰岛素（insulin）]不能透过胎盘。未成熟的胎儿肝脏和胎盘均可代谢药物。因代谢酶活性有限，且从脐静脉流出的血液约有一半会绕开胎儿肝脏进入心脏和大脑循环，导致胎儿体内药物蓄积[17]。此外，离子捕获是胎儿体内药物作用时间延长的另一机制，这种现象是由于胎儿血浆 pH 比母体低，致弱碱性物质（大多数为非离子型脂溶性物质）扩散穿过胎盘屏障（placental barrier），在酸性更强的胎儿血液中转变为离子型引起。其净效应是药物从母体向胎儿转运。当某些药物需在胎儿体内达一定治疗浓度时（如地高辛治疗宫内胎儿的心律失常），母体胎儿屏障之间的这种平衡机制就显得非常重要。胎儿对药物的清除主要通过弥散的方式转运至母体而实现，随着胎儿肾脏发育成熟，药物的代谢产物排泄至羊水中[17]。

S.C. 应定期检测甲状腺功能，以评估是否需要增加左

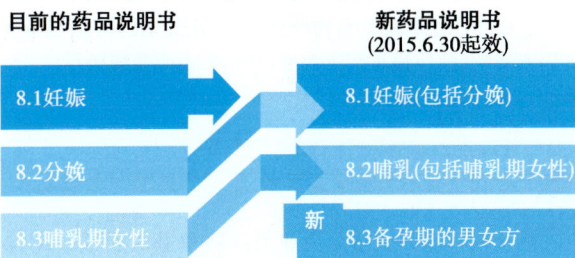

图 49-1　FDA 药品说明书。（来源：http://www.fda.gov/drugs/developmentapprovalprocess/developmentresources/labeling/ucm093307.htm）

旋甲状腺素剂量。妊娠期间，她可能出现以下情况：甲状腺素在血管、肝脏、胎儿中的表观分布容积增加，雌激素升高引起的甲状腺结合球蛋白增多，甲状腺素的胎盘转运率提高及母体代谢增强[22]。多数妊娠前已开始服用甲状腺激素的甲减女性，在妊娠期间需增加 30%~50% 的剂量，而分娩后逐渐降低剂量[22]。

致畸性

案例 49-1，问题 5：S.C. 妊娠 8 周，越发担心妊娠期间用药会造成胎儿出生缺陷。考虑到孕期使用左旋甲状腺素的潜在致畸性，应对她做何建议？

先天畸形的患病率

先天畸形起源于产前，是指在胎儿出生时即存在的严重影响身体功能和生存能力的结构异常，孕期用药最关注的就是其致先天性畸形风险[23]。据估计，每年有 12 万名婴儿出现先天性畸形或出生缺陷[10]。一些药物所致缺陷并非结构性异常而是功能改变，如精神发育迟滞、中枢神经系统发育迟滞、耳聋、肿瘤或一些生化改变[24]。胎儿异常发育中，广义的先天性异常涵盖 4 个主要临床表现：发育改变、功能缺陷、结构畸形及胎儿死亡[25]。

解释药物致畸风险时，须考虑普通人群出生缺陷发生率。普通人群中出生时或出生后短期被发现的主要先天畸形发生率约为 3%[25]。这一数据来源于过去数十年完成的大型流行病学研究，并取决于这些研究中定义的纳入标准（如主要/次要重大畸形），婴儿检查的全面性以及暴露人群生后的随访时间[25]。因存在大量误差和偏倚，畸形相关数据的收集极为复杂。如一些调查仅测定"明显异常"，一些则测定"主要畸形"，而一些调查仅记录"活胎""单胎"或"出生体重高于 500g"等信息。尽管死胎和自然流产通常与先天畸形相关，但常常被流行病学数据排除在外。神经发育延迟和生长缓慢不能在出生后立即诊断，需长期随访才能发现，故若考虑次要畸形和长期随访的异常结果，先天畸形发生率应该高于 3%。

尽管药物所致的出生缺陷值得关注，但很难通过随机

对照试验来评估人体药物暴露后对胎儿所致的风险,也不符合伦理要求。现有数据来源于流行病学研究、经验和动物研究。由于出生缺陷具有物种特异性,并受基因易感性等多种因素影响,故应慎重解读数据,且结果不应笼统概括。

畸形的原因

分类

先天畸形病因大致分为 5 类:(a)单基因起源;(b)染色体异常;(c)多因子遗传;(d)环境因素;(e)其他未知因素[25]。与单基因和染色体有关的缺陷约占所有活产婴儿先天畸形的 25%(单基因 7.5% ~ 20%;染色体 5% ~ 6%)[24-26]。多因子遗传泛指那些多基因起源,同时受环境因素影响所致的缺陷。一项监测项目估计:遗传和环境因素相互作用导致的出生缺陷约为 23%[26],如先天性髋关节脱位:髋臼盂深度和关节松弛度由遗传物质决定,而明显的关节错位则取决于环境因素[27]。然而,在大多数多因子遗传案例中,环境因素的影响仍然未知。

由环境因素导致的先天畸形约占 10%[28],包括母体条件、机械作用、化学和药物因素及已知的传染性病原体。与致畸相关的母体疾病包括糖尿病、苯丙酮尿症、男性化肿瘤和母体高热等。约 9%(6.6% ~ 13%)糖尿病母亲的胎儿罹患重要先天性缺陷,主要有心血管、神经管和骨骼畸形[29]。机械作用,如宫内压迫和异常脐带收缩,也可能致胎儿畸形[28,29]。

风疹病毒是众所周知的致畸病毒,可致胎儿患风疹综合征,包括白内障、心脏病和耳聋[30],妊娠前 3 个月子宫暴露于风疹病毒,胎儿致畸率高达 85%。在美国,新生儿巨细胞病毒感染率约为 0.5% ~ 1.5%,受感染婴儿耳聋及智力发育迟缓的发生率为 5% ~ 10%[24],巨细胞病毒所致综合征包括宫内发育迟缓(intrauterine growth restriction,IUGR)、小头畸形,偶尔也包括脉络膜视网膜炎、癫痫、眼萎缩和失明。单纯疱疹Ⅰ型、Ⅱ型及水痘也与致畸相关[28]。

刚地弓形虫是公认的原虫致畸原,常出现在猫砂中[24],大多数感染刚地弓形虫的婴儿无临床表现且发育正常。但也可能在病毒毒力作用下出现肝脾肿大、黄疸、斑丘疹样皮疹、脉络膜视网膜炎、脑钙化、脑积水或小头畸形等异常情况[31],由于猫砂中可能存在刚地弓形虫,故女性怀孕期间应避免打扫或接触猫砂。苍白螺旋体(梅毒)可穿过胎盘导致先天性梅毒及其他缺陷,如脑积水、脉络膜视网膜炎和眼萎缩[30],妊娠 4 个月后子宫内梅毒暴露会增加致畸风险。

其他未知因素是先天畸形病因的最主要组成部分,约占总体的 60% ~ 65%[26]。

妊娠期用药及致畸性

致畸物是指在特定暴露条件下可能造成胎儿异常的物质[25]。很多女性普遍认为怀孕期间使用任何药物都会伤害胎儿发育[22],这个观念可能导致孕妇终止妊娠或拒绝妊娠期必要的药物治疗。药物对胎儿发育的影响取决于药物理化性质、剂量、疗程、给药途径、暴露时间、母亲与胎儿的基因结构和生物遗传易感性[33]。许多药物与先天异常相关,但仅有少量案例证明某些特定物质就是致畸物。表 49-1 列出了部分确定或可疑的人类致畸物[34-36]。然而,并非所有致畸物在暴露条件下都会造成生长发育毒性。

表 49-1

怀疑或证实对人类有致畸作用的药物

药物	致畸作用
酒精	生长受限;智力发育迟滞;面中部发育不全;肾脏和心脏缺陷
雄激素(睾酮)	女性胎儿男性化
血管紧张素转换酶抑制剂和血管紧张素受体阻滞剂	肺发育不全;颅骨变形;羊水过少;胎儿肾衰竭;新生儿肾衰竭
抗甲状腺药	碘致胎儿和新生儿甲状腺肿;甲巯咪唑致皮肤发育不全的低风险
β 受体阻滞剂	β 受体阻滞剂有内在拟交感活性,在妊娠中、晚期使用会出现 IUGR 和胎盘重量减轻
卡马西平	神经管缺陷;小部分颅面缺陷;指甲发育不全
吸烟	IUGR;功能和行为缺陷
可卡因	肠闭锁;心、四肢、脸和泌尿生殖系统畸形;小头畸形;脑梗死;生长受限
类固醇(系统性)	器官形成期间使用会出现口唇腭裂
环磷酰胺	颜面、眼睛和肢体缺陷;IUGR;神经行为缺陷
己烯雌酚	阴道癌和其他泌尿生殖器的缺陷
拉莫三嗪	口唇裂和腭裂[33]
锂	三尖瓣畸形
甲氨蝶呤	CNS 和肢体畸形

表 49-1

怀疑或证实对人类有致畸作用的药物（续）

米索前列醇	Möbius 综合征（高剂量）和自然流产
非甾体类抗炎药	动脉血管收缩、唇腭裂、心脏缺陷和自然流产
帕罗西汀	心血管缺陷[34]
苯妥英	胎儿乙内酰脲综合征、生长迟缓、CNS 缺陷
链霉素、卡那霉素	听力损失，第八脑损伤；未见庆大霉素、妥布霉素、阿米卡星耳毒性的报道
系统性类维生素 A（异维 A 酸和阿维 A 酯）	CNS、颅面、心血管缺陷
四环素	乳牙永久变色
沙利度胺	肢体和骨骼缩短缺陷，内脏器官的缺陷
托吡酯	唇裂与腭裂[35]
甲氧苄啶	神经管缺陷和心脏缺陷
疫苗（活）	减毒活疫苗可能导致胎儿感染
丙戊酸	神经管缺陷、发育迟缓和缺陷
维生素 A	小耳症，无耳，胸腺发育不全，心血管缺陷（高剂量）
华法林	胎儿华法林综合征：鼻发育不全综合征，点状骨骺，骨骼和 CNS 缺陷

畸形产生的影响包括胎儿异常发育的四个主要临床表现：发育改变、功能缺陷、结构畸形及胎儿死亡。

该表只列出在临床推荐剂量使用时会产生畸形的药物，并不完整。

CNS，中枢神经系统；IUGR，宫内生长受限。

来源：Briggs G. et al. *Drugs in Pregnancy and Lactation*：*A Reference Guide to Fetal and Neonatal Risk*. 11th ed. Philadelphia，PA：Lippincott Williams & Wilkins. 2017；Koren G. et al. *Drugs in pregnancy*. *N Engl J Med*. 1998；338：1128.

无论是否有药物暴露，每位孕妇均存在胎儿畸形的可能，因此对孕期药物暴露数据的评价目的在于探究特定药物是否增加胎儿发育毒性风险。以下基本原则可用于评价药物的潜在致畸性。

暴露的关键阶段

受精后，胚胎和胎儿的发育分为 3 个主要阶段：胚胎前期、胚胎期和胎儿期[28]。

胚胎前期（0~14 日），即受精后前 2 周，日前此阶段药物对人体发育的影响研究知之甚少。该阶段致畸物暴露通常会对卵细胞造成"全或无"的影响[31]；卵细胞或死于致死量的致畸物暴露，或在亚致死量的致畸药物暴露后完全修复。然而，有动物研究提出，胚胎在着床前阶段暴露于某些药物可终止其生长发育[36]。尽管此时的损伤可被修复，但后代仍有可能发生宫内发育迟缓。

胚胎期，即受精后 14~56 日，器官开始形成，此时的胚胎对致畸物或其他化学物质最敏感[25,31]。敏感期的药物暴露可产生重要的形态学改变（图 49-2）。该发育阶段与其他物种差异明显，且对该阶段的认知是解释先天性畸形与致畸药物之间关系的基础。比如，在某器官发育期之后将胚胎暴露于一些特定药物中，药物对该器官造成结构性缺陷的可能性将减小。

胎儿期，即受精 57 日后，是多数组织形成和功能成熟阶段，后者在出生后也会持续一段时间[28]。组织形成阶段仍可能发生一些微小的结构变化，但主要发生生长和功能异常，如影响大脑发育和生殖能力。

剂量反应曲线

所有的致畸物都遵循毒理学剂量-反应曲线[25]。所有致畸物均有阈值剂量，低于该值则不会产生不良反应。阈值剂量是指该剂量范围内，结构畸形的发生率、胎儿死亡率、生长受限和功能缺陷不超过普通人群发生率[25]。相反，如果胎儿致畸物暴露剂量高于阈值剂量就可能影响胎儿发育。暴露剂量增加可能会导致胎儿畸形的发生率和严重程度增加。例如，孕妇在妊娠期前 3 个月摄入丙戊酸超过 1 000mg/d，会增加胎儿罹患神经管缺陷（NTD）等先天畸形的概率[37]。

动物研究结果的外推

因缺乏人体试验，动物试验的数据常用于评估人类发育毒性风险，大多数新上市的药物需通过临床前动物研究数据做出致畸风险评估[38]。但实验动物所用药物剂量经常是人体单位体表面积浓度或血浆/血清 AUC 的数倍[39]。若动物毒性剂量（基于 AUC 或单位体表浓度比较）高于 10 倍预期人体剂量，则该药致畸风险较小[40]，运用动物研究评估风险不应单纯考虑药物剂量。此外，还应考虑其他因

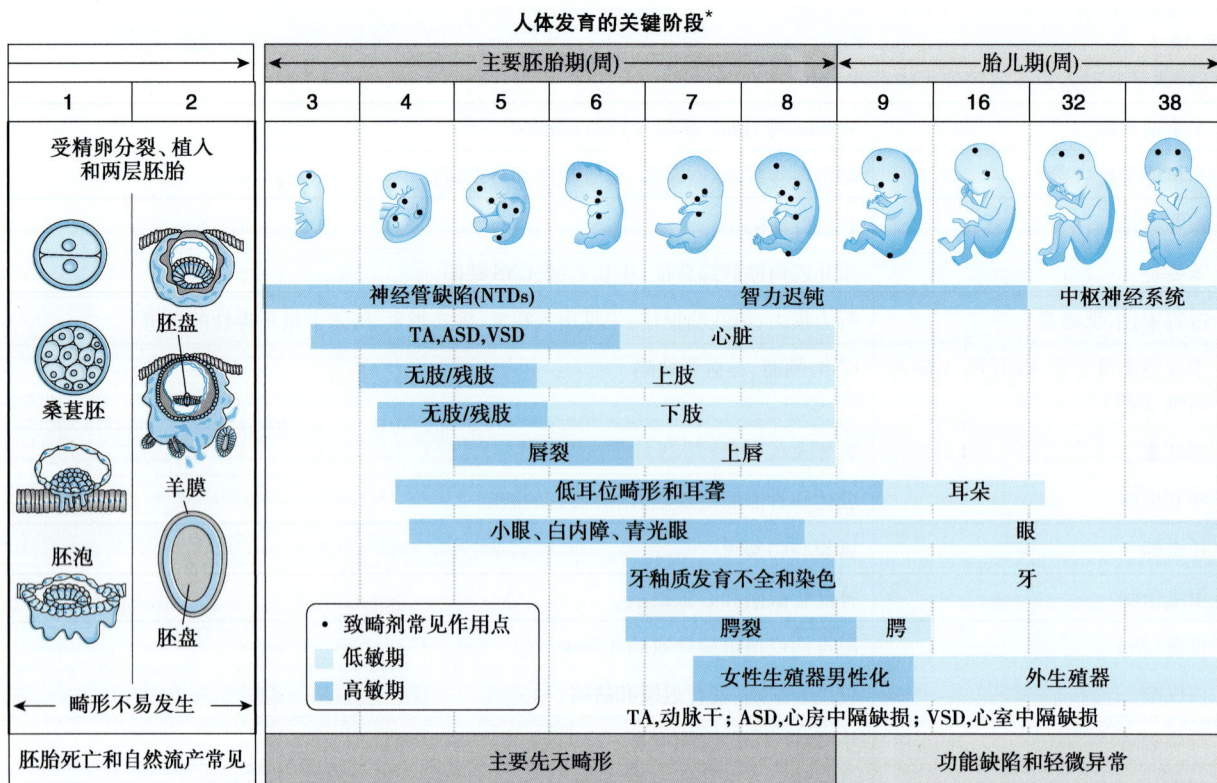

图 49-2 人体发育的关键阶段。(来源：Moore KL, Persaud TVN. *The Developing Human: Clinically Oriented Embryology*. 7th ed. Philadelphia, PA: Saunders. 2003.)

素,如药物代谢及代谢物效应、物种差异、给药途径及缺陷类型等[25]。

遗传变异性

即使是致畸性最强的药物也不会所有个体暴露后均产生畸形[25],其潜在致畸性受母亲和胎儿的基因型影响。尽管能提前预测已知药物在普通人群中的致畸性,但个体评估仍存在困难,同一药物的相同剂量即使在相同的暴露窗也会对不同个体产生不同结果。遗传变异使个体间在细胞易感性、胎盘运输、药物代谢、酶合成及受体结合(决定活性药物与胎儿组织的接触量)等方面存在差异[41]。研究表明,提高氧化代谢物(环氧衍生物)水平可增加机体对苯妥英钠致畸的易感性,该衍生物通常在机体系统循环中被微粒体环氧化物水解酶水解。隐性基因纯合子的女性具有低水平环氧化物水解酶,这会导致胎儿暴露于高水平环氧化物中,使胎儿患乙内酰脲综合征的风险更高[42]。

药物胎盘转运

胎盘曾被认为是阻止药物和有害化学物质进入胎儿的屏障,然而,现已发现大多数药物可通过胎盘,也就是说,胎儿对药物的摄取和母体相同。胎盘的工作原理和生物膜一样,具有4层结构,将两个独立的个体分隔开[41],这4层结构分别为:(a)胎儿血管内皮细胞层;(b)绒毛中心连接组织;(c)细胞滋养层;(d)合体滋养层。妊娠期间,胎盘表面积增加,但其厚度在前3月由原有的25μm减少至2~6μm,

直至结束妊娠。以上两种变化均有助于化学物质转运至胎儿。

药物、营养素及其他物质通过胎盘常有5种方式:(a)简单扩散(如大多数药物);(b)易化扩散(如葡萄糖);(c)主动运输(如部分维生素和氨基酸);(d)胞饮作用(如免疫抗体);(e)细胞间破裂(如红细胞)[41,42,39],后两种方式对药物转运意义不大。

多种因素均可影响药物的胎盘转运,如分子量、脂溶性、电离作用、蛋白结合率、子宫及脐血流和母体疾病等[39]。分子量小于600的药物可轻易通过胎盘,而分子量大于1 000的药物(如肝素)则难以通过,甚至无法通过。由于大多数药物分子量低于600,故可认为大多数进入母体循环系统的药物均可接触胎儿。和其他生物膜一样,脂溶性物质可迅速通过胎盘,通过率由非电离分子的脂溶性调控。相反,在生理pH下会电离的分子(如胆碱季胺)通过胎盘屏障的速率就很缓慢,但电离常数(pKa)在4.3~8.5之间的弱酸和弱碱则迅速转移到胎儿。与蛋白结合的药物也无法通过胎盘,只有游离的、未结合的药物可通过[41,38,39]。

子宫血流量在整个妊娠期不断增加,并决定药物的转运率。多种因素可影响子宫血流量和药物转运率,包括母体血压、脐带压迫及药物治疗。母体血压过低可降低子宫血流量和物质运输至膜部位的速率;脐带压迫可减少胎儿侧膜部的血流量;使用α-肾上腺素作用药物(如肾上腺素)可收缩子宫血管,造成血流减少[27]。母体疾病,如妊娠期高血压,幼红细胞增多症及糖尿病等,均可改变胎盘渗透性,从而影响转运[36]。

FDA 风险分级

1979 年,美国食品药品管理局(Food and Drug Administration,FDA)发布了妊娠期药物风险评价系统。该系统对 1983 年以后核准入市的药物进行了妊娠期风险分类,共分为 A、B、C、D 和 X 五类,该系统在已知动物研究和人体数据的基础上建立起药物对胎儿的风险分层,并对每种药物强制标注警示等级[38,40-42]。但是该分类系统存在诸多限制。故 FDA 引进了妊娠标记和分类系统,该系统可提供更多基于动物及人体数据的临床用药建议(图 49-1),系统于 2015 年 6 月起生效[43]。每种药物的说明包括:①妊娠期使用说明(包括分娩过程注意事项);②哺乳说明(包括哺乳期母亲注意事项);③备孕期间男、女性使用说明[43]。更多 FDA 妊娠标记信息可访问[43]:http://www.fda.gov/drugs/developmentapprovalprocess/developmentresources/labeling/ucm093307.htm。

旧版 FDA 妊娠期风险分级将左旋甲状腺素分为 A 级,但未给出更多明确资料。新版 FDA 药物说明明确指出:左旋甲状腺素(T4)在妊娠期各个阶段均可使用,母体甲状腺功能低下未治疗或治疗不彻底,可导致胎儿低出生体重,其次是早产、子痫前期和胎盘早剥及后代的神经心理发育低下[38]。因左旋甲状腺素可安全用于包括器官形成期在内的妊娠期各个阶段,故 S.C. 不用担心孕 8 周时的服药风险,且服药不应中止,否则会因甲状腺功能不全损害胎儿和母体的发育。至今未发现左旋甲状腺素治疗增加先天性畸形的风险[38]。

妊娠期管理

恶心和呕吐

案例 49-1,问题 6:S.C 女士现妊娠第 10 周,自诉整天均有恶心感并伴呕吐 2~3 次。现在她一日只能进食两餐和口服一些液体。自其怀孕以来,体重上升很少,现在的体重为 72kg。S.C. 还称某些食物的气味,如鱼、鸡蛋、意大利面酱和豆类均使她反胃。她的恶心、呕吐症状还可能持续多久?

妊娠期恶心呕吐(nausea and vomiting during pregnancy,NVP)是一类妊娠期常见症状,大约 70%~85% 孕期为 5~12 周的妇女会发生[44]。对大部分女性来说,NVP 是一种自限性疾病,通常在妊娠前 3 个月症状消失,并对胎儿没有远期不利影响[47]。大约 91% 的病例在妊娠 20 周前可痊愈[45]。NVP 对孕妇的日常生活、工作效率和生活质量均有一定影响。研究报道,每年对严重 NVP 住院患者的医疗投入约为 13 000 万美元[46]。NVP 的病因不明,与激素水平,心理因素和某些神经因子有关。雌激素、孕激素和 hCG 水平的变化可能是 NVP 的病因。相较于无 NVP 的女性,轻度至中度 NVP 女性流产、早产和死胎的风险较低[47]。

恶心和呕吐的非药物干预

案例 49-1,问题 7:什么样的非药物干预措施可用于治疗 S.C. 女士的恶心和呕吐症状?

大部分轻度的 NVP 可通过心理支持、生活习惯和饮食改变而好转。建议 S.C. 女士少食多餐,以低脂、温和、干燥的食物为主(如香蕉、薄脆饼干、大米和吐司等),避免辛辣和香料过多的食物。另外,晚上口服一些含铁的孕妇维生素可一定程度减轻症状。高蛋白饮食比高碳水化合物或高脂食物对减轻 NVP 症状更有帮助。充分休息及避免含敏感气味导致 NVP 加重的食物和洗涤剂[47]。建议 S.C. 女士避免接触一些特殊的可激发其恶心反应、进而诱导呕吐的食物(如鱼、豆类、鸡蛋和意大利面酱)。

恶心和呕吐的用药管理

案例 49-1,问题 8:S.C. 尝试食用饼干,并避免食用引发她呕吐的食物,但这种非药物方式对其恶心呕吐并未奏效。她适合用什么药物?

止吐药适用于非药物干预无效或恶心呕吐威胁到母体新陈代谢或营养状况(如妊娠剧吐)的中度至重度病例。传统观念认为妊娠前 3 个月应避免使用药物治疗 NVP,以免致畸。大部分止吐药(如抗组胺药、复合维生素和吩噻嗪)可在妊娠期安全使用。表 49-2 列出了大部分常见妊娠期止吐药[38,46,48,50,51]。止吐治疗的目标是提供一种有效方案,在保证胎儿安全的同时,通过维持母体身体所需营养和水分改善孕妇生活质量。

FDA 最近批准的名为 Diclegis——10mg 多西拉敏(doxylamine)与 10mg 吡哆醇(维生素 B_6)合成的复合缓释片——是用于治疗 NVP 的一线药物。几项随机对照试验证实了其减轻 NVP 的有效性。因安全和有效,多西拉敏和吡多醇复合物仍被认为是一线止吐药,并作为一种非处方药供消费者购买[48,52-54]。

其他 H_1 受体阻滞剂(H_1 receptor antagonists)(如茶苯海明、苯海拉明、羟嗪、氯苯甲嗪)已被纳入治疗 NVP 的研究。一项 Meta 分析纳入了 200 000 多例妊娠初期暴露于抗组胺药的孕妇,结果未发现畸形风险增高。这类止吐药的镇静作用是限制其使用的主要副作用。

吩噻嗪类或甲氧氯普胺(metoclopramide)通常作为抗组胺药物治疗失败的替代疗法[50,51]。偶尔低剂量使用吩噻嗪类药物(phenothiazines)(如异丙嗪、普鲁氯嗪)对母亲和胎儿安全。最近一项比较静脉注射(Ⅳ)甲氧氯普胺与异丙嗪治疗妊娠剧吐效果的随机试验结果显示,两种药物疗效相似,但甲氧氯普胺较少引起嗜睡和头晕。甲氧氯普胺是多巴胺受体拮抗剂,具有促进胃肠动力的作用,可控制与妊娠相关的呕吐和胃食管反流症状[50]。口服甲氧氯普胺可再联用一种抗组胺药(antihistamine)(如羟嗪)或多西拉敏和吡哆醇复合物[50,51]。一项大型队列研究观察了妊娠早期使用甲氧氯普胺的 3 458 名孕妇,未发现有增加先天

表 49-2

孕期恶心呕吐常用止吐剂

药物	剂量	说明
维生素 B₆(吡哆醇)	10~25mg,PO,每日 3 次	一线疗法[45];有文献记载其孕期安全性
维生素 B₆(吡哆醇)-多西拉敏联用	吡哆醇 10~25mg,PO,每日 3~4 次 多西拉敏 12.5mg,PO,每日 3~4 次 吡哆醇 10mg/多西拉敏 10 mg,PO,每日临睡前服用,每日最多 4 片	一线疗法 OTC 大型 Meta 分析结果证明其孕期安全[54] 仅用于处方药
抗组胺药		
苯海拉明 氯苯甲嗪 羟嗪 茶苯海明	25~50mg,PO,每 8 小时 1 次 25mg,PO,每 6 小时 1 次 25~50mg,PO,每 4~6 小时 1 次 50~100mg,PO,每 4~6 小时 1 次	一线疗法 抗组胺药未表现致畸性[49-50]
吩噻嗪类		
异丙嗪 普鲁氯嗪	12.5~25mg,PO,每 6 小时 1 次 5~10mg,PO,每 6~8 小时 1 次	二线疗法 可获得的剂型为栓剂;也有栓剂和口含片;当抗组胺药治疗失败时常添加吩噻嗪或甲氧氯普胺[45,51];可能导致 EPS
多巴胺拮抗剂		
甲氧氯普胺	10mg,PO,每 6 小时 1 次	当抗组胺药治疗失败时常添加吩噻嗪或甲氧氯普胺[45,51];避免治疗超过 12 周的时间,有迟发型运动障碍风险;可导致 EPS
氟哌利多	1.25~2.5mg,IV/IM 或 1mg/h 持续静脉滴注治疗[56]	黑框警告:用药期间需监测 ECG。连续输注氟哌利多需同时使用苯海拉明 50mg,IV,每 6 小时一次
5-HT₃ 受体拮抗剂		
昂丹司琼	4~8mg,IV/PO,每 6~8 小时 1 次	可获得的剂型为 ODT 片;无镇静作用;研究表明低风险妊娠[38,55]
糖皮质激素		
甲泼尼龙	16mg,PO,每 8 小时 1 次,使用 3 日之后逐渐减量用至 2 周	是难治性病例的最后治疗方案。避免孕 10 周前使用,可能导致唇腭裂[38,45]
生姜提取物	125~250mg,PO,每 6 小时 1 次	可作为非处方保健品

ECG,心电图;EPS,锥体外综合征;IM,肌内注射;IV,静脉注射;ODT,口腔崩解片;OTC,非处方药;PO,口服。

来源:Briggs G et al. *Drugs in Pregnancy and Lactation:A Reference Guide to Fetal and Neonatal Risk.* 11th ed. Philadelphia,PA:Lippincott Williams & Wilkins. 2017;Niebyl JR. Clinical practice. Nausea and vomiting in pregnancy. *N Engl J Med.* 2010;363:1544;McKeigue PM et al. Bendectin and birth defects:I. A meta-analysis of the epidemiologic studies. *Teratology.* 1994;50:27;Seto A et al. Pregnancy outcome following first trimester exposure to antihistamines:meta-analysis. *Am J Perinatol.* 1997;14:119.

畸形风险。但 FDA 日前发出黑框警告:甲氧氯普胺有导致胎儿发生罕见迟发性运动障碍风险[50,51]。并且,迟发性运动障碍风险随治疗时间延长和总累积剂量增加而增加,因此治疗时间应避免超过 12 周[50,51]。

近年来,昂丹司琼(ondansetron)作为 5-HT₃ 受体拮抗剂在妊娠期的应用有所增加,因其可做成更方便的口腔崩解片,镇静副作用小,且患者易耐受,已越来越多地用于治疗 NVP 和妊娠剧吐[46,55]。甲泼尼龙也可用于治疗难治性 NVP,但在早孕期间服用会增加胎儿唇腭裂风险。

替代疗法(如维生素 B₆、姜、针灸、按摩)可改善少数 NVP 患者症状[38,45]。S.C. 可从起始剂量,即 10mg 多西拉敏和吡哆醇 10mg 开始睡前服。从药物安全性和有效性考虑,S.C. 可于下午增服 2 片,如有需要最多增服 4 片。S.C. 的用药主要依据她对于药物不良反应的耐受性。若 S.C. 服用止吐剂后仍有严重恶心呕吐,且不能进食流质或固态食物,应及时复诊,进行静脉补液和静脉止吐治疗。

> **案例 49-1,问题 9:** S.C. 在妊娠 12 周时复诊,主诉过去 3 周体重减轻约 4kg,近 2 周不能进食任何流质食物或药物,还感觉脱水和头晕。S.C. 被收入院治疗,为控制恶心和呕吐,她该接受什么治疗?

孕妇严重 NVP 发生率小于 1%,也称妊娠剧吐(hyperemesis gravidarum),对母体和胎儿均可能产生不利影响。其表现为体重减轻程度超过孕前体重的 5%,出现酮尿和水电解质紊乱。妊娠剧吐通常需住院治疗,以补充母体液体流失,纠正水电解质紊乱,补充维生素和止吐[47]。若不及时治疗,可能发生代谢性酸中毒、酮症、血容量减少、电解质紊乱和体重持续减轻[47]。降低食管压力、胃肠蠕动减弱和减慢排空速度将加剧恶心和呕吐。

除昂丹司琼外,氟哌利多这种静脉用多巴胺拮抗剂也被广泛用于治疗剧吐、预防和治疗术后恶心呕吐[38]。尽管 FDA 强制要求使用氟哌利多期间进行心电图监测,以防用药导致的 QT 间期延长风险,但大样本的 Meta 分析显示,使用低剂量氟哌利多治疗恶心和呕吐不增加心律失常风险[45]。一项小样本量的对照研究显示,氟哌利多用于妊娠剧吐的实践经验不足[52]。人体和动物试验显示氟哌利多致畸风险低[38,50,51]。

S.C. 应静脉输液补充水、电解质和包括维生素 B_6 的复合维生素。若补充富含复合维生素的液体不能减轻恶心症状,应每 4~6 小时静脉滴注昂丹司琼 4~8mg。若昂丹司琼无效,可考虑使用氟哌利多。若症状仍无好转,应考虑是否存在其他导致恶心呕吐的原因(如肠胃炎、胆囊炎、胰腺炎、肝炎、消化性溃疡、肾盂肾炎和妊娠期脂肪肝)[47]。如 S.C. 经持续静脉补液和止吐治疗后仍不能进食,则需给予肠内营养。若因导管脓毒症(25%)和较大的血栓栓塞风险导致止吐治疗和肠内营养支持失败,应保证母体总的营养需求[45,46,50]。

反流性食管炎

> **案例 49-1,问题 10:** S.C. 现妊娠 30 周,恶心呕吐症状已消失。然而当她躺下时,烧心感更剧烈。妊娠期反流性食管炎的病因是什么?S.C. 该如何解决该问题?

约 2/3 的孕妇会出现反流性食管炎(reflux esophagitis)和胃灼热。妊娠期因子宫增大使腹腔内压力增加、雌激素和孕激素使食管括约肌松弛导致胃酸逆流至食管下段,当患者进食、平躺或弯腰时产生严重的胸骨下段烧灼感。S.C. 应首先尝试改变生活方式和饮食习惯,如少食多餐、避免睡前进食、且睡觉时垫高床头。避免摄入水杨酸类、咖啡因、酒精和尼古丁类物质,有助于减少反流症状,避免胎儿暴露于有害物质。

如这些方法不能缓解症状,S.C. 应尝试使用碳酸钙制剂。动物实验未发现抑酸制剂致畸[38]。因可导致代谢性碱中毒和液体潴留,应避免使用碳酸氢钠溶液。虽有证据证实铝对胎儿有害,但现有数据仍显示,一般剂量的含铝药物对肾功能正常孕妇的胎儿无伤害。硫糖铝(sucralfate)是一种含铝药物,美国胃肠病学会权衡利弊后,认为其在妊娠期使用安全[38]。

因大量动物和人体实验均未发现西咪替丁、雷尼替丁、法莫替丁或尼扎替丁对胎儿有害,所以 H_2 受体拮抗剂在妊娠期也可安全使用[38]。如 H_2 受体拮抗剂无效,可考虑使用质子泵抑制剂(proton-pump inhibitors,PPIs)。近年研究表明,妊娠期间服用 PPI 不会增加胎儿畸形风险,因此 PPI 可安全用于妊娠各个阶段[56,57]。

尿路感染

> **案例 49-1,问题 11:** S.C. 现孕 31 周,常规尿沉渣检查发现白细胞和硝酸盐阳性。最近一次产检时,尿液检查发现小便中大肠埃希菌数呈 10^5 菌落形成单位(colony-forming units,CFU)阳性。她否认有任何尿频、尿急和发热等症状。她目前体温 37.2℃。她否认任何药物过敏。妊娠期泌尿道感染的高危因素是什么?S.C. 该接受何种治疗?

发病机制

尿路感染是最常见的妊娠期并发症之一,因激素和机械因素变化导致尿路感染风险增加。妊娠期间,孕激素水平增加导致输尿管平滑肌松弛,进而导致尿液停滞。增大的子宫对输尿管存在机械性压迫,可能导致尿潴留。大约 90% 的妊娠女性可出现尿路扩张或肾盂积水,导致膀胱和输尿管功能降低。这种生理性变化伴随的肾小球滤过率增加、尿液碱化及糖尿均有助于细菌滋生。

无症状性菌尿和急性膀胱炎

妊娠期尿路感染可表现为无症状性菌尿(asymptomatic bacteriuria,ASB)或急性膀胱炎。ASB 的定义为两次连续的清洁中段尿检查均出现细菌,数量大于 10^5 CFU 而没有表现出泌尿道感染的症状[58]。相反,急性膀胱炎的定义为膀胱感染并伴明显尿频、尿急、排尿困难和血尿,无发热或明显的全身症状,尿中菌落数至少为 10^5 CFU。尿中细菌数少于 10^5 CFU 并伴两种或两种以上的菌群可能是尿液受到了污染,而非真性细菌尿。

妊娠期 ASB 的发生率为 2.5%~15%,在美国,每年新发病例 80 000~400 000[58,59]。若 ASB 患者未获治疗,他们可能出现肾盂肾炎,低体重出生儿和早产等并发症[60]。妊娠期间,治疗 ASB 可将肾盂肾炎患病风险由 20%~35% 显著降到 1%~4%[60]。美国预防服务工作组建议对所有妊娠妇女行 ASB 筛查,可在孕 12~16 周期间或第一次产检时收集尿液培养筛查[61]。美国妇产科学会(Americcm College of

Obstetricians and Gynecologists, ACOG) 进一步建议孕晚期复查一次尿培养[62]。

妊娠期 ASB 的高危因素包括糖尿病、贫血、免疫抑制、人免疫缺陷病毒(HIV)感染或获得性免疫缺陷综合征、尿道畸形和脊髓损伤[63]。感染泌尿道的病原菌来源于阴道和会阴定植菌群,往上迁移至尿道,从而引起 ASB 和膀胱炎,这些细菌包括大肠杆菌(最常见的单致病菌)、肺炎克雷伯菌、变形杆菌、肠杆菌属、肠球菌、葡萄球菌和 β 溶血性链球菌[63]。常用抗菌药物包括青霉素、头孢菌素和呋喃妥因,应根据药敏试验结果选择适宜的抗生素。为覆盖最常见的致病菌,即大肠杆菌,可口服呋喃妥因或头孢氨苄。因大肠杆菌已逐渐对阿莫西林和复方新诺明耐药[63,64],因此应选择尿中浓度高、耐药率低和对胎儿安全的抗生素,且应尽可能使用 7 日疗法[63,64]。WHO 最近一项多中心随机非劣效试验发现,治疗妊娠期女性 ASB,呋喃妥因 7 日疗法比 1 日疗法更有效,细菌学治愈率分别为 86.2% 和 75.7%[64]。目前尚无最佳的抗菌药物和疗程,应根据细菌培养和药敏结果进行个体化治疗[60,63]。S. C. 很可能患 ASB,可使用呋喃妥因 7 日疗法。呋喃妥因对 31 周的妊娠妇女安全,但如果在临近分娩时使用则有导致新生儿溶血性贫血的轻微风险[38]。

糖尿病

糖尿病(diabetes mellitus)是妊娠期妇女最常见的内科并发症。妊娠期糖尿病可发生于妊娠前或妊娠期,包括两种情况:第一类,糖尿病合并妊娠,为妊娠期前已诊断的 1 型或 2 型糖尿病;第二类,妊娠期糖尿病(gestational diabetes mellitus,GDM),为妊娠期间首次发现的葡萄糖不耐受[65]。

妊娠期糖尿病占妊娠期间糖尿病 90% 以上,较糖尿病合并妊娠发病率更高,每年影响约 6% ~ 7% 的新生儿[66]。据估计,50% 的妊娠期糖尿病妇女在妊娠结束后的 22 ~ 28 年内发展为 2 型糖尿病[67,68]。

余下 10% 的妊娠期糖尿病是糖尿病合并妊娠。超过 80 万美国妇女患有糖尿病合并妊娠,每年影响约 1% 的新生儿[71]。糖尿病合并妊娠的大多数妇女患有以周围性胰岛素抵抗和相对胰岛素缺乏为特征的 2 型糖尿病[69]。过去几十年间,2 型糖尿病发病率迅速升高,最可能原因是肥胖患病率升高。与 2 型糖尿病相比,1 型糖尿病特征是胰岛 β 细胞的自身免疫破坏所导致的胰岛素完全缺乏[69]。在美国,低于 5% 的妊娠期妇女并发 1 型糖尿病[70]。

由于胰岛素抵抗增强及对胰岛素敏感性下降,血糖水平的波动可能是糖尿病合并妊娠患者进入妊娠早期的标志。妊娠期胰岛素抵抗的增强可能受到胎盘产生的激素(如人胎盘升乳素、孕酮、催乳素、胎盘生长因子及皮质醇)影响。ACOG 根据 White 分类法对妊娠期糖尿病进行了分类,并在分类中考虑血糖控制情况。White 分类法根据发病年龄、糖尿病持续时间及是否存在血管并发症进行分类(表 49-3)。

表 49-3

妊娠期糖尿病分级(改良的 White 分级法)

分级	发病年龄	病程	血管并发症	妊娠期治疗
A1 级	妊娠期首次诊断	妊娠期间	无	饮食疗法,运动
A2 级	妊娠期首次诊断	妊娠期间	无	饮食疗法,运动加口服降糖药或胰岛素
B 级	>20 岁	小于 10 年	无	胰岛素
C 级	10~19 岁	10~19 年	无	胰岛素
D 级	<10 岁	≥20 年	背景性视网膜病变 高血压 微量蛋白尿	胰岛素
F 级	任何年龄	任何病程	肾脏病变 大量蛋白尿(每日>500mg)	胰岛素
H 级	任何年龄	任何病程	动脉硬化性心脏病	胰岛素
R 级	任何年龄	任何病程	增生性视网膜病变 玻璃体积血	胰岛素
T 级	任何年龄	任何病程	肾移植	胰岛素

来源:Cunningham FG et al. *Diabetes. In*;*Gary Cunningham F et al*,*eds. Williams Obstetrics.* 24rd ed. New York,NY:McGraw-Hill. 2014;White P. Classification of obstetric diabetes. *Am J Obstet Gynecol*. 1978;130:228.

糖尿病合并妊娠

胎儿及婴儿风险

案例 49-2

问题 1：K. H. ，女性，27 岁，体重 60kg，1 型糖尿病病史 15 年，正处于婚后备孕阶段。患者很关心自己的血糖水平，每日自测空腹及餐后血糖 2~3 次。近 1 个月，空腹血糖水平在 90~140mg/dl 之间波动，目前诉脚趾刺痛，今日一些实验室检查结果如下：空腹血糖 134mg/dl，糖化血红蛋白（glycosylated hemoglobin，HgbA$_{1c}$）7.8%，肾功能正常，蛋白尿阴性，血压 145/94mmHg，血肌酐（serum creatinine）0.8mg/dl，患者目前使用赖诺普利，口服，每日 1 次，每次 5mg；甘精胰岛素，睡前皮下注射 16U；赖脯胰岛素每餐前皮下注射 2~10U。患者每日 2 餐，否认食用零食。患者糖尿病会如何影响她未来孩子的健康？

由于母体血糖的严格控制、胎儿监护及新生儿重症监护的发展，糖尿病患者分娩的新生儿围产期死亡率明显降低[71]。胎儿及新生儿死亡率约 2%~4%。若血糖控制良好，1 型糖尿病患者自发流产风险与健康妇女相同[72]。若母体血糖控制欠佳、有血管性疾病、酮症酸中毒（ketoacidosis）、先兆子痫（pre-ecalmpsia），或胎儿为巨大儿（见后续内容），其 36 孕周后发生死产的风险达到最高[65]。

患糖尿病的孕妇所产婴儿有 9%~14% 存在先天畸形，是造成新生儿围生期死亡的首要原因。最常见的先天畸形包括神经管畸形（NTD）、心脏、肾脏、消化系统畸形，以及罕见的尾部发育不全综合征（caudal regression syndrome）[66]。多数先天畸形发生在器官形成阶段，即怀孕 7 周以前，此时孕妇往往未察觉到自己已妊娠[73]。母体糖化血红蛋白（HgbA$_{1c}$）水平与胎儿先天畸形发病率直接相关[73]。与糖化血红蛋白接近 4.0%~5.6% 正常范围的妊娠期妇女相比，糖化血红蛋白升高的妊娠期妇女其胎儿畸形率明显升高[74]。当糖化血红蛋白水平接近 10% 时，胎儿发生畸形的风险骤升至 20%~25%[73]；当高于 12% 时，致畸风险与母体暴露于目前已知致畸物（酞胺哌啶酮、异维甲酸，酒精在胎儿器官生成阶段使用）的风险一致。

若婴儿出生体重大于 4kg，称为巨大儿（macrosomia），目前认为其发生的部分原因为胎儿高血糖及高胰岛素血症（hyperinsulinemia）[65]。当母体葡萄糖穿过胎盘即引起胎儿高血糖状态，继而刺激胎儿胰岛 β 细胞分泌过多胰岛素。高胰岛素血症促使过多的胎儿脂肪组织生长并聚集于胎儿肩胸部，使得胎儿在阴道分娩过程中发生产伤风险（如：肩难产）大大增加。

糖尿病患者所产婴儿在新生儿阶段发生低血糖（hypoglycemia）、呼吸窘迫综合征（respiratory distress syndrome，RDS）、低血钙（hypocalcemia）、红细胞增多症（polycythemia）及高胆红素血症（hyperbilirubinemia）的风险同样也增加[66]。

我们应告知 K. H. ，血糖的严格控制对降低孕早期流产率及胎儿先天畸形风险至关重要[71]。妊娠前及妊娠期前 3 月严格控制血糖，可将生产健康婴儿的概率升至最高。在患者孕前对其进行健康教育有利于生产一个健康的孩子。

母体风险

案例 49-2，问题 2：K. H. 想知道怀孕对她的健康会产生什么影响？如果有影响，她可以采取什么措施来最大程度降低风险？

对 K. H. 来说，病史采集及体格检查等孕前评估对她怀孕风险及禁忌评估十分必要。需要评估其是否患有缺血性心脏病（ischemia heart disease）、神经系统疾病、视网膜疾病及评估其肾功能[71]。妊娠会使糖尿病患者的血管并发症恶化。例如：虽然严格控制患有糖尿病增殖性视网膜病变的妊娠期妇女血糖，其视网膜病变仍会恶化；患轻到中度肾功能不全（血肌酐>1.5mg/dl 或蛋白尿 3g/24h）的妇女在妊娠期可能进行性发展至终末期肾病[66,69]。胃轻瘫可能会加大患者血糖的控制难度[71]。

K. H. 怀孕前维持血糖稳定有助于控制她的高血压及肾脏病变，进而最大程度上降低母体和胎儿的各方面风险。同时，维持血糖稳定能最大程度上减轻糖尿病进展[73]。

孕前管理

案例 49-2，问题 3：在尝试怀孕前，K. H. 需采取哪些措施干预她的糖尿病及整体身体情况？

对备孕的糖尿病患者采取孕前健康干预措施的最佳时间是孕前 6 个月[71]。健康指导包括在营养师帮助下制定个体化糖尿病饮食，以达到健康的体重目标；学会自测血糖，同时在血糖严格控制到理想范围之前采取有效避孕措施[71]。为了将几种主要的胎儿先天畸形风险降到最低，患者应先将血糖控制到理想范围（糖化血红蛋白接近正常），并维持这个状态数月后方可尝试妊娠。目前实验室检查显示 K. H. 血糖偏高，应开始胰岛素治疗，目标是将平均血糖水平降至 90~120mg/dl，将糖化血红蛋白控制到 6.5% 以下，且确保无频繁的低血糖发作[71,74]。同时，孕前应每日补充叶酸至少 400μg。

K. H. 目前血压为 145/94mmHg，高于正常范围，应将舒张压降到 80mmHg 以下，以降低发生先兆子痫风险（见案例 49-5，问题 6），并防止其他高血压并发症恶化。许多像 K. H. 一样妊娠前患有糖尿病的女性会在孕前服用血管紧张素转化酶抑制剂（angiotensin converting enzyme inhibitors，ACEI）或血管紧张素受体阻滞剂（Angiotensin Receptor Blocker，ARB）来控制血压、保护肾脏。最近有研究报道，妊娠早期 3 个月内服用 ACEI 类药物会增加胎儿患先天性心脏病风险，故 K. H. 应在妊娠前及妊娠期改为服用非 ACEI/ARB 类降压药（antihypertensive drug），如甲基多巴（methyldopa）、拉贝洛尔（abetalol）或钙通道阻滞剂（calcium-channel blocker）。虽然目前还缺乏进一步试验证实 ACEI 类药物存在致畸风险，但妊娠仍是 ACEI 类药物使用的绝对禁忌证[38,75]。

妊娠合并 1 型糖尿病的治疗

案例 49-2,问题 4：K. H. 每日口服拉贝洛尔 200mg 2 次,在血压控制到 125/80mmHg、糖化血红蛋白水平 7.3% 之后,她开始备孕。5 月后,她到医院检查发现怀孕 4 周。此时应如何为其制订糖尿病治疗方案?

治疗目标

K. H. 的最终治疗目标是降低母体和胎儿糖尿病相关并发症的发病和死亡风险。治疗方案包括饮食管理、母体体重管理、胰岛素降糖及适当运动(见第 53 章)。

饮食管理

饮食管理目标包括：保证胎儿生长发育,适当增加母体体重、维持母体正常血糖水平。患者通常可从营养师制定的个体化饮食中获益。母体餐后血糖过高与巨大儿发生直接关联,故餐后血糖控制是重要治疗目标。

血糖及糖化血红蛋白调控

K. H. 应在空腹、饭前、餐后 1 小时、睡前及有高血糖症状时监测血糖,同时也应在凌晨 3 点监测血糖,以免黎明现象及 Somogyi 现象[76]。应控制其空腹血糖在 90mg/dl 以下、餐前血糖 100mg/dl 以下、餐后 1 小时血糖 100~120mg/dl,严格控制糖化血红蛋白到正常范围,同时防止低血糖发生[66,69]。还应根据餐后血糖而不是餐前血糖水平调整胰岛素剂量以保证糖化血红蛋白处于正常水平,从而降低巨大儿、新生儿低血糖及剖宫产风险。此后,患者应每 3 个月检测一次糖化血红蛋白水平,以反映其过去 3 个月血糖控制情况[68,69]。

胰岛素治疗

赖脯胰岛素(lispro)、门冬胰岛素(aspart)、甘精胰岛素(glargine)等胰岛素类似物(insulin analogs)通过基因工程及 DNA 重组技术生产,它们与人胰岛素在几个氨基酸上有区别。对妊娠期间使用胰岛素类似物的担忧包括药物的胎盘转运和抗体形成[77]。有研究证明,赖脯胰岛素和门冬胰岛素在妊娠期只有少量通过胎盘,并不产生抗体,对母体和胎儿的不良反应少。虽然糖尿病患者短期使用赖脯胰岛素及门冬胰岛素便可产生较高的满意度及依从性,但同时也增加患低血糖风险。甘精胰岛素是一种长效胰岛素类似物,每日只需使用 1 次便能维持体内胰岛素水平,同时不产生胰岛素高峰。目前,只有关于甘精胰岛素妊娠期使用的安全性和有效性病例报道[38]。甘精胰岛素通常用于体弱且敏感的胰岛素依赖 1 型糖尿病患者。中性精蛋白锌胰岛素(neutral protamine hagedorn insulin)作为基础型胰岛素,每日使用 2 次可更好控制空腹血糖,通常用于替代甘精胰岛素。地特胰岛素(detemir)、赖谷胰岛素(insulin glulisine)等一些新型胰岛素类似物在妊娠期的应用尚无充分研究,在确定其致畸风险前不应用于妊娠期妇女[39]。

因妊娠早期激素波动影响血糖水平,这个时期的血糖控制较难[66,69]。此时,为更好控制空腹血糖,应将 K. H. 的基础胰岛素由甘精胰岛素换为中性精蛋白锌胰岛素,同时根据碳水化合物摄入量在餐前确定赖脯胰岛素用量。妊娠期间很少使用胰岛素剂量浮动的治疗方式[66,69]。在妊娠前 3 个月,通常需更严格地制定胰岛素服用剂量,每 2~4 日调整 1 次,直到血糖控制在满意水平,并在之后妊娠期间的每 2~3 周缓慢上调。

妊娠合并 2 型糖尿病的治疗

案例 49-3

问题 1：V. W. ,女性,36 岁,G3P0+2,孕 15 周,5 年前常规体检查出糖尿病,1 年前有 2 次自发流产史。患者身高 1.65m,体重 134kg,体重身高指数(BMI)49kg/m^2,诊断为肥胖。她最近发现自己已怀孕,尚未接受任何产前诊断与保健措施。目前服用药物有：二甲双胍,每日 2 次,每次 1 000mg;格列吡嗪,每日 1 次,每次 5mg。自述未规律服药和监测血糖,未严格遵从糖尿病饮食方案。她 2 个月前的最近一次糖化血红蛋白为 8.3%。现在,V. W. 的治疗方案应从哪种药物开始呢?

胰岛素治疗

由于胰岛素(insulin)不通过胎盘,且其对母体和胎儿的安全性已得到研究证实,故为妊娠期降糖药的理想选择,其治疗目标是将患者血糖降至妊娠期妇女的正常血糖范围。由于 V. W. 所处妊娠阶段是胎儿器官形成的重要阶段,因此快速控制血糖是她此时最重要的治疗目标[73]。

胰岛素需求量因患者而异,其剂量调整以 3 个月为单位进行。妊娠前 3 个月患者血糖水平常不稳定,之后相对稳定[65]。妊娠前 3 个月,部分母体血糖与糖异生物质被胎儿摄取,这可能降低母体胰岛素需求量,但会增加低血糖发生率。总体来说,这个时期胰岛素剂量的平均范围是 0.7~0.8U/(kg·d)[66,69]。若患者在这个时期频繁发生恶心呕吐,血糖控制水平可能出现波动,应密切监测血糖。到孕 24 周,患者胰岛素需求量增至 0.8~1U/(kg·d),且每 5 到 10 天就需调整一次胰岛素用量[66,69]。孕 7~9 月,胰岛素用量继续增至 0.9~1.2U/(kg·d),这可能是患者孕前的 2 倍剂量,部分原因是这个时期胎盘产生的激素(如催乳素、泌乳素、雌激素和黄体酮)会拮抗胰岛素作用。根据体重计算胰岛素用量的方法并不能准确反映妊娠妇女(尤其是肥胖群体)的实际胰岛素需求。胰岛素治疗必须在考虑文化水平、依从性及作息时间的基础上,为每个患者制订个体化方案。调整胰岛素剂量时,应将患者活动量、饮食习惯及其他可能影响血糖水平的因素(如激素使用情况、压力情况、是否感染等)纳入考虑。一些患有 2 型糖尿病的患者在妊娠前 3 月可能需要住院治疗,以达到以下目标：(a)迅速控制血糖;(b)准确评估其胰岛素需求量;(c)在密切监测血糖的基础上制定个体化的胰岛素治疗方案[65]。

选择一种合适的胰岛素,每日注射 3~4 次,是一种能充分控制血糖的常用方案。常规胰岛素、中性精蛋白锌胰岛素等生物合成胰岛素在化学结构、生物作用及免疫作用等方面与人胰岛素等价，故常用于糖尿病合并妊娠患者[38]。这几种胰岛素是妊娠期间已知最安全的降糖选择，使用时患者需每日在严格的时间点进餐[38]。

V. W. 现应停用口服二甲双胍(metformin)与格列吡嗪(pioglitazone)，改为生物合成常规人胰岛素与中性精蛋白锌胰岛素。胰岛素日用量应根据 V. W. 的孕周及实际体重来计算。其胰岛素日用量为 0. 8U/kg×134kg = 107U。按每日注射 3 次的用法，她应于每日早餐前 30 分钟皮下注射 47U 中性精蛋白锌胰岛素及 24U 短效胰岛素，晚餐前 30 分钟皮下注射 18U 短效胰岛素，睡前注射 18U 中性精蛋白锌胰岛素。除此之外，考虑到 V. W. 肥胖的情况，她的治疗计划还应包括饮食管理和孕期体重增加咨询，她还应掌握胰岛素的抽取、混合、注射方法，以控制血糖在正常范围内，同时适量运动，每餐后散步 20~30 分钟。糖尿病患者在妊娠期胰岛素皮下注射吸收的最佳部位是腹部区域，因此 V. W. 应学会在腹部区域皮下注射胰岛素。V. W. 还应掌握血糖测量仪器的用法，每日自测血糖 4 次——空腹、三餐后 1 小时(从最后一口饭后开始计时)，血糖控制目标是空腹低于 90mg/dl，餐后 1 小时低于 120mg/dl。

2 型糖尿病患者妊娠期间口服降糖药的使用

口服降糖药(oral hypoglycemic agents)常用于非妊娠期 2 型糖尿病患者，很少单一应用于 2 型糖尿病合并妊娠的患者。因很多患者使用口服降糖药并不能充分控制血糖，故在可能的情况下，建议 2 型糖尿病患者在妊娠前或发现妊娠时立刻改用胰岛素降糖[66-69]。若无法改用胰岛素，应强烈建议患者继续口服降糖药物直到可以改用胰岛素降糖再选择备孕。很大一部分患者因对妊娠期服药有恐惧心理，在妊娠后停用包括降糖药在内的所有药物，这会造成母体在胎儿器官形成的重要阶段血糖过高。

ACOG 建议，在收集到更多关于安全性和有效性数据之前，2 型糖尿病合并妊娠患者应采用个体化的口服降糖药物[66-71]。口服降糖药物在妊娠合并 2 型糖尿病患者中的应用经验尚不足。二甲双胍目前可用于高胰岛素血症、胰岛素抵抗的妊娠期妇女及多囊卵巢综合征(polycystic ovarian syndrome，PCOS)致不孕的妇女(见第 50 章)。除特殊情况(妊娠第二或第三个月出现高胰岛素血症)需要使用二甲双胍外，妊娠期妇女应改用胰岛素降糖[77]。研究表明，磺脲类药物疗效次于胰岛素和二甲双胍，并增加新生儿低血糖风险[74]。

> **案例 49-3，问题 2**：V. W. 在使用胰岛素降糖的同时是否需要联用口服降糖药？

V. W. 应继续每日皮下注射胰岛素 3 次，每 2~3 日调整一次胰岛素用量，直到血糖达到理想目标，同时不产生明显低血糖症状，仅在胰岛素日用量超过 250~300U 的情况下加用二甲双胍。当加用二甲双胍时，如果患者的胰岛素敏感性增加，胰岛素日用量应至少减少一半。

妊娠期糖尿病

诊断标准

> **案例 49-4**
>
> **问题 1**：J. B. 亚裔女性，22 岁，首次妊娠，孕 24 周，身高 1. 57m，体重 75kg(妊娠期体重)，BMI 30kg/m²。其母亲有糖尿病史。在她常规的产检过程中，产科医师建议她进行妊娠期糖尿病筛查。她的糖化血红蛋白水平为 5. 8%，尿中未检测出葡萄糖。
>
> 为什么 J. B. 有患妊娠期糖尿病的风险？

妊娠期糖尿病(GDM)是指在妊娠期发生或发现的碳水化合物不耐受(carbohydrate intolerance)，与疾病程度、是否需要治疗、发生时间或持续时间无关[78]。妊娠期糖尿病发生率约为 7%(范围 1%~14%)，发病率随着人口及测算方法的不同而变化[78]。患病妇女后代可能发生的并发症有巨大儿、低血钙、低血糖、红细胞增多症及黄疸(jaundice)。妊娠期糖尿病患者更容易患妊娠相关高血压疾病，同时剖宫产风险增高，妊娠结束后患者发生 2 型糖尿病风险增高，其后代发生肥胖及糖尿病的风险同样增高。

妊娠期糖尿病的危险因素包括年龄大于 25 岁、肥胖(BMI≥25kg/m²)、糖尿病家族史、前一胎体重大于 4kg、死产史、葡萄糖不耐受病史及目前存在尿糖[78]。黑种人、拉丁裔人、黄种人及印第安人发生妊娠期糖尿病风险更高[66,78]。

J. B. 有以下几点患妊娠期糖尿病的高危因素：黄种人、肥胖和糖尿病家族史。她孕 26 周的糖化血红蛋白水平正常，排除她患有显性糖尿病(overt diabetes)。她应先接受标准糖筛查试验：口服 50g 葡萄糖，1 小时后测静脉血糖值，检查前不必空腹。由于妊娠期糖尿病会增加胎儿发生高胰岛素血症及巨大儿风险，因此其诊断对母婴均十分重要。

妊娠期糖尿病治疗

> **案例 49-4，问题 2**：J. B. 50g 葡萄糖试验 1 小时血糖结果为 161mg/dl。因血糖升高，被要求隔日行 3 小时葡萄糖耐量试验(oral glucose tolerance test，OGTT)，试验前需要禁食。结果为空腹血糖 96mg/dl，1 小时血糖 183mg/dl，2 小时血糖 140mg/dl，3 小时血糖 126mg/dl。检查结果确诊 J. B. 患妊娠期糖尿病，该如何治疗？

J. B. 需接受妊娠期糖尿病的健康教育，包括妊娠期糖尿病饮食、血糖仪使用、识别高血糖和低血糖的先兆和症状及低血糖的治疗方法。她应每日监测血糖 4 次，分别测空腹血糖和三餐后 1 小时血糖。1 周后复查血糖，评估是否需要药物治疗(胰岛素或格列苯脲)。

60%~85% 的妊娠期糖尿病患者能通过饮食控制和常规运动控制血糖，但若通过饮食和运动不能使空腹血糖小于 95mg/dl，或餐后 1 小时血糖小于 140mg/dl，就需要开始药物治疗(胰岛素及口服降糖药)[74]。图 49-3 概述了筛查和诊断妊娠期糖尿病的建议。

筛查

糖筛查试验：口服50g葡萄糖(无需空腹)，
1小时后测静脉血糖值

≤139mg/dl
常规产检

140~179mg/dl
1周内行OGTT试验

≥180mg/dl
第2天测空腹血糖

FBS
抽静脉血样

<95mg/dl,行OGTT

≥95mg/dl,不需OGTT

诊断妊娠期糖尿病,以
饮食及运动疗法开始
治疗,可能需要药物治
疗(胰岛素及格列苯脲)

诊断

空腹行OGTT：口服100g葡萄糖,测空腹及口服葡萄糖后1小时、2小
时、3小时静脉血糖(Carpenter Coustan标准)

空腹	1小时	2小时	3小时
≥95mg/dl	≥180mg/dl	≥155mg/dl	≥140mg/dl

两个及以上的血糖值超标,则诊断为妊娠
期糖尿病,以饮食及运动疗法开始治疗,可
能需要药物治疗(胰岛素及格列苯脲)

若一个血糖值超标,诊断
糖耐量受损,以饮食及运
动疗法治疗

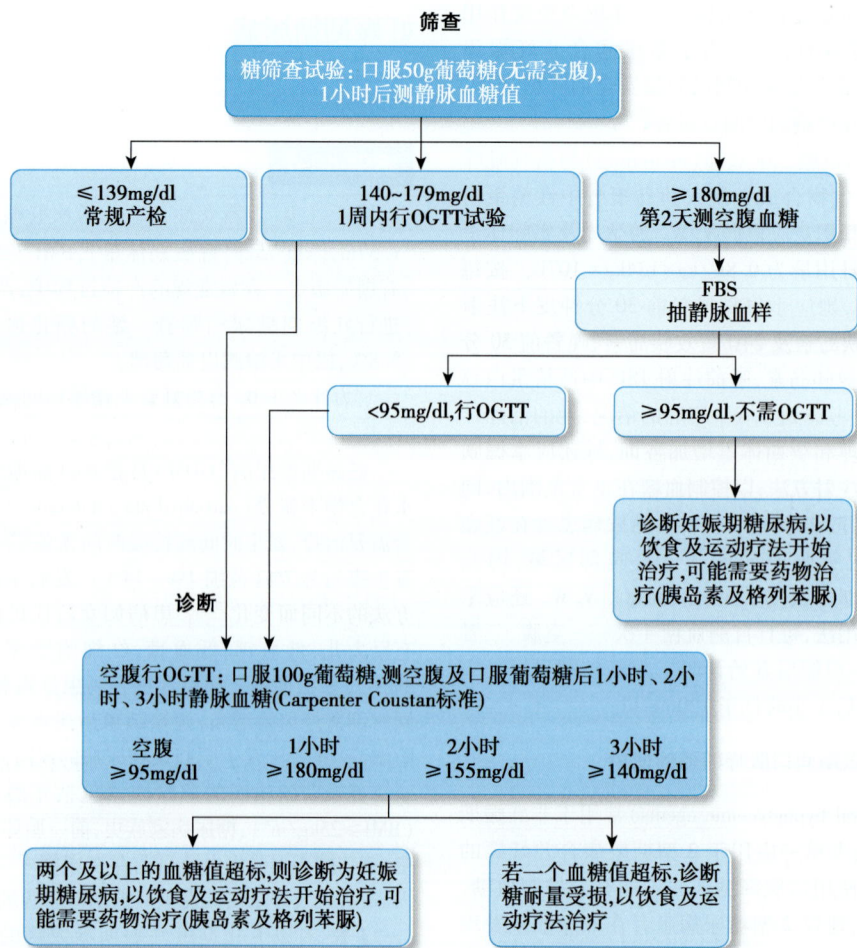

图49-3　妊娠期糖尿病的参考筛查及诊断流程图。OGTT，口服葡萄糖耐量试验。来
源：Screening and diagnosis of gestationaldiabetes mellitus. Committee Opinion No. 504. Ameri-
can College of Obstetricians and Gynecologists. *Obstet Gynecol.* 2011；118：751-753.

案例49-4,问题3：J. B. 在妊娠30周带着血糖监测结果
复诊。在过去4周中,她通过控制饮食和餐后适量步行
控制血糖,但空腹血糖平均值升至98mg/dl,餐后血糖维
持在139mg/dl,此时,J. B. 该如何治疗？

与孕前糖尿病治疗一样,妊娠期糖尿病同样使用胰岛
素治疗,但尚无胰岛素的最佳治疗方案。胰岛素剂量依然
基于患者体重,并采用分次或混合多剂量方案。胰岛素
治疗方案应根据患者需求个体化设定,以达到满意血糖
水平。

近来,二甲双胍在妊娠糖尿病中的应用试验(Metformin
in Gestational Diabetes Trial)检验了二甲双胍与胰岛素的等
效性。在一项非盲随机试验中,20~33周的妊娠期糖尿病
患者被随机分配到二甲双胍治疗组(缓慢加药至2 500mg,
若血糖仍未得到控制,则加用胰岛素)或单独胰岛素治疗
组[79],最终两组主要结局指标(新生儿综合评分)相似,但
46%的二甲双胍组患者需加用胰岛素,且这些患者体重更
重、血糖值更高。该研究结果提示,二甲双胍可用于治疗妊
娠期糖尿病,但在血糖较高患者中单用效果欠佳[79]。综

上,二甲双胍适用于胰岛素需求量高(>每日300U)的中晚
孕期患者[38]。口服降糖药在妊娠期糖尿病患者的作用仍
需更多随机试验证实。

其他口服降糖药物,如磺脲类,证据质量较差,并增
加不良反应风险[74]。

J. B. 因孕周超过30周,空腹血糖低于110mg/dl,适合
使用胰岛素,然后根据血糖值调整剂量。

糖尿病进展的风险

案例49-4,问题4：为什么J. B. 分娩后仍有进展为糖尿
病的风险？

大多数妊娠期糖尿病患者分娩后糖耐量将恢复正常,
但仍有15%~50%的患者在分娩后5~16年发展为糖尿
病[72]。高危因素包括肥胖、妊娠24周前诊断为糖尿病、妊
娠期间或分娩后血糖明显升高。下次妊娠时患妊娠期糖尿
病的可能性为50%[66,78]。

J. B. 可通过加强运动和维持正常体重降低发展为糖
尿病的风险。产后6周行OGTT试验,产后1~3年筛查空

腹血糖或检查糖化血红蛋白（HgbA$_{1c}$）。此外,应告知她使用有效避孕措施,避免计划外妊娠,并定期随访。

妊娠期高血压及子痫前期

慢性高血压

临床表现

案例 49-5

问题 1: T. D. ,黑人女性,37 岁,G1P0,肥胖,妊娠前几个月诊断为高血压 1 级（135～145/90～95mmHg）。既往无心血管疾病危险因素（如吸烟、糖尿病、血脂异常等）,医生建议改变生活方式（如减肥和运动等）。于孕 16 周首次产检,血压 130～135/82～85mmHg。现患者妊娠 28 周,血压 142/90mmHg,血生化：Scr 0.6mg/dl,尿酸 4mg/dl。随机尿检：尿蛋白(-)。超声证实符合孕周。该孕妇患何种类型高血压? 发生子痫前期的可能性有多大?

妊娠期高血压疾病指间隔至少 6 小时的 2 次血压测量收缩压≥140mmHg 和（或）舒张压≥90mmHg。妊娠期高血压疾病在妊娠中的发生率为 5%～8%,是造成孕产妇和围生儿病死的重要原因之一[80]。发达国家 15%～24% 的孕产妇死亡是由妊娠期高血压疾病引起[81,82]。

妊娠期高血压疾病可分为妊娠合并慢性高血压、子痫前期-子痫、慢性高血压并发子痫前期和妊娠期高血压[80]。妊娠期高血压指整个孕期血压短暂性升高,但并未发展为子痫前期,且于产后 12 周内血压恢复正常。若产后 12 周内血压未恢复正常,应诊断为慢性高血压[80]。

妊娠合并慢性高血压的诊断标准为：妊娠前或妊娠前 20 周出现高血压或产后 12 周后血压未恢复正常[80]。如患者未定期产前检查和血压监测,在妊娠 20 周后首次发现高血压,诊断比较困难,需随访至产后 12 周才能确诊。

一般妊娠合并慢性高血压的孕妇由于妊娠中期血压的生理性下降,在妊娠前半期血压处于正常水平[83]。在妊娠晚期血压通常恢复到妊娠前的水平。T. d. 妊娠前的舒张压为 90～95mmHg,妊娠中期降为 86～90mmHg,妊娠晚期又恢复到妊娠前水平。因此,对于妊娠前和妊娠早期均未进行检查,妊娠晚期首次发现高血压的患者,与子痫前期的鉴别比较困难。仅靠测量血压,很难与慢性高血压合并子痫前期鉴别。T D 的收缩压急剧升高 30mmHg 或舒张压升高 15mmHg 可能与子痫前期相一致。尽管没有同时存在蛋白尿（≥0.3g/24 小时或随机尿蛋白+）和肾功能不全的证据,但不能完全排除子痫前期[83]。T. D. 无蛋白尿,并且血肌酐和血尿酸正常,故该患者诊断为慢性高血压,目前不考虑诊断为子痫前期。

子痫前期的危险因素

案例 49-5,问题 2: T. D. 发展为子痫前期的危险因素是什么?

子痫前期是一种妊娠期特发性疾病,通常于妊娠 20 周后出现高血压和尿蛋白[83]。子痫前期可造成多个器官受损,如肾脏、肝脏、血液系统和神经系统。由于这些症状和体征不具有特异性,因此子痫前期很难和其他疾病鉴别。水肿不再作为子痫前期诊断标准之一（正常妊娠情况下可出现水肿）。子痫前期是进行性胎盘和母体内皮细胞受损、血小板凝集增强及动脉血管收缩调节障碍等病理变化的结果。子痫前期的特殊类型—— HELLP 综合征,是以溶血、肝酶升高及血小板计数下降为主要临床表现的综合征,可不伴蛋白尿和血压升高,是妊娠期高血压疾病的严重并发症,常危及生命[84]。

当子痫前期的孕妇发生抽搐,称为子痫。少数患者病情进展迅速,可在几小时或几日内由轻度子痫前期进展成重度子痫前期和子痫。子痫是一种潜在的可预防的子痫前期并发症。大约 20% 的子痫孕妇舒张压低于 90mmHg,并且无蛋白尿[85]。

妊娠期高血压是指妊娠期或产后 24 小时内出现高血压,无高血压病史及子痫前期症状和体征[80]。患妊娠期高血压的女性在以后的妊娠中具有高复发风险。

子痫前期通常发生在首次妊娠（约 2/3 病例）,其危险因素包括肥胖、高龄妊娠和慢性病,如糖尿病、胰岛素抵抗及肾脏疾病等[86]。妊娠相关的危险因素包括多胎妊娠、尿路感染、胎儿染色体异常及葡萄胎。家族史中姐妹或母亲患子痫前期的患者发生子痫前期风险升高。有子痫前期病史的患者在以后妊娠过程中复发风险高,尤其是妊娠前 30 周出现的子痫前期[86,87]。T. D. 的年龄、肥胖、慢性高血压病史使其患慢性高血压合并子痫前期的发病率为 25%[87]。

监测

案例 49-5,问题 3: 应该监测哪些客观指标和主观指标以判断 T. D. 是否进展为子痫前期?

首先需定期监测血压。若在随机尿检中发现蛋白,则需收集 24 小时尿液测定蛋白和肌酐以准确评估尿蛋白的分级和疾病严重程度[80]。由于慢性高血压可导致胎儿宫内生长受限,因此需定期复查 B 超监测胎儿发育情况。医师应指导患者识别和报告所有出现的子痫前期症状,如原发性水肿（面部或手的水肿）、头痛、视物模糊等,后两个症状是重度子痫前期的征兆,预示可能进展为子痫。上腹部疼痛同样是重度子痫前期的征兆,提示肝包膜下血肿可能[86]。因为 T. D. 患有慢性高血压,单纯高血压恶化并不是合并子痫前期的可靠信号。在肾脏功能正常的慢性高血压妊娠妇女中,蛋白尿是反映是否合并子痫前期的最佳指标[85]。

降压药物治疗

案例 49-5,问题 4: T. D. 是否需要使用降压药物治疗慢性高血压以预防发生子痫前期?

妊娠合并慢性高血压的降压治疗目标是在不降低胎盘

灌注的前提下尽量减少患者血压升高的风险[84]。目前对妊娠合并慢性高血压的孕妇进行降压药物治疗仍存在争议。舒张压持续高于 100mmHg 将造成母体血管损伤,尤其是舒张压超过 105~110mmHg 时[86]。舒张压低于 100mmHg 则不易发病。因此,大多数医师推荐舒张压高于 100~110mmHg 的患者进行降压治疗[80]。对舒张压低于 100mmHg 同时合并靶器官损伤(如左心室肥大)或潜在肾损伤的慢性高血压患者进行降压治疗应谨慎,因降压治疗会减少胎盘血流灌注,可能增加胎儿生长受限发生[88,89]。轻中度的高血压经降压治疗后,进展为严重高血压的风险降低约 50%,但其发展为子痫前期的总体发病率不会降低[90]。没有证据表明降压治疗可降低妊娠合并高血压(收缩压 140~169mmHg,舒张压 90~109mmHg)孕妇发生死产、胎儿宫内受限或早产的风险[90]。另外,与接受安慰治疗或不进行治疗的患者相比,降压治疗可给孕妇带来药物不良反应。然而,当妊娠合并严重高血压(舒张压>110mmHg)时,降压治疗可用于减少心血管不良事件,如心衰、肾衰或急性中风等发生风险。

T. D. 肾功能正常且舒张压小于 100mmHg,因此目前不需要降压药物。如果 T. D. 在妊娠前已开始使用降压药物,妊娠期可继续使用[80,85,88]。由于妊娠中期血压会生理性下降,此时应减少降压药物的剂量或停止联合用药,从而避免出现低血压。对未出现子痫前期的慢性高血压孕妇不进行降压治疗,其围产期发病风险和正常孕妇并无区别[85]。尽管慢性高血压是子痫前期的主要危险因素,但对轻度慢性高血压且无其他并发症的妊娠期妇女降压治疗并不降低子痫前期的发生率。

甲基多巴

案例 49-5,问题 5:T. D. 妊娠 30 周复诊,血压 160~165mmHg/85~92mmHg,应如何治疗?

甲基多巴(methyldopa)是中枢 α 受体激动药(centrally acting α-agonist),在美国广泛用于治疗妊娠合并慢性高血压。常用起始剂量为每日 750~1 000mg,分 3~4 次服用。根据具体情况可增大剂量至每日 2~3g。控制妊娠期血压可能需要更高剂量[91]。

甲基多巴的妊娠危险性分级为 B 级,在妊娠期使用的时间最长,安全性最好。尚无致畸性报道和很少有引起新生儿不良反应的报道[38]。

甲基多巴治疗初期易致孕妇头晕、镇静和乏力[91],随着治疗进展,这些症状会逐渐消退,但随着剂量增大可重新出现这些不良反应[91]。一般不会出现体位性低血压。在治疗过程中监测甲基多巴引起的肝脏功能损伤[87]。其他可治疗妊娠期高血压疾病的药物包括拉贝洛尔(labetalol)、钙离子通道阻滞剂。表 49-4 列出了妊娠期慢性高血压的药物治疗总结[92-97]。

表 49-4

妊娠期和哺乳期慢性高血压疾病的降压药物

药物	剂量	备注
甲基多巴	开始每日 750~1 000mg,分 2 次服用,可增加剂量至每日 2~3g,分 3~4 次服用[99]	一线药物[88],应用最久,安全性最好。常见不良反应有头晕、镇静、乏力,可缓解;可引起肝脏毒性。极少量进入乳汁,故哺乳安全
拉贝洛尔	开始每日 200~400mg,可增至每日 2 400mg,分 2~3 次服用	一线药物[88],同时阻断 α 和 β 受体途径,副作用少,比甲基多巴更受推荐。不良反应包括新生儿心动过缓和低血压。进入乳汁量极少,故哺乳安全[92]
其他 β 受体阻滞剂	视具体药物而定	阿替洛尔尤其与胎盘重量下降和胎儿宫内生长受限有关[94,95]。胎儿宫内生长受限可能与 β 受体阻滞剂诱导母儿血管阻力升高相关。阿替洛尔、醋丁洛尔、美托洛尔、纳多洛尔和索он洛尔可聚集于乳汁中,乳汁/血浆高,可能对新生儿造成影响[96,97]。普萘洛尔进入乳汁量少,较安全,但需警惕新生儿低血压、心动过缓及血糖改变
硝苯地平,长效	开始每日 30mg,可增至每日 120mg,每日 1 次	妊娠期使用硝苯地平和其他钙离子通道阻滞剂研究少。乳汁中硝苯地平浓度低,因此可在哺乳期使用[107,108]
利尿剂	视具体药物而定	虽然可能安全,但非一线用药[88],可能会干扰妊娠期间母体正常血容量增加。已出现子痫前期和胎儿宫内生长受限应避免使用。乳汁中含量少,但可减少乳汁分泌
血管紧张素转化酶抑制剂和血管紧张素 II 受体阻滞剂	禁用	妊娠期间禁用。妊娠早期使用会引起胎儿肾衰竭造成羊水少、胎儿四肢挛缩、肺部发育不全、骨骼发育不良及不可逆转的新生儿肾损伤[38]。妊娠早期使用血管紧张素转化酶抑制剂将大大增加出生缺陷发生风险[75]。乳汁中卡托普利和依那普利浓度低,可在哺乳期间使用[229]。乳汁中贝那普利含量少

T. D. 应口服甲基多巴 500mg，每日 3 次，如不能耐受副作用，可改为口服拉贝洛尔 200mg，每日 2 次，妊娠期禁用血管紧张素转化酶抑制剂和血管紧张素 II 受体阻滞剂，这两类药物会增加胎儿和新生儿的发病率和死亡率[88]。

轻度子痫前期

案例 49-5，问题 6：T. D. 孕 31 周产检时，发现四肢轻度水肿，血压 155/102mmHg，尿蛋白（+），血肌酐 0.9mg/dl，血尿酸 6.0mg/dl，AST 25U/L，ALT 16U/L，血小板 $230×10^9$/L；超声检查示胎儿生长受限。给予拉贝洛尔 200mg，口服，每日 2 次，无明显不良反应。该患者哪些症状和体征可能与子痫前期相关？患有轻度还是重度子痫前期？

病因学和病理变化

目前，子痫前期病因尚不清楚。尽管妊娠早期就发生病理改变，但到妊娠晚期才会出现临床症状并持续至胎儿娩出后[98]。子痫前期病理变化主要包括不完全生理性胎盘血管床改变及内皮细胞功能受损。

胎盘缺血

正常妊娠早期，滋养层细胞迁移和侵入子宫螺旋动脉引起胎盘血管床发生生理性改变，使得绒毛间血流量达最大。螺旋动脉的生理性改变使血管循环阻力降低，从而增加胎儿血供。子痫前期时，螺旋动脉的生理性改变不完全，导致灌注下降，最终引起胎盘缺血[98,99]。

血管内皮损伤

完整的血管内皮可维持血管完整性，介导免疫应答及炎症反应，降低血管内凝血和调控血管平滑肌收缩[99]。

正常妊娠时，前列环素（prostacyclin）较孕前增加 8~10 倍，增大了前列环素与血栓烷 A_2（thromboxane A_2）的比值[98]。在整个妊娠期间，前列环素和一氧化氮的联合作用在舒张血管方面起着非常重要的作用，前列环素还可降低血管对血管紧张素 II 的反应性。子痫前期发生时，前列环素和血栓烷 A_2 的比值发生逆转，血栓烷 A_2 发挥主要作用，从而导致血管对血管紧张素 II 和去甲肾上腺素的敏感性增加，最终引起血管痉挛、血压升高[98]。因此，血管内皮损伤被认为与血栓烷 A_2 的释放增加有关。一氧化氮合成酶活性下降和一氧化氮依赖或非依赖内皮衍生的舒张因子减少可增加血管紧张素 II 等释放[80]。

氧化应激（oxidative stress）也可造成妊娠期间血管内皮细胞损伤。由胎盘灌注下降导致的间断缺氧和血流再灌注损伤增加了氧化应激反应[98,99]。内皮损伤最终可导致血管结构紊乱、毛细血管漏出增多、组织间液增加[99]。当发生重度子痫前期时，上述变化可导致低血容量、血浓缩及血细胞容积增加。血浆容量减少、血管挛缩和微血栓形成降低了肾脏、中枢神经系统、肝脏及其他器官组织的血流灌注。肾脏损害导致尿蛋白出现，血浆蛋白减少导致血浆胶体渗透压下降，凹陷性水肿快速出现。内皮来源的凝血酶前体和抗凝因子失衡导致血小板减少，最终导致凝血障碍[99]。

T. D. 的血压高于妊娠前血压，在过去 3 周升高了 12mmHg。血压升高不作为诊断子痫前期必须条件，但新发生的蛋白尿可确诊。其他子痫前期的辅助诊断条件包括血尿酸浓度（子痫前期诊断敏感指标）和血肌酐超水平上升[86]。T. D. 未出现头痛、视物模糊及上腹部疼痛等重度子痫前期的症状。转氨酶水平和血小板计数均正常，说明未出现 HELLP 综合征。目前临床表现提示轻度子痫诊断成立，但需收集 24 小时尿液进行尿蛋白定量和记录出入量来排除重度子痫前期。

子痫前期的治疗

一般原则

案例 49-5，问题 7：T. D. 入院后查尿蛋白 500mg/24 小时，血压 140/95mmHg，血小板计数>$200×10^9$/L，转氨酶水平正常，胎儿宫内生长受限。无其他子痫前期的症状和体征。该如何治疗 T. D. 的轻度子痫前期？

如果 T. D. 孕周大于 37 周，终止妊娠（delivery of the fetus）是子痫前期的最佳治疗方案。现 T. D. 有轻度子痫，但胎儿未足月，因早产会增加新生儿的发病率和死亡率，故需推迟分娩。不管是否伴有子痫前期的慢性高血压孕妇，常会出现胎儿生长受限。如果胎儿生长受限严重或胎儿生化检查异常，也应考虑提前分娩[80]。目前，T. D. 还未出现这两个症状，可入院密切观察，尽量延长妊娠时间。以 T. D. 为例，轻度子痫前期孕妇出现早产症状应入院治疗[80]，以防病情快速进展或产生并发症。门诊患者应定时监测胎儿，出现新症状时需再入院治疗，以防病情进展[80]。

T. D. 应使用糖皮质激素促胎肺成熟（见案例 49-7，问题 7），建议她侧卧位卧床休息，减少血管收缩，增加肾脏和胎盘灌注，有助于降低血压和促进排尿。

T. D. 应每日规律监测血压，周期性检测肝转氨酶、血小板、血肌酐水平，并随时监测病情变化。同时，还应该严密观察是否出现重症子痫前期表现（如头痛、视物模糊、上腹部疼痛等），并监测胎儿情况[80]。每周二次 B 超监测胎动、胎心、羊水量，每 3~4 周一次超声观察胎儿生长情况。

重症子痫前期

临床表现

案例 49-5，问题 8：T. D. 卧床休息 2 周后，收缩压从 140mmHg 升至 150mmHg，舒张压从 90mmHg 升至 100mmHg，尿蛋白（1+~2+）。血压 2 天前开始升高，今日血压 160/112mmHg，尿蛋白（3+）。主诉头痛、眩晕、视物模糊及全身明显水肿。实验室检查：

血肌酐 1.3mg/dl

血尿酸 6.7mg/dl

AST 30U/L

ALT 16U/L

总胆红素 1mg/dl

血小板 95×10⁹/L

红细胞压积 38%

血红蛋白 13g/dl

随机尿蛋白 4+

患者立即转入产房待产。B超评估胎儿体重1 700g，在孕34周胎儿体重第10和第25百分位之间。T.D 哪些症状、体征及实验室检查支持重症子痫前期（severe pre-eclampsia）的诊断？可能出现哪些并发症？

T.D. 已发展为重度子痫前期[84]。头晕、视物模糊、血压≥160/112mmHg、随机尿蛋白超过3+、血肌酐升高及血小板减少，这些症状均支持"重症子痫前期"的诊断。T.D. 虽然肝酶正常，但仍可能发展为 HELLP 综合征，可能增加母体和围产儿的发病率和死亡率。因此，娩出胎儿后，应继续监测 T.D. 的实验室指标。

并发症

重症子痫前期可能合并脑出血、脑水肿、脑病、凝血障碍、肺水肿、肝衰竭、肾衰竭及子痫发作[85,86]。因为子宫胎盘血流灌注不足，重症子痫前期不仅影响母体，也会影响胎儿。及时降压和适时终止妊娠可预防子痫。

重度高血压的急救

案例 49-5，问题 9：T.D 的重度高血压如何治疗？

抗高血压治疗的目的是预防脑损伤（如脑病、脑出血等）[85]。降压应循序渐进，以防血压急剧下降或降至过低，影响子宫胎盘灌注量，引起胎儿心动过缓[86]。因此，降压的同时应连续监测胎心。

肼苯哒嗪

肼苯哒嗪（hydralazine）是动脉平滑肌直接扩张剂，曾为孕期严重高血压紧急治疗的常用药物[85,91]。它引起压力受体介导的心动过速，使心输出量增加，通过降低母亲血压增加子宫血流量[86]。

肼苯哒嗪静脉给药后，起效时间为10~20分钟，作用维持3~6小时[86,100]，为防止药物蓄积，给药间隔时间不能小于20~30分钟[91]。不良反应包括恶心、呕吐、心动过速、潮红、头痛、颤抖，因与严重的先兆子痫和即将发作的子痫部分症状相似，故有时很难分辨是药物不良反应还是疾病症状[91]。有报道显示，胎儿血清中肼苯哒嗪的浓度与母体内一样或更高，但未造成胎儿畸形[38]。

拉贝洛尔

拉贝洛尔（labetalol）也是治疗妊娠期重度高血压病

的常用药物。每隔10分钟静脉给药20mg、40mg和80mg，直至药物维持量为300mg或舒张压低于100mmHg[101]。药物起效时间低于5分钟，达峰时间10~20分钟，作用持续时间45分钟~6小时。

拉贝洛尔降压效果和肼屈嗪类似，但不良反应更少[91-102]。一项关于β受体阻滞剂治疗妊娠期高血压疾病的 Meta 分析指出，拉贝洛尔的母体低血压发生率、剖宫产发生率及围产期死亡率（perinatal mortality）更少[102]。同时，拉贝洛尔降低母体血压时不会降低子宫胎盘灌注量[91]。此外，在43%重度子痫前期的孕妇中发现，该药物可降低脑血流灌注压而不减少脑血流灌注量[103]。降低脑血流灌注压可预防子痫发生。但该药不适用于哮喘和失代偿性心力衰竭的患者[104,105]。与肼屈嗪相比，拉贝洛尔会增加新生儿心动过缓和低血压风险，但不会增加新生儿重症监护的概率[106,107]。

硝苯地平

硝苯地平（nifedipine）10mg用于重度妊娠期高血压的急救是因为它能即时口服[91]。它能有效降低血压且不影响子宫胎盘血流灌注，也不会降低胎儿心率。但考虑到中风和心梗风险，FDA 不再推荐短效硝苯地平用于妊娠期重度高血压危象。由于妊娠期妇女继发于动脉粥样硬化的缺血风险较低，速效的硝苯地平仍被用于治疗妊娠期高血压[88]。为预防低血压，用药的同时需准备葡萄糖酸钙或氯化钙溶液。硝苯地平与硫酸镁具有协同作用，因此在用药过程中应警惕低血压和神经肌肉阻滞的发生[106]。

有研究表明，在治疗妊娠期高血压危象时速释的硝苯地平口服给药和拉贝洛尔静脉给药降压效果相同[107,108]。但是硝苯地平将收缩压降至160/100mmHg的速度更快[107]，并且能增加心脏指数[108]（见第21章）。因为硝苯地平缓释剂会延迟降压45~90分钟，所以不推荐使用[100]。

T.D 的处理措施：肼屈嗪（hydralazine）5mg，静脉给药，1~2分钟完成，后每隔20~30分钟重复给药5~10mg直至给药总量达到20mg[85]，每隔15分钟测一次血压。因为绒毛间的血流依赖母体灌注压，治疗目标应使舒张压不低于90mmHg[85,100]。过度降压可能减少子宫胎盘灌注，危害胎儿。肼苯哒嗪可能会出现过度降压，尤其在血容量减少的情况下，应预防低血压[100]。如果单纯给予1~2剂肼屈嗪不能将舒张压降至100mmHg以下，可每10~15分钟加用拉贝洛尔20mg。

子痫

硫酸镁的预防作用

案例 49-5，问题 10：T. D. 因重度子痫前期引产，应给予哪些治疗预防癫痫发作？

硫酸镁（magnesium sulfate）预防和治疗子痫抽搐的确切作用机制尚不清楚，抗惊厥活性可能部分是通过阻断兴奋性氨基酸受体 N-甲基-D-天冬氨酸（N-methyl-D-aspartate）介导[106]。抽搐是由于血管痉挛导致的脑血流量减少引起的。硫酸镁是有效的脑血管扩张剂，并且能增加血管内皮舒张剂前列环素合成。它还可降低全身血管阻力,起到降压作用,这种作用呈剂量依赖性,镁还可以保护内皮细胞,防止氧化性损伤[106]。

虽然终止妊娠是治疗重度子痫前期的有效措施,但分娩过程和产后也是最容易发生子痫的时期[84]。虽然子痫的发生率很低,但母亲的病死率却很高[109]。在美国,子痫前期的患者在分娩中和产后 12 至 24 小时给予硫酸镁治疗[80,85]。在英国,重度子痫前期常规使用硫酸镁已非常普遍[110]。硫酸镁能够预防轻度子痫前期进展已得到广泛证实。在 2002 年发表的一项纳入超过 10 000 例女性的大规模国际性研究发现,与安慰剂比较,硫酸镁能使子痫前期进展为子痫的风险降低 58%[110]。一项纳入 2 500 例轻度子痫前期患者(血压 140/90mmHg,尿蛋白 1+)的观察性研究发现,在未预防抽搐的情况下,子痫的发生率大概为 1%[111]。

一项前瞻性的随机试验显示,预防妊娠期高血压发生子痫,硫酸镁优于苯妥英钠(phenytoin)[109],预防重度子痫前期发生抽搐,硫酸镁优于尼莫地平(nimodipine)[112,113]。

在美国,预防子痫的常用方案为先静脉给予 4~6g 负荷剂量的硫酸镁,然后以 2g/h 的速度持续滴注[115]。更低的滴注速度(如 1g/h)往往达不到效果[116]。先静脉给予 6g 负荷剂量,再以 2g/h 速度滴注,能使血清镁离子浓度维持在 4~8mg/dl[115]。因为镁离子通过肾脏排泄,若肾功能不全,易造成镁蓄积中毒,发现少尿或肌酐升高时应降低滴速。

因潜在的输液错误和硫酸镁意外过量使用可能造成患者伤害甚至死亡,美国医学研究所(Institute of Medicine)已将硫酸镁定义为高危药品[116]。连续输注硫酸镁必须使用输液泵控制输液速度,若没有输液泵,则使用肌内注射(IM)。在静脉配制中心,配制标准浓度硫酸镁和限制每袋输液硫酸镁的总剂量有益于防止疏忽引起的过量使用。将负荷剂量(4g/100ml)和维持剂量(20g/200ml)分开也有所帮助[117]。

T. D 在分娩时应使用硫酸镁预防子痫[80],先给予 4g 负荷剂量,静脉推注 30 分钟,再以 2g/h 持续输入。

硫酸镁毒性反应监测

案例 49-5,问题 11:按上述方案给药后,应当监测 T. D. 的哪些主观和客观指标?

硫酸镁使用时应定时检查深腱反射(deep tendon reflex)(膝反射)、呼吸频率(respiratory rate)和尿量(urine output)[109]。膝反射减弱或消失是硫酸镁最先表现的毒性反应,一般出现在血镁浓度达到 8~12mg/dl 时,当高于 13mg/dl 时,患者可出现呼吸暂停。因此应每小时监测呼吸频率,使其大于 12 次/min。尿量至少 100ml/4h 或 25ml/h[109]。由于镁几乎完全从肾脏排出,因此除非出现明显肾功能不全时,如少尿或血肌酐升高,一般可不常规监测血镁浓度[106,109]。硫酸镁治疗时需备钙剂,一旦出现低钙血症或低钙抽搐,立即静脉注射 1g 葡萄糖酸钙(10%葡萄糖酸钙 10ml),3 分钟内完成。当产妇使用硫酸镁时,新生儿可能出现神经肌肉抑制[38]。肠外给药安全性高,很少引起产妇和新生儿毒性反应,但需要严格、系统的安全保障措施来

避免疏忽导致的剂量错误[117]。

案例 49-5,问题 12:T. D. 的硫酸镁给药持续时间多长?

T. D. 硫酸镁给药持续时间取决于子痫前期的严重程度,一般至产后 24 小时[118]。如果给药时间不足,重症子痫前期或慢性高血压合并子痫前期患者病情可能恶化。

子痫的治疗措施

案例 49-5,问题 13:由于医疗失误,T. D. 阴道分娩后 3 小时停止给予硫酸镁,4 小时后出现抽搐。子痫合理的治疗措施是什么?

子痫治疗用药包括劳拉西泮(lorazepam)、地西泮(diazempam)、苯妥英(phenytoin)和硫酸镁。硫酸镁解痉可降低母体和胎儿的死亡率[109,119]。治疗子痫需要的硫酸镁剂量一般要高于预防子痫发作的剂量。硫酸镁预防和治疗剂量范围相同[114]。然而,当硫酸镁治疗无效时,需警惕有无其他脑血管意外发生(如脑出血或脑梗死)[115]。当抽搐停止后,需静脉缓慢给予劳拉西泮 2~4mg。因此,T. D. 需重新给予硫酸镁,并且持续输注 24~48 小时。

分娩期用药

引产

足月分娩的机制

包括孕激素(progesterone)、前列环素、松弛肽(relaxin)、一氧化氮(nitric oxide)、甲状旁腺激素相关肽类(parathyroid hormone-relted peptide)在内的一系列激素和肽类在孕期会抑制子宫平滑肌收缩。足月后,子宫平滑肌不再受抑制,即分娩发动[120]。例如足月后孕激素浓度下降,雌激素便刺激子宫收缩。

子宫平滑肌的活动分为四期:静止期(0 期)、活化期(1 期)、兴奋期(2 期)和恢复期(3 期)。每个阶段均受多种因素调控,或刺激,或抑制[120]。在活化期(1 期)时,雌激素等其他促子宫收缩的激素会激发一系列复杂的过程(如:增加子宫肌层的前列腺素、缩宫素受体数量,增加子宫平滑肌细胞间的缝隙连接),促进子宫平滑肌协调收缩。这些变化将有利于缩宫素、前列腺素 E_2、前列腺素 $F_{2\alpha}$ 等兴奋于宫平滑肌和宫颈。宫颈软化、缩短和扩张的过程,称为宫颈成熟。子宫的兴奋表现为从不规律宫缩到规律宫缩的变化。在恢复期(3 期),在缩宫素介导下,子宫在分娩后发生复旧[120]。

分娩过程发生发展的准确生化机制仍然未知。宫内的胎儿可能通过机械扩张子宫来促进胎盘分泌甾体类激素(steroid hormone)和激活胎儿的下丘脑-垂体-肾上腺轴分泌甾体类激素来加速分娩的过程。这一系列过程最终介导胎儿-胎盘单位产生更多的缩宫素和前列腺素。

分娩分为三个产程。在分娩发动前几周,即可出现弱

的、不规律的、间歇性的宫缩（contraction）（又被称为"假临产"或"Braxton-Hicks 收缩"）。第一产程指从开始出现规律宫缩到宫口完全扩张为止，分为潜伏期、活跃期和减速期。潜伏期时，宫颈管缩短，但扩张不明显，宫缩进行性增加、延长，频率增加，也更为协调。潜伏期是产程中不可预测因素最多的阶段，可断断续续持续数日。进入活跃期后，宫缩每 2~3 分钟 1 次，变得强而规律。宫颈口扩张，从 3~4cm 一直开全至 10cm。第二产程指从宫口开全到胎儿娩出的全过程。第三产程为胎儿娩出后到胎盘娩出的全过程。

指征、禁忌证、要求

案例 49-6

问题 1：J. T. 是一名 28 岁初产妇，因临产收入院。定期产检，孕周核实为 42 周。宫颈检查提示宫颈成熟不好，Bishop 评分 4 分。引产的指征和禁忌证有哪些？

引产（induction of labour）指人工刺激引起子宫收缩使胎儿娩出的过程。当引产对母胎的益处超过继续妊娠时，即可引产。例如发生子痫前期、绒毛膜羊膜炎（chorioamnionitis）（即胎膜感染，见案例 49-7，问题 11）、死胎（fetal demise）、严重胎儿生长受限、母体疾病及过期妊娠（posterm pregnancy）等[121]。J. T. 的过期妊娠（≥42 周孕）是最常见的引产指征之一[121]。引产的禁忌证与自然分娩和阴道分娩相似，包括但不限于以下几项：活动性的生殖道疱疹病毒感染（active genital herps infection）、前置胎盘（placenta previa）（胎盘覆盖宫颈口）、前次妊娠古典式剖宫产分娩、胎儿横位（transverse fetal lie）（纵向横躺在子宫）、脐带脱垂（prolapsed umbilical cord）等。引产会导致母体的一些并发症，如增加绒毛膜羊膜炎和宫缩乏力（子宫肌肉收缩力丧失）（见案例 49-8，问题 4）所致的产后出血，同时引产也使剖宫产率增加 2~3 倍，尤其是对初产妇[122]。

引产前应全面评估母体和胎儿情况[121,123]。必须准确核实孕周，避免疏忽大意导致早产的发生[121,122]。34 周前胎膜完整或 32 周前胎膜早破，当分娩不可避免时，应在产前给予皮质类固醇（coticosteroids）以促进胎肺成熟（见案例 49-7，问题 7）[123,124]。

引产前应评估宫颈成熟度（degree of cervical ripeness）和引产的难易程度[121,125]。引产是否成功与宫颈成熟度直接相关[126,127]。Bishop 评分法根据胎头位置、宫颈扩张程度、宫颈管消退程度、宫颈软硬度及宫口位置评价宫颈成熟度[122,125]。评分大于 8 分者，阴道分娩率与自然临产相似[121]。评分小于 4 分者，比如 J. T. 的情况，更易发生引产失败和剖宫产。因此，已有研究旨在评估刺激子宫收缩前提高 Bishop 评分和子宫颈成熟度的方法。对于 Bishop 评分较低者，即使在引产前进行促宫颈成熟干预，其剖宫产率仍高于自然临产者[126]。但是促宫颈成熟仍有助于缩短产程，提高 Bishop 评分[121]。

促宫颈成熟可通过药物和机械刺激两种方式。药物包括前列腺素 E_1（prostaglandins E_1）和前列腺素 E_2（prostaglandins E_2）或小剂量的缩宫素。机械方法包括剥膜和宫颈内球囊[121,123,125]。渗透性和吸湿性扩张器吸收宫颈黏液后逐渐膨胀，从而扩张宫颈管[122,125]。达到理想的 bishop 评分后，一般通过人工破膜和滴注缩宫素进行引产[121,122]。

虽然 J. T. 需要通过引产降低胎儿不良结局和过期妊娠风险（如巨大儿、新生儿窒息、胎粪吸入和宫内感染），但她的宫颈条件不允许直接引产，而需要先促宫颈成熟。

促宫颈成熟

案例 49-6，问题 2：J. T. 可使用哪些药物促宫颈成熟？

米索前列醇

前列腺素通过促进胶原蛋白断裂和增加黏膜下层透明质酸和水分含量起到促进宫颈成熟的作用，并增加子宫平滑肌对缩宫素的敏感性[121,122,125]。米索前列醇（misoprostol）是前列腺素 E_1 的类似物（prostaglandin E_1 analog），用于预防非甾体抗炎药引起的溃疡性疾病。尽管还没有被美国 FDA 批准，但是米索前列醇也被用于促宫颈成熟和引产[128,129]。两项大样本的 Meta 分析结果显示，米索前列醇用于促宫颈成熟和引产效果优于安慰剂和地诺前列酮（dinoprostone）[128,129]，阴道内使用米索前列醇可降低剖宫产率、缩短产程、增加 24 小时内的阴道分娩率，但发生异常子宫收缩的概率比阴道内使用地诺前列酮阴道剂（dinoprostone virginal insert）和宫颈凝胶剂（dinoprostone endocervical gel）要高[128-132]。与地诺前列酮相比，米索前列醇更易引起不伴胎心异常的子宫过度收缩，额外使用缩宫素的需求明显减少[131]，但两组母体和胎儿的结局相似。

有口服米索前列醇用于宫颈成熟的研究，但与阴道用药相比，口服用药的给药剂量和给药间隔更为复杂[132]，一项近期的 Meta 分析结果显示，口服米索前列醇会降低 5 分钟时的 Apgar 评分，但新生儿重症监护治疗无差异。综合所有剂量的研究发现，米索前列醇口服使用与阴道使用，其 24 小时内阴道分娩失败率、胎心异常引起的子宫收缩过速和剖宫产率相似[122]。

米索前列醇 25μg 置于阴道后穹窿，必要时，3~6 小时重复一次[130,131]。50μg 易造成子宫异常收缩[128,132]，用药期间应该持续监测胎心率和宫缩情况[133]。使用米索前列醇至少 4 小时后才能使用缩宫素引产[121]。

因有子宫破裂风险，有瘢痕子宫（uterine scars）的女性不能使用米索前列醇[121,130,132]。在妊娠早期，米索前列醇是一种已知的致畸因素，尤其是在药物流产失败的情况下，但在妊娠中晚期，尚无相关报道[38,130]。与地诺前列酮相比，米索前列醇价廉使用方便，但 FDA 尚未批准其用于促宫颈成熟和引产。阴道用缓释剂型正在进行临床试验[133]。

前列腺素 E_2（地诺前列酮）

FDA 批准两种剂型的地诺前列酮（dinoprostone）用于促宫颈成熟。超过 50% 使用地诺前列酮的患者在 24 小时内分娩，有的甚至没有使用缩宫素[134,136]。每 3g（2.5ml）地诺前列酮宫颈凝胶（dinoprostone cervical gel）（prepidil 凝胶）含地诺前列酮 0.5mg，通过宫颈给药。地诺前列酮宫颈凝胶必须冷藏保存,地诺前列酮阴道栓必须冷冻保存。地诺前列酮阴道缓释剂(dinoprostone slow-release insert)(cervidil)含地诺前列酮 10mg,通过阴道给药[137]。宫颈条件不佳的过期妊娠孕妇使用地诺前列酮与使用安慰剂或不使用药物相比,可以缩短产程,减少缩宫素用量[125,134-136]。一项纳入超过 10 000 例孕妇的 Meta 分析发现,与安慰剂或不使用药物治疗相比,阴道使用前列腺素 E_2 可提高 24 小时阴道分娩率,宫颈成熟率,减少缩宫素使用,但剖宫产率差异不大,且增加子宫过度收缩伴胎心异常发生[138]。

地诺前列酮阴道凝胶和栓剂均可达到促宫颈成熟和成功引产的目的[125,134-136]。两种剂型只是在剂量和使用方法上有区别[139,141]。地诺前列酮阴道栓剂被置于一个可帮助栓体从人体内拉出的绳状聚酯网袋一端,含地诺前列酮 10mg,以 0.3mg/h 的速度缓慢释放药物达 12 小时[137]。阴道栓的优点是方便医师放置和减少患者的不舒适感,另外,当分娩进入活跃期或子宫收缩过强并发胎心异常时可迅速取出药物。以下情况必须取出:放置 12 小时后,分娩进入活跃期,胎膜早破,子宫过度收缩伴胎心异常[141]。使用地诺前列酮宫颈凝胶时,如果用药 6～12 小时宫颈变化不明显或无明显宫缩,需重复给药一次,但总的给药次数不建议超过 3 次[141]。宫颈凝胶取出后 6～12 小时使用缩宫素,而栓剂取出后 30～60 分钟即可使用缩宫素。宫颈凝胶使用后监测胎心和宫缩情况至少 2 小时,出现规律宫缩后持续监测胎心和宫缩情况[121]。

地诺前列酮最严重的副作用为伴或不伴胎心异常的子宫过度刺激,使用阴道栓时的发生率约为 5%,宫颈凝胶约为 1%[121]。放置前 Bishop 评分>4 分的患者发生率更高,放置后 9.5 小时仍可能发生[121,141]。因子宫过度刺激可发生在使用的任何时间,所以阴道栓使用过程中和取出后 15 分钟,需要持续监测胎心和宫缩情况,[135]这种过度刺激大多出现在进入分娩活跃期,撤药后数分钟缓解[136]。如果在进入分娩活跃期之前取出栓剂可避免子宫收缩异常[128]。两种地诺前列酮制剂都可能引起患者发热、恶心、呕吐、腹泻等副作用,尚无报道证实地诺前列酮影响新生儿结局[121,137,139]。

J. T. 可每隔 3～6 小时阴道使用米索前列醇 25μg 促宫颈成熟。米索前列醇是促宫颈成熟性价比最高的药物。

缩宫素

作用机制

案例 49-6,问题 3:使用 2 次 25μg 米索前列醇 12 小时后,J. T. 的宫颈成熟度增加,现在评分为 9 分,但她仍未出现规律宫缩,应如何治疗?

J. T. 可使用人工合成的缩宫素(oxytocin)促进宫缩。缩宫素可增加宫缩频率、强度和持续时间[142]。从孕 20 周起,子宫对缩宫素的敏感性逐渐增加,在孕 30 周以后敏感性极大增加[140]。缩宫素可用于引产和加速产程进展。活跃期子宫的低反应性所致产程延长或难产,是使用缩宫素的指征[140]。

剂量和用法

案例 49-6,问题 4:J. T. 如何使用缩宫素?

使用输液泵持续静脉滴注缩宫素,目的是诱发宫缩,扩张宫颈,使胎头下降,同时避免子宫过度刺激和胎儿宫内窘迫[142]。关于使用缩宫素引产和加速产程现有两种相反的观点。一种认为阴道分娩时应使用生理剂量 2～6mU/min,尽量减少子宫过度刺激及胎儿宫内窘迫[121]。另一种观点认为应使用药理剂量来加强宫缩,缩短产程,及时纠正产程异常,减少剖宫产率及母亲发病率[121]。

缩宫素的血药浓度随着给药剂量直线增加,持续滴注 20～40 分钟后达稳态浓度。缩宫素的血药浓度与宫缩强度并无直接相关性[143],影响对缩宫素反应的因素包括产次、孕周及宫颈扩张程度[143]。

尽管有许多随机对照试验和缩宫素使用规范,但不同规范对缩宫素使用的最佳初始剂量、递增剂量、给药间隔和最大剂量的推荐意见不同[140,142,144]。起始剂量范围为 0.5～6mU/min,剂量递增间隔范围在 15～60 分钟之间[121],剂量每次增加后等待 30～40 分钟评估药物稳态作用。大多数小剂量方案起始剂量为 1～2mU/min,每 30～40 分钟增加 1～2mU/min[142,145];大剂量方案的起始剂量为 3～6mU/min,每 20～40 分钟加药 3～6mU/min。缩宫素的最大使用剂量尚未确定。ACOG 建议每家医院的产科部门统一制定缩宫素使用规范[121]。

增加缩宫素剂量和缩短药物调整间隔(15～20 分钟)可加速产程,通常可降低剖宫产率[145-147]。与缩短药物调整间隔至 20 分钟和延长间隔至 40 分钟相比,增加缩宫素剂量(起始剂量 6mU/min,增量 6mU/min)[147]会使子宫过度刺激和因胎儿窘迫而行剖宫产的发生率增加,但引产失败和新生儿败血症发生率减少[147]。通常加速产程需要的最大药量比引产小[144,148]。

J. T. 应使用缩宫素引产,缩宫素应该以等渗溶液 10U:1 000ml 稀释,以 1mU/min 泵入。连续监测宫缩和胎心率。目标是每 10 分钟宫缩 3～5 次,每次持续 60～90 秒[146]。如果产程进展不快(宫口扩张速度<1cm/h),缩宫素应该每隔 30～40 分钟增加 1～2mU/min[121,149]。同时每小时评估液体输入量和尿量。

不良反应

案例 49-6,问题 5:J. T. 使用缩宫素时应监测哪些不良反应及并发症?

因缩宫素用量过大或子宫对缩宫素敏感性过高引起的子宫过度刺激可能造成子宫破裂(uterine rupture)、阴道及宫颈裂伤(vaginal and cervical laceration)、急产(precipitous delivery)、胎盘早剥(abruptio planceta)、胎儿窘迫所致急诊剖宫产(emergency cesarean delivery for fetal distress)、宫缩乏力所致产后出血(postpartum hemorrhage)等。通常无论是否使用缩宫素,都不影响新生儿结局[146]。虽然缩宫素抗利尿作用微弱,但也有引起水中毒、水肿、死亡的报道[121]。缩宫素在结构和功能上与加压素相似,超过 40mU/min 的高剂量持续使用将导致低钠血症,诱发嗜睡、昏迷、抽搐和不可逆的神经损伤,静脉大剂量使用可引起血管平滑肌舒张,导致低血压及心动过速。J.T. 需要连续监测宫缩和胎心率,警惕出现伴胎心减速的子宫过度收缩这些缩宫素常见的不良反应[121,142]。

早产

美国 2006 年有 12.8% 的新生儿是早产(preterm labor),比 1990 年增加了 20%[3]。近55%的早产属于自发性早产,约8%的早产是继发于未足月胎膜早破[150]。早产是新生儿死亡(出生后一月以内的死亡)的主要原因,约占70%[150]。同时,早产也是一岁以内婴儿死亡的第二大原因,根据美国 2006 年的数据,约占 17%[8]。若计算早产相关原因导致的婴儿死亡,占 36.1%[8]。

病因学

自发性早产有多种不同的症状,目前几个已知的原因包括子宫过度扩张(uterine distension)、蜕膜出血(decidual hemorrhage)、母胎下丘脑-垂体系统的激活、及宫内感染(intrauterine infection)引起的炎症等。以上因素最终都共同导致子宫、宫颈产生更多的蛋白酶和缩宫素,促进宫颈成熟和扩张,降低羊膜的韧性,从而导致破膜和宫缩,最终早产。如果存在感染,炎症反应会促进细胞因子、前列腺素、蛋白酶等的释放,从而促进子宫收缩、宫颈成熟和扩张,同时降低羊膜囊的韧性[152]。已在某些家族谱系和某些种族中发现了早产的易感基因,这些存在于母体或胎儿中的基因变异可编码一些早产相关的细胞因子[153]。凝血酶(thrombin)也是一种诱发宫缩的介质,可能与早产合并胎盘早剥、阴道流血有关[154]。研究显示,母体促肾上腺皮质激素释放激素(corticotropin-releasing hormone,CRH)的释放与分娩时间相关[155]。未足月时,母体或胎儿的应激均可刺激下丘脑垂体轴释放促肾上腺皮质激素释放激素,导致早产。感染同样也可以激动下丘脑垂体轴,导致促肾上腺皮质激素释放激素、皮质醇、前列腺素的释放[152,154]。虽然近年有一些早产相关的研究进展,但早产的病因仍然未知,对于如何预防早产也知之甚少。

临床表现与评估

案例 49-7

问题1: B.B.,17 岁白人女性,G2P1,孕 29 周,因主诉背痛、痉挛、宫缩感收入院。没有未足月胎膜早破(preterm premature rupture of the membranes,PPROM)的症状。有早产史,前一胎 32 周时早产。胎儿纤连蛋白检测阳性。阴检显示宫颈消退80%,宫口开大2cm,一周前宫颈口仅1cm。之前宫颈沙眼衣原体和淋球菌培养阴性。白带检查未发现细菌性阴道炎和滴虫性阴道炎。生命体征、尿常规、血常规无明显异常。正在监测宫缩和胎心率。超声提示胎儿约孕 30 周大小,约 1 200g。哪些体征、症状、实验室检查提示可以诊断早产?

B.B. 诉背痛和宫缩感,即是早产的症状。但是,多数女性足月前的宫缩不意味着临产,因此不能过度诊断。另一方面,早产的宫缩通常无痛,难以被察觉,因此宫缩并不是提示早产的敏感指标。纤连蛋白(fibronectin)是一种存在于羊膜与绒毛膜间起连接作用的蛋白,通常在孕期过半后从宫颈分泌物中消失,临产时才再次出现[156]。对于孕 24~34 周,未破膜且宫口<3cm 的孕妇,纤连蛋白检测阴性可排除早产的可能性[157]。纤连蛋白的检测可以避免过度诊断早产,因其对 1~2 周内发生早产的阴性预测值高达95%以上。虽然阴道流血可使纤连蛋白检测产生假阳性,但是阴道流血本身也预示早产。B.B. 的纤连蛋白检测阳性,又有持续宫缩伴宫颈口扩张,符合早产临产的诊断标准,可以诊断早产临产。

危险因素

案例 49-7,问题 2: B.B. 自身有哪些早产的危险因素?

B.B. 的确有一些早产的危险因素。其中最重要的是早产史(ptior preterm labour),有早产史的女性再次早产的风险较一般人高出 2 倍以上[156]。如果此次妊娠也发生早产,她第三次妊娠早产的风险将高出一般人群 6 倍以上[156]。前次妊娠早产的孕周越小,此次妊娠早产的风险越高,特别是对于曾经有孕 32 周前早产史的女性。她年龄很小,也是早产的危险因素之一。虽然把年龄从混杂因素中分离出来较难,但研究显示小于 18 岁或高于 35 岁,早产的风险增加,[156]。黑色人种是早产和低体重新生儿的独立危险因素。其他危险因素包括孕前母亲的低体重、吸烟、中晚孕期出血(second or third trimester bleeding)、多胎妊娠(multiple gestation)和子宫畸形(uterine anomalies)等。这些 B.B. 都没有[120,156]。有研究采用阴道超声检查宫颈长度,结果显示宫颈越短早产风险越高,但宫颈管缩短的阳性预测值报道不一,波动较大。尿路感染、肺炎等母体感染也与早产相关[156,157]。另外,如加德纳菌(gardnerella vaginalis)、沙眼衣原体(chlamydiatrachoma)、淋球菌(neisseriagonorrhoeae)等阴道微生物也与早产相关[142]。虽然识别有自发性早产高危因素的孕妇很重要,但只有一半的早产孕妇合并了这些高危因素[156]。

宫缩抑制剂

治疗目的

案例 49-7,问题 3: B.B. 使用宫缩抑制剂(tocolysis)的目的是什么?

自发性早产的治疗手段主要是减缓或抑制宫缩,如控制宫缩有效,可延长孕周。很少有验证抑制宫缩药物有效性的安慰剂对照临床试验,大多数据显示,抑制宫缩药物最多延长孕龄 1~2 日[158]。原因是早产病因复杂,宫缩抑制剂并不能完全拮抗诱发宫缩的各种潜在原因。大多数研究并不能证明宫缩抑制剂能降低新生儿发病率和死亡率,因此选择一些其他替代指标,如孕周延长时间和各个时间点的早产数量[159]。孕周不同,延长孕周的价值也不同。延长孕周可以为使用糖皮质激素促进胎儿肺成熟和降低脑室出血风险赢得时间(见案例49-7,问题7)。孕周为24~34周,并且7日内可能早产的孕妇需要使用糖皮质激素[124,159,160],延长孕周还可以将孕妇转移至具有新生儿照护条件的医疗机构。

使用宫缩抑制剂的影响因素很多。不宜使用宫缩抑制剂的胎儿因素有:异常胎监、严重的胎儿宫内生长受限(intrauterine growth retardation,IUGR)、致死性畸形(lethal congenital anomalies);母体因素有:绒毛膜羊膜炎(chorioamnioitnis)、其他母体感染或疾病(如子痫前期)、高龄产妇[156]。宫缩抑制剂对宫口开大3cm以上的孕妇治疗效果不佳,对产程已进展达宫口开大5cm以上无明显效果[156]。因为早产的病因多样,B.B. 需要经全面评估后,找出潜在可能引发早产的原因,并尽快对因治疗。例如尿路感染与早产相关,一旦确诊应积极治疗[156]。此外,对于怀疑有潜在的绒毛膜羊膜炎的患者,应先行羊水穿刺排除感染,再使用宫缩抑制剂治疗,也可同时检测羊水以判断胎肺成熟度[160]。B.B. 没有明显感染症状和使用宫缩抑制剂的禁忌证。即使只能延长几日妊娠,对于孕29周的 B.B. 也很有益处。

抑制宫缩方案

案例49-7,问题4: B.B. 应该如何治疗早产,应该使用哪一种宫缩抑制剂?

硫酸镁

在美国,硫酸镁是最常使用的宫缩抑制剂,亦可用于预防和治疗子痫。母亲血药浓度为5~8mg/dl 时可松弛子宫平滑肌[156],但其作用机制尚不清楚,可能是通过钙拮抗抑制肌球蛋白激酶活性,减少子宫肌层收缩[159]。

尽管硫酸镁被广泛使用,但用于延长孕周的证据不足。两项随机安慰剂对照研究结果显示,硫酸镁对延长孕周平均时间和增加新生儿平均体重并无明显作用。纳入两项安慰剂对照研究的 Meta 分析结果显示,硫酸镁与其他宫缩抑制剂相比,并不能有效延长孕周[158,161]。4 项小样本的随机对照试验直接比较了硫酸镁和 β 受体激动剂(多数为利托君)[158],其中3项研究显示分娩结局无差异,1项研究显示利托君加用硫酸镁比单用利托君更能使孕周延长。对 β 受体激动剂和安慰剂比较的研究表明,β 受体激动剂能够延长孕周48小时而不是7日。大多数研究将硫酸镁和利托君进行比较,两者延长孕周并没有差异,所以认为硫酸镁与利托君有相似的作用。但硫酸镁比利托君的耐受性好,副作用更少[158]。重症肌无力禁用硫酸镁,肾衰竭患者慎用硫酸镁。

β 肾上腺素能激动剂

由于费用高和不良反应大,β 肾上腺素能激动剂并未作为抑制宫缩的一线用药[156,158]。利托君(ritodrine)和特布他林均能抑制子宫平滑肌收缩。利托君是 FDA 唯一支持用于抗早产的药物,特布他林与子宫平滑肌上的 β2 肾上腺素能受体结合。利托君的随机对照试验结果不一。一项

纳入1 320 例孕妇的 Meta 分析显示,与对照组相比,使用 β 肾上腺素受体激动剂后48 小时内分娩减少,但7 日内分娩率无统计学差异,新生儿的患病率和死亡率也无统计学差异,但这些研究的缺陷是样本含量少[162,163]。持续使用 β 肾上腺素能激动剂失败的原因可能是使子宫肌层对药物耐受[156,163]。

特布他林(terbutaline)可用于静脉注射、肌内注射和口服。特布他林 0.25mg 肌内注射多用于轻度宫缩和宫颈口扩张小于2cm 的情况。静脉注射 β 肾上腺素能激动剂用于更剧烈、频繁的宫缩和宫颈口扩张大于2cm 的情况。因潜在副作用(如心率加快、一过性高血糖、低血钾、心律失常、肺水肿和心肌缺血),FDA 在2011年发布警告,反对注射使用特布他林超过48~72 小时。因缺乏有效性证据和对母体的潜在巨大副作用,FDA 也反对口服特布他林用于早产。

β 肾上腺素能激动剂的不良反应

药理剂量的 β 肾上腺素能激动剂(β-adrenergic agonists)并不是选择性作用于子宫平滑肌上的 β2 肾上腺素能受体,这就使得它具有较高的不良反应发生率[164]。母体的不良反应,如肺水肿、心悸、心动过速、心肌缺血、高血糖、低血钾和肝毒性,导致超过10%的患者中止治疗[156]。如果不能及时确诊肺水肿将导致 ARDS 和死亡[156]。β 肾上腺素能激动剂禁用于有潜在心脏疾病或心律失常、高血压、糖尿病、严重贫血或甲状腺毒症的患者[156]。另外,如果患者有绒毛膜羊膜炎迹象,如母体发热、白细胞增多、胎儿心动过速时,应避免使用这些药物[155]。

β 肾上腺素能激动剂最常见的胎儿或新生儿不良反应包括心动过速、低血压、低血糖和低血钙,特别是在分娩前的几个小时内给药[156,164]。若不严密监控,孕妇高血糖引起的胎儿高血糖和高胰岛素血症可致新生儿低血糖。胎儿心动过速很少导致胎儿心肌缺血或肥大[164]。总之,虽然 β 肾上腺素能激动剂在过去常用,但因安全问题,现临床已少用[156]。

吲哚美辛

前列腺素 $F_{2\alpha}$,尤其是 E_2,是子宫肌层收缩和宫颈成熟的重要调节因子[120]。前列腺素的合成,需环氧化酶(COX)(也被称为前列腺素合成酶)使花生四烯酸转化为前列腺素 G_2。COX 抑制剂如吲哚美辛(indomethacin)可减少前列腺素的产生,从而降低收缩和抑制宫颈管改变。与其他宫缩抑制剂一样,这类药物还没有随机对照试验。一项纳入吲哚美辛与安慰剂比较的随机对照试验的综述发现,吲哚美辛明显减少妊娠小于37周孕妇的早产发生,并且延长分娩孕周,减少48 小时和7 日内分娩的情况发生[165]。在8 个比较 COX 抑制剂和其他宫缩抑制剂的试验中,有3 个发现 COX 抑制剂对妊娠37 周之前的分娩率和母体药物不良反应的发生率较其他宫缩抑制剂均有所降低。另外,这些研究都表明,COX 抑制剂能够减少48 小时内分娩[165]。吲哚美辛的耐受性好,胃肠不适可以用抗酸剂缓解。现有研究不足以评估新生儿的安全性和结局[165,166]。

虽然母亲耐受性好,但抑制前列腺素合成对胎儿及新

生儿的影响不能确定。吲哚美辛快速穿过胎盘,胎儿体内药物浓度会迅速接近母体血液浓度[164,166]。因吲哚美辛可减少胎儿的尿量,导致羊水过少,故在使用中应监测羊水指数,当羊水指数小于 5cm(正常范围 5~25cm)时停用。吲哚美辛停用 48~72 小时后,羊水过少通常能够缓解。25%~50% 使用吲哚美辛的患者将出现胎儿动脉导管收缩,但一般是可逆的。动脉导管长时间封闭,可导致胎儿右心衰竭甚至胎死宫内。当使用吲哚美辛时间大于 48 小时,且孕周大于 32 周时,动脉导管封闭的风险增大[156]。有研究报道吲哚美辛增加产后出血发生率,但在 Meta 分析中无统计学差异[165]。吲哚美辛禁用于羊水过少和怀疑胎儿肾脏/心脏异常患者(见第 105 章)。

一些回顾性的观察研究报道了更严重的胎儿及新生儿不良结局,包括新生儿坏死性小肠结肠炎、脑室内出血和肾衰竭[166-168]。但很难判断这些并发症与使用吲哚美辛有关,还是与因亚临床绒毛膜羊膜炎使用的其他药物有关[166,169]。分析表明,对于 24~32 周早产,在禁用其他宫缩抑制剂时,需要权衡利弊后使用吲哚美辛,将其作为二线治疗方案[166]。常规的吲哚美辛给药方案为:50~100mg 负荷剂量直肠或口服,继以每 4~6 小时口服 25mg,持续 24~48 小时[167]。

钙通道阻滞剂

钙通道阻滞剂(如硝苯地平和尼卡地平)通过减少钙离子流入子宫平滑肌,抑制子宫肌层收缩而抑制宫缩。硝苯地平是使用最广泛的钙通道阻滞剂,但是还没有硝苯地平用于抗早产的安慰剂对照试验。一项 Meta 分析(包含 12 项随机试验,共 1 029 妇女)发现,钙通道阻滞剂在降低孕周小于 34 周孕妇 7 日内早产的效果优于其他宫缩抑制剂(主要是 β 肾上腺素能受体激动剂)[169]。最近一项纳入 192 例患者的研究发现,硝苯地平和硫酸镁在降低 48 小时早产、生产孕周、32~37 周前早产方面的差异无统计学意义[170]。与其他宫缩抑制剂相比,钙通道阻滞剂对孕妇的副作用明显减少[169,170]。

硝苯地平对母体的副作用包括心动过速、头痛、潮红、头晕、恶心及低血压患者出现低血容量[164],但是不影响子宫胎盘血流量或胎儿循环。由于可能导致神经肌肉阻滞,应避免同时使用硫酸镁和硝苯地平[106,160,164]。硝苯地平起始剂量通常为口服 10mg,对于持续宫缩,应该每 15~20 分钟重复给药 10mg,直到第 1 小时内的最大剂量达到 40mg[172,173];根据宫缩抑制效果,每 4~6 小时维持口服 10~20mg[172]。总之,因耐受性好,硝苯地平是短期抑制宫缩较好选择[174]。

B. B. 应在 30 分钟内静脉注射 6g 硫酸镁作为负荷剂量,继以 2g/h 静脉泵入维持,对于 B. B 而言,给药速度可能增加,直至 10 分钟仅有 1 次宫缩,或达到 4g/h 的最大给药速度。应定期监测 B. B. 的深腱反射,呼吸频率和尿量。因液体超负荷引起肺水肿,且药物经肾脏排泄,排出量少易蓄积中毒,应该密切监测 B. B. 的液体输入排出量[172]。

为减少药物不良反应,每 6~12 小时应监测血镁浓度[175]。血镁浓度达到 9~10mg/dl,膝反射消失。只要深腱

反射存在,大多医务人员将不会检测血镁浓度。为防止血镁浓度过量,硫酸镁应使用输液泵输入。硫酸镁使用过程中可能出现低钙血症和手足搐搦。血镁浓度达到 15~17mg/dl,可发生神经肌肉阻滞和呼吸骤停,浓度更大时可出现心跳骤停。镁中毒时可肠外使用 1g 葡萄糖酸钙解救。因此,硫酸镁使用时必须备有葡萄糖酸钙[164]。

镁负荷剂量的最常见副作用是一过性低血压、潮红、发热、头痛、头晕、嗜睡、眼球震颤感、口干等[156,172]。有关硫酸镁的不良反应报道还包括低温、麻痹性肠梗阻和肺水肿,发生率大概在 1%~2%[172]。使用硫酸镁发生肺水肿比使用 β 肾上腺素能激动剂发生率低,但持续静脉滴注,多胎妊娠和联合使用宫缩抑制剂将增加发生风险[164]。一旦发生肺水肿,治疗方案包括立刻停用硫酸镁,使用利尿剂。

胎儿血镁浓度与母体的浓度相似[172]。最常见的新生儿不良反应是肌无力和嗜睡。持续使用 3~4 日,因经肾清除的镁含量减少,可致新生儿肌张力下降。少数情况下,需使用辅助机械通气[172]。

宫缩抑制剂使用疗程

急诊治疗

> **案例 49-7,问题 5:** B. B. 已静脉滴注硫酸镁 48 小时,剂量逐渐增至 3g/h,宫缩已停止 24 小时。她还需要使用多久硫酸镁,是否应该停药?

B. B. 宫缩已停止 24 小时。一些手册建议维持使用硫酸镁至宫缩抑制后 12~24 小时或完成使用糖皮质激素后。因此 B. B. 停用硫酸镁即可[174]。

慢性维持治疗

> **案例 49-7,问题 6:** B. B. 听说一旦停药可能再次出现宫缩,她想知道是否需要维持治疗?

抑制宫缩维持治疗用于预防早产的复发及延长孕周。β 肾上腺素能激动剂和口服钙通道阻滞剂均可用于维持治疗,但证据均不足。一项比较早产宫缩抑制后维持使用 β 肾上腺素能激动剂和安慰剂的 Meta 分析结果显示,两者在延长孕周,减少 34 或 37 周前早产和新生儿并发症上的差异无统计学意义[181]。另外,β 肾上腺素能激动剂会增加母体心动过速,低血压和心悸等不良反应发生。无充分证据支持维持使用口服钙通道阻滞剂能减少早产发生[160]。因无可靠证据表明快速抑制宫缩后的持续治疗可降低早产或新生儿的发病率,B. B. 无需使用维持治疗[155,159]。

产前使用糖皮质激素

> **案例 49-7,问题 7:** B. B. 孕周仅有 29 周,使用哪一种药物帮助胎儿肺成熟?

应给予 B. B. 倍他米松 12mg 肌内注射,24 小时后给予第二剂量。糖皮质激素通过增加胎肺表面活性剂,促进胎

儿肺成熟,从而降低 RDS 的发生率和严重程度[124]。产前使用糖皮质激素(倍他米松和地塞米松)还可以减少脑室内出血、坏死性小肠结肠炎和新生儿死亡的发生率[124]。在生产前 24 小时到 7 日内使用糖皮质激素能够最大程度降低 RDS 发生率。不推荐 1 周后再次使用糖皮质激素,因糖皮质激素可降低出生体重、头围,抑制下丘脑-垂体-肾上腺轴,对脑髓鞘形成和肺的生长造成不良影响及引起新生儿死亡(特别是在产前使用 3 个疗程以上糖皮质激素)[125,185]。然而,一项随机临床试验显示,在 30 周前使用过一个疗程的糖皮质激素、胎膜完整有早产迹象的患者再次使用一个疗程糖皮质激素(倍他米松 12mg,肌内注射,每日 1 次,连续使用 2 日)将明显减少新生儿呼吸道发病率和总的新生儿发病率。因首次使用 2 周后,孕周仍小于 33 周[186]。如有早产迹象,应再次给予一个疗程。虽然没有关于长期结局的报道,但 ACOG 仍推荐产前使用单次疗程的糖皮质激素[125]。

美国国立卫生研究院(NIH)共识小组和 ACOG 建议,24～34 周早产患者产前使用倍他米松或地塞米松(地塞米松 4mg,肌内注射,每 12 小时 1 次,共 4 次)[124,125]。因肌注次数少,且 meta 分析结果显示更能降低 RDS 发生数,与地塞米松相比,倍他米松更为推荐[185]。但该结论并非基于直接比较,而是间接比较,因此应谨慎对待。一项回顾性研究同样证实,倍他米松比地塞米松减少与脑瘫风险增高有关的脑室周围白质化更有优势[187]。美国国立卫生研究院共识小组建议对 32 周前的未足月胎膜早破、但无绒毛膜羊膜炎的患者使用糖皮质激素[124,125]。最近的 Meta 分析支持糖皮质激素在减少新生儿死亡、RDS、通气机使用持续时间及在胎膜破裂后出生的婴儿脑室内出血发生的有效性[185]。超过 32 周的妊娠妇女应进行羊水穿刺确定胎儿肺成熟指标,包括出现磷脂酰甘油或卵磷脂与鞘磷脂比大于 2[185]。不推荐超过 34 周的妊娠妇女使用糖皮质激素,除非有明显的胎肺不成熟证据(见第 105 章)。

妊娠与分娩期的感染并发症

案例 49-7,问题 8:早产通常与感染病源学相关联。是否因 B. B. 早产而开始对其使用抗生素治疗?

早产胎膜早破

越来越多的证据证明早产与羊膜腔感染相关[152,186]。20%～40% 的早产可能是炎症感染所致[130]。宫内感染与大约 80% 的早产相关[154]。大多数发现于羊膜与胎盘的细菌来自于阴道[156]。现认为导致早产的细菌在受精时或妊娠早期就已存在于子宫内膜,在最终导致早产的早产胎膜早破(preterm premature rupture of membranes,PPROM)或宫缩之前,引起慢性亚临床感染达数周到数月[154,156]。

当 PPROM 出现后,自然分娩平均发生在 7 日内,尽管对于更早的胎龄来说这个时间间隙更长一些[187]。研究显示,短期的抗生素使用能够延长 PPROM 到分娩之间的时间间隙(潜伏期)并减少新生儿发病率[187]。设计完善的大规模抗生素治疗 PPROM 的研究显示,使用氨苄西林(ampicillin)和红霉素(erythromycin)治疗妊娠 24～32 周的女性,能够延长妊娠时间并降低绒毛膜羊膜炎发生率[188],同时,新生儿 RDS、坏死性小肠结肠炎(necrotizing enterocolitis)引起的发病率和死亡率,也有所降低。这些作用与解痉剂和激素无关,因使用这些药物的患者已被排除。虽尚不明确哪种抗生素是最优选择,但一项纳入超过 6 000 名女性的 Meta 分析证实了这些作用[189,190]。因此,PPROM 的女性能够从广谱抗生素治疗中获益,合理的治疗方案为:先静脉注射氨苄西林与红霉素 48 小时,再口服阿莫西林(amoxicillin)加红霉素 5 日,整个治疗为 7 日[191]。

B. B. 的羊膜未破,还不应开始抗生素治疗。没有证据表明抗生素可以预防急性情况下的早产[158]。对于羊膜完整的情况,现在还没有发现抗生素能够延长妊娠或降低早产中的新生儿发病率,且还可能存在一些长期的隐患[158,192]。治疗产前的细菌性阴道病(bacterial vaginosis,BV)也许能够减少有自然早产史女性的早产风险。

细菌性阴道病

细菌性阴道病(bacterial vaginosis,BV)是妊娠期最常见的生殖系统感染之一,病因多为阴道内厌氧菌过度生长,可能增加早产的风险[193]。部分研究显示,筛查和治疗无症状 BV 也许能够降低早产的风险[158,160]。在一项随机临床试验中,甲硝唑(metronidazole)和红霉素联合口服用药治疗有早产史的 BV 患者可降低早产的发生,但并不能减少无早产史患者早产发生[197,198]。一项纳入 622 例有早产史患者的 Meta 分析结果显示,使用抗生素治疗妊娠期 BV 可减少未足月胎膜早破发生,但未减少 37 周前早产发生。另外,BV 患者在孕 20 周前口服抗生素治疗后,37 周前的早产发生减少[198]。B. B. 没有 BV,因此不需使用甲硝唑治疗。

B 族链球菌分娩期预防疗法

对于可能发生早产的孕妇,无论羊膜是否破裂,都需给予抗生素预防新生儿 B 族链球菌(group B streptococcus,GBS)感染。但其他预防早产的广谱抗生素不应常规用于羊膜完整的早产孕妇。

人约 10%～30% 的孕妇阴道和直肠中定植有 GDS 和无乳链球菌(streptococcus agalactiae),这些孕妇产下的新生儿中有 1%～2% 会由于分娩期没有使用静脉抗生素预防而出现早发侵袭性的 GBS 感染[199]。25% 的新生儿 GBS 感染发生在早产儿。因此,B. B. 的胎儿在分娩过程中有经母婴垂直传播患侵袭性 GBS 感染的风险。报道显示 GBS 感染的死亡率为 5%～20%。幸运的是,近年来因为预防措施的加强,GBS 感染率降低至 0.34‰～0.37‰[199]。妊娠期间,GBS 感染会造成孕妇尿道感染,羊膜炎,子宫内膜异位及伤口感染。在孕妇早产分娩期间给予抗生素能够预防 GBS 可能引起的脓毒症、肺炎和脑膜炎。在过去几十年内,在产程中对这些孕妇常规抗生素预防治疗可使 GBS 发病率下降 70%[199]。对阴道分泌物 GBS 阳性,或虽然没有培养结果但存在以下一个或几个危险因素的孕妇应在产程中使用抗生素:(a)以前分娩的婴儿有过侵袭性 GBS 疾病;(b)本次妊娠过程中出现 GBS 菌尿症;(c)在分娩开始时的未知 GBS 状态或以下任一情况:不足 37 周分娩,PPROM18 小时以上,分娩期体温超过 38℃[199]。

B. B. 需要做阴道和直肠的 GBS 培养,在抑制子宫收缩和等待细菌培养结果的同时,她需要静脉输入初始剂量为 500 万 U 的青霉素 G(penicillin G),接着每 4 小时以 250 万~300 万 U 维持直至分娩。美国疾病控制与预防中心的指南建议,最佳预防治疗为至少分娩前 4 小时给予抗生素。青霉素相较于氨苄西林更好,因为它的抗菌谱更窄。如果 B. B. 曾对青霉素严重过敏,在培养 GBS 时应做克林霉素(clindamycin)和红霉素的敏感性实验,因为 GBS 对这些药物的耐药性会逐步增强。若对于克林霉素和红霉素均敏感,则应每 8 小时静脉给予克林霉素 900mg 直至分娩。现已不推荐使用红霉素来进行治疗,因为它与克林霉素的诱导性耐药有关。若培养物对于克林霉素和红霉素均不敏感或敏感性不可得,同时对青霉素有高风险全身性过敏反应的孕妇,则应使用万古霉素(vancomycin),每 12 小时静脉给药 1g 直至分娩。虽然对青霉素过敏,但全身性过敏反应风险较低的孕妇应给以头孢唑林(cefazolin)每 8 小时静脉给药 2g 作为初始剂量,之后每 8 小时静脉给药 1g 至分娩[192,193]。因为 B. B. 妊娠仅 29 周且正经历早产,故还未进行 GBS 培养实验(一般在妊娠 35~37 周时进行)。在她的快速 GBS 实验结果出来之前,她应接受每 4 小时静脉给予 300 万 U 的青霉素 G 直至分娩,以预防围产期的 GBS 感染。

案例 49-7,问题 9:B. B. 的 GBS 培养结果为阴性。但她立刻分娩的风险仍然很高。她是否应该停止使用青霉素 G?

此时应停用青霉素。如果 B. B. 在 4 周内分娩,不需重做阴道和直肠的 GBS 培养。若保胎成功并且分娩延迟至大于 4 周,应立刻重复培养实验并开始青霉素治疗。分娩期预防性治疗只在临产前或分娩过程中给予抗生素治疗才有效。

案例 49-7,问题 10:B. B. 的宫缩已抑制,但宫颈 48 小时都未发生变化。她获准出院回家,但需要卧床休息。B. B. 曾经有在孕 32 周早产的历史。有哪些方法可以降低 B. B. 再次早产的风险呢?

近期研究显示,补充孕酮可降低早产风险,但仅用于有一次 37 周前早产史的女性[194]。孕酮的使用方法有阴道用药、口服、肌注,但最佳途径尚不清楚。B. B. 应该服用孕酮[200]。近期的一项随机双盲安慰剂对照试验显示,有一次早产史的女性补充 17-α 羟孕酮(17-α hydroxyprogesterone,17-OHP)可明显降低早产率[195]。治疗组的早产率为 6.3%,而安慰剂组为 54.9%[195]。孕酮的用法为每周 1 次肌注 250mg/ml。治疗从孕 16~20 周开始,直到孕 37 周结束[195]。17-OHP 大部分可通过药房调剂获取,最近,FDA 批准商品名为 Makena 的药物上市[196]。虽然 B. B. 已孕 29

周了,但仍需每周肌注 17-OHP 直到孕 37 周。而且,她在下次妊娠时,应该从孕 16 周开始注射 17-OHP。人工合成的 17-OHP 是一种有效又便宜的药物,且可达到与 Makena 同样的治疗效果[196]。

绒毛膜羊膜炎

案例 49-7,问题 11:B. B. 最终在 36^{+5} 周发生胎膜早破,宫口扩张超过 4cm,临产。生命体征为血压 106/79mmHg,心率 80 次/分,呼吸 12 次/分,不吸氧时氧饱和度 99%。胎心监护显示变异减速。临产后 16 小时,体温 38.4℃。发热的危险因素是什么?目前应该如何处理?

绒毛膜羊膜炎(chorioamnionitis)指在产前、产时或产后即时,羊水、羊膜、胎盘发生的感染[197]。足月妊娠羊膜腔内感染的发生率为 1%~5%,早产时的发生率为 15%[204]。母体发热是最常见的症状。间隔 4 小时以上测得 2 次体温超过 38℃,或一次体温超过 38.3℃ 即可诊断为绒毛膜羊膜炎。部分患者也可表现为母体心动过速(>100 次/min)和胎儿心动过速(>160 次/min)、子宫张力高、羊水恶臭及母体血白细胞升高[197,198]。绒毛膜羊膜炎诊断必须排除尿路感染、病毒感染、脓肿和药物热等其他可能引起发热的情况。常见的引起上行感染宫内的微生物包括解脲脲原体(U. urealyticum)、人型支原体(mycoplasma hominis)、厌氧菌包括阴道加德纳菌(G. vaginalis)、革兰氏阴性菌、B 族链球菌[198,199]。阴查/肛查的次数和待产的时间长短是前两种微生物宫内感染的危险因素[197]。

宫内感染引起的母体并发症包括菌血症、不协调子宫收缩和产后出血[198],同时也会增加新生儿败血症、肺炎、脑膜炎的发生率和死亡率,远期影响还包括神经发育延迟和脑瘫[200]。暴露于宫内感染的新生儿脑瘫发生率升高 2~4 倍[201]。

一经诊断为绒毛膜羊膜炎立即给予广谱抗生素治疗,相比产后再使用抗生素治疗可改善预后。常用的方案是氨苄西林 2g,静脉注射,每 6 小时 1 次,加用庆大霉素(gentamicin)至目标浓度高峰 8μg/ml、低峰 1μg/ml[198]。虽然暂无庆大霉素对胎儿的副反应报道,但还是主张庆大霉素每 8 小时 1 次使用,避免每日 1 次使用造成的胎儿血药峰浓度升高[202]。加用克林霉素 900mg,静脉注射,每 8 小时 1 次,可以抑制厌氧菌。如果联用氨苄西林、克林霉素、庆大霉素仍然持续发热超过 24 小时,则加用甲硝唑,有助于覆盖厌氧菌[198]。也可更换高级别的抗生素,如哌拉西林-他唑巴坦(piperacillin-pazobactam)、氨苄西林-舒巴坦(ampicillin-sulbactam),或二代头孢菌素[如头孢西丁(cefoxitin)、头孢替坦(cefotetan)][198]。分娩前用药 1 小时后即可在胎儿体内和胎膜内产生有效的杀菌浓度。

B. B. 的体温已满足诊断绒毛膜羊膜炎的标准。除发热外,未表现出其他感染症状,如心动过速、子宫疼痛或胎心心动过速。B. B. 应立即使用氨苄西林和庆大霉素,以避免可能的新生儿败血症和神经损伤风险,另外还可增加克林霉素覆盖厌氧菌。B. B. 的宫内感染危险因素包括多次阴查肛查、早产、待产时间长等。抗生素应使用至体温正常后 24~48 小时或直至分娩后。应用抗生素和尽快分娩是确保胎儿健康和安全的重要手段。

分娩和哺乳中人免疫缺陷病毒感染

案例 49-8

问题 1：S. L. ，23 岁，G1P0，孕 38 周，人免疫缺陷病毒（human immunodeficiency virus, HIV）阳性，现胎膜自然破裂，宫缩 5 分钟 1 次。患者近期 HIV RNA 水平不详，CD4 细胞计数为 400 个细胞/μl，目前使用的综合抗逆转录病毒治疗（combination antiretroviral therapy, cART）药物为齐多夫定（zidovudine, AZT）、拉米夫定（lamivudine）及洛匹那韦（lopinavir）/利托那韦（ritonavir），已使用 2 年。该患者分娩期母婴传播的危险因素有哪些，应该使用的药物有哪些？

目前推荐所有 HIV 感染或 HIV RNA 大于 1 000 拷贝/ml 的孕妇在孕期接受 AZT 治疗。而且，无论孕妇孕期是否接受过 AZT 治疗，新生儿均应在出生后立即给予 AZT 治疗至 6 周[203]。有关抗逆转录病毒药物的治疗，需考虑如下几方面问题：费用、药物的依从性、个体耐药性及潜在致畸性[204]。通常，孕前接受 ART 治疗的妇女一旦怀孕，应继续治疗，包括在怀孕最初 3 个月[203]。而对于孕前未接受过 ART 治疗的妇女而言，应在孕 3 月后开始治疗，但不应晚于孕 28 周。在预防母婴传播方面，孕 28 周前进行 ART 治疗相比孕 36 周前进行治疗更有效[203]。无论 HIV RNA 水平如何，对于所有的 HIV 感染孕妇，均应建议并且提供 ART 治疗[203]。因其具有潜在致畸性，育龄期妇女及孕早期妇女应尽量避免联用司坦夫定（stavudine）和地达诺新（didanosine）及融合抑制剂（fusion inhibitors）[203]。最新证据显示，以依法韦伦（efavirenz）为基础治疗的妇女在孕期应继续使用依法韦伦，并行超声检测胎儿情况。ART 治疗方案的有效性及安全性需要进一步研究及探讨。为减少母婴垂直传播，强烈推荐剖宫产[203]。

S. L. 应继续其 ART 治疗（齐多夫定/拉米夫定/洛匹那韦-利托那韦），且剂量不变。新生儿 AZT 预防性使用剂量为 4mg/kg，每 12 小时口服 1 次，出生后 6~12 小时开始使用，至 6 周结束[203]。

案例 49-8，问题 2：S. L. HIV RNA 水平未知，CD4 细胞计数 400 个细胞/μl。在这种情况下，S. L. 能进行母乳喂养吗？

虽然 S. L. 目前接受了有效的 ART 治疗以抑制其体内的 HIV RNA 水平，并维持 CD4 细胞水平，但她仍不能进行母乳喂养。在美国，不推荐 HIV 感染孕妇母乳喂养，因为有更安全且实惠的替代品，如配方奶。对新生儿及产妇的预防性 ART 治疗并不能完全消除母乳喂养带来的母婴传播风险[203]。

产后出血

预防

案例 49-8，问题 3：S. L. 已顺产，产时出血约 400ml。产后 S. L. 应该接受哪些常规药物治疗？

胎盘娩出后常规应用缩宫素促进子宫及血管收缩。纳入随机对照试验的 Meta 分析显示：在第三产程预防性使用缩宫素增强子宫收缩，能有效减少产后出血风险[205]。子宫收缩乏力是导致产后出血的主要因素[206]。导致子宫收缩乏力的危险因素有：引产、产程延长、子宫过度膨胀（如双胎妊娠、羊水过多等）、既往产后出血史等[206]。10~20U 缩宫素肌内注射或静脉滴注（10~20U 缩宫素溶于 500~1 000ml 晶体液中，以 200mU/min 静滴）能有效减少因子宫收缩乏力导致的产后出血[207]。不能使用未经稀释的缩宫素，因其能导致严重的低血压及心律失常[207]。

米索前列醇

在第三产程口服 400~600μg 米索前列醇可预防产后出血[208,209]。对比口服 600μg 米索前列醇与注射缩宫素预防产后出血，缩宫素更有效、副作用更少，两者效果的差异有统计学意义[210]。与口服给药相比，经直肠给予米索前列醇血药浓度达峰时间更短，全身浓度更低，可明显降低口服时常出现的发热和寒战[210]。虽不及缩宫素预防产后出血的效果，但米索前列醇更便宜，在室温下稳定，可非静脉用药，在缺乏资源的第三产程管理中，米索前列醇可能是首选。S. L. 应接受缩宫素 20U 溶于 1L 乳酸林格液中，以 125ml/h 静滴治疗。

治疗

案例 49-8，问题 4：S. L. 产后几小时出现阴道活动性出血。出血的原因为子宫收缩乏力。持续子宫按摩后仍未见好转。此时，除缩宫素外，还可使用哪些药物治疗产后出血？

麦角新碱

若使用缩宫素后产后出血仍不能控制，可使用具有强烈子宫收缩作用的马来酸麦角新碱（ergonovine maleate, ergotrate）及其衍生物马来酸甲麦角新碱（methylergonovine maleate, methergine）。与静脉给药相比，肌内注射的不良反应（如恶心、呕吐、高血压、头痛、胸痛、头晕、耳鸣、大汗等）发生率更小[207]。高血压及子痫患者禁用麦角新碱（ergot alkaloids），因其可能导致心律失常、痉挛发作、脑血管意外及罕见的心肌梗死。两种药物的使用剂量均为 0.2mg（肌内注射），如果需要，每隔 2 小时重复注射 1 次。随后，可继续口服 0.2~0.4mg，每日 2~4 次，持续 2~7 日，以促进子宫复旧（表 49-5）[207]。

表 49-5

治疗产后出血的子宫收缩药物

药物	剂量	评价
缩宫素 Pitocin	40U 溶解在 1L 的生理盐水或乳酸化林格试剂 如无静脉注射条件，可 10U，IM	禁忌给予大剂量未稀释的缩宫素，会导致高血压
马来酸甲麦角新碱 Methergine	0.2mg，IM，每 2~4 小时	禁忌给予高血压患者
卡前列素氨基丁三醇（Hemabate）	0.25mg，IM，每 15~90 分钟，不超过 8 次给药	谨慎适用于哮喘患者，会导致支气管收缩
米索前列醇	1 000μg 直肠给药，每日 1 次	可口服和舌下给药，但 PR 给药更好

IM，肌内注射；IV，静脉注射；NS，生理盐水；PR，直肠给药。

来源：Cunningham FG et al. *Obstetrical hemorrhage. In*：Gary Cunningham F et al，eds. *Williams Obstetrics*. 24rd ed. New York，NY：McGraw-Hill；2014.

15-甲基前列腺素 $F_{2\alpha}$（卡前列素氨基三丁醇）

若使用缩宫素后产后出血仍不能控制，可使用 15-甲基前列腺素 $F_{2\alpha}$（卡前列素氨丁三醇）[206]。卡前列素氨丁三醇，作为天然前列腺素衍生物，能刺激子宫收缩，减少产后出血。同前列腺素 $F_{2\alpha}$ 相比，其作用更为有效、持久。

卡前列素氨丁三醇推荐肌内注射，但也被用于直接宫壁注射[207,211]。宫壁注射可能与严重的低血压及肺水肿有关[212]。其初始剂量为 0.25mg 肌内注射，以后每 15~90 分钟可再使用 0.25mg[207,211]，总剂量不超过 2mg（8 次）[211]。卡前列素氨丁三醇对 60%~80% 的宫缩乏力患者有效[207]，通常注射 1~2 次后即可起效。

卡前列素氨丁三醇的不良反应多与平滑肌的收缩作用有关[211]，最常见不良反应为恶心、呕吐、腹泻、潮红、发热等，高血压较罕见，通常发生在既往已有高血压或子痫前期患者中。卡前列素潜在的支气管收缩及血管收缩作用可能导致子宫破裂、肺及心脏的不良结局，因此慎用于哮喘患者，禁用于肺病活动期、恶心、肾或肝脏疾病、药物过敏及急性盆腔炎的妇女[206,211]。

米索前列醇

有系列病例报告及小样本随机对照试验显示，米索前列醇对于子宫收缩乏力所导致的产后出血可能有效，但仍需大样本随机对照试验比较米索前列醇与标准治疗方案的有效性、最佳剂量和给药途径[213]。最近，一项随机双盲临床试验评价了米索前列醇治疗产后出血的作用[214]。试验将患者分为两组，一组使用 800μg 米索前列醇舌下含服，另一组使用缩宫素 40U 溶于 1L 晶体液中静滴 15 分钟，结果显示两组 89%~90% 的患者活动性出血均在 20 分钟内停止，米索前列醇组未显示出效果优势，反而出现明显的寒战及高热（体温大于 40℃）。在资源匮乏地区，米索前列醇可能体现出优势（便宜、稳定、可口服给药），但在已有缩宫素的条件下，是否使用米索前列醇尚不明确[207]。

S.L. 没有使用产后出血药物的禁忌证（如哮喘、高血压等），应予 40U 缩宫素溶于 1L 乳酸林格氏液中静滴。若使用缩宫素后出血仍未控制，可给予甲基麦角新碱 0.2mg 肌内注射，米索前列醇 1 000μg 直肠给药。若最后出血仍未控制，可给予卡前列素氨丁三醇 0.25mg 肌内注射。

Rh-D 同种异体免疫的预防

母婴 Rh 血型不合

案例 49-9

问题 1：G. G.，34 岁初孕妇，初次产检确认血型为 O 型，Rh 阴性，其丈夫血型为 O 型，Rh 阳性。有哪些 Rh 血型不合相关风险将影响 G. G. 的胎儿呢？

母婴血型不合将造成孕妇同种异体免疫反应，导致胎儿溶血性贫血。同种异体免疫反应是指当孕妇怀孕或分娩时，可能暴露于自身缺乏的胎儿某种红细胞特异抗原（如 AB、Rh 复合物），孕妇将产生对抗胎儿抗原的抗体。这些抗体，尤其是 IgG 抗体，能通过胎盘与胎儿红细胞特异抗原发生交互作用。通常情况下，发生同种异体免疫反应时，第一胎常不受影响。但再次妊娠时，母体产生的抗体随着极少量的母血（<0.1ml）进入胎儿系统，破坏胎儿红细胞，导致新生儿溶血性贫血（hemolytic disease of the newborn，HDN）。最严重的 HDN 通常是由 D 抗原引起的 Rh 同种异体免疫反应导致。Rh 基因另外的 4 个等位基因编码的抗原 C、c、E 和 e 所致的同种异体免疫反应也十分严重，但并不常见[215]。

Rh-D 阴性的孕妇暴露于携带 D 抗原的胎儿红细胞时，将产生免疫反应。是否孕育 Rh-D 阳性的子代取决于其 Rh-D 阳性父亲是 D 抗原的纯合子，还是杂合子。若其父亲是纯合子，他所有的子代均为 D 抗原阳性（Rh 阳性）。若其父亲是杂合子，其子代有 50% 的概率为 Rh 阳性。

在孕 6 周 ~6 个月期间，孕妇体内可检测到针对 Rh 抗原的 IgG 抗体[216]。当再次妊娠时，这些抗体能够通过胎盘，破坏胎儿 Rh-D 阳性的红细胞。在孕期未接受 Rh-D 免疫球蛋白治疗的 Rh-D 阴性孕妇中，有 17% 在足月时会发生同种异体免疫反应，且大部分病例发生在分娩时[217]。

Rh 相关的 HDN 或胎儿红细胞增多症的严重程度取决于母体抗体的浓度。大量的抗体通过胎盘进入胎儿系统，可导致大量红细胞的破坏，最初导致贫血和高胆红素血症，继而发生代偿性髓外造血（如肝、脾）。严重的溶血病可致胎儿肝脾肿大、门静脉高压、水肿、腹水及肝脏、心脏衰竭。

重度贫血、全身水肿、肝脾肿大、心衰、循环衰竭的临床综合征被称为胎儿水肿(hydrops fetalis)[216]。

对于已致敏的孕妇,其新生儿发生 Rh 相关溶血病更为严重。因此,对已致敏但又想要怀二胎的妇女讲明同种异体免疫反应的后果是非常重要的[217]。

抗 Rh-D 球蛋白

产前预防

G.G. 在怀孕初期及产后应行抗体筛查。虽然美国血库协会推荐孕 28 周也应行产前筛查,但此时筛查的成本效益尚不明确。而且,仅不足 0.18% 的孕妇在 28 周前致敏。因此,ACOG 推荐根据个体情况在孕晚期进行抗体筛查[217]。随着妊娠的进展,母胎出血的发生率及程度也随之增加。在 G.G. 暴露于胎儿 Rh-D 阳性红细胞之前或刚暴露不久即使用抗 Rh-D 球蛋白,能够预防 G.G. 发生同种异体免疫反应。在孕 28 周给予抗 Rh-D 球蛋白治疗已被证实能使孕妇产前致敏率大约从 2% 下降至 0.1%[217]。抗 Rh-D 球蛋白阻断致敏的机制为抑制针对 D 抗原的初次免疫反应[216]。抗 D 免疫球蛋白封闭了 D 抗原,形成的复合物在脾和淋巴结滤过,从而抑制 D 抗原特异性 B 细胞的增殖。

产后预防

产后 72 小时应再次给予抗 Rh-D 球蛋白治疗。若分娩时经过胎盘的血量大,所需的剂量也应该增大(0.4% 的病例)。所有分娩 Rho(D) 阳性新生儿的 Rho(D) 阴性产妇应该进行母血中胎儿红细胞检测(如 Klerhauer-Betke 实验),以计算合适的抗 Rh-D 球蛋白用量。对于有致敏风险的产妇,如 72 小时内未给予抗 Rh-D 球蛋白治疗,也应尽快给予抗 Rh-D 球蛋白,因为已证实部分个体在暴露于 Rh 阳性红细胞 13 日后进行治疗仍可产生保护作用[217]。

抗 Rh-D 球蛋白的不良反应

获取抗 Rh-D 球蛋白的血浆需进行病毒检测,生产过程中灭活了 HIV、乙肝、丙肝等病毒[218]。使用抗 Rh-D 球蛋白的不良反应很少。注射部位的疼痛、肿胀及皮疹是最常见的不良反应。因为产品中少量的 IgA,全身过敏反应虽然很少,但也有发生。抗 Rh-D 球蛋白不含乳胶和硫柳汞(无汞)[218]。

早孕、中孕期预防

在以下情况下需给予抗 Rh-D 球蛋白治疗:自然流产、人工流产、羊水穿刺、胎儿脐血穿刺、绒毛膜取样等,因为这些情况均有发生母胎输血的风险[218]。虽然孕早期预防性治疗的证据少,但因不良反应很少,大部分专家认为使用利大于弊[217,218]。孕早期的使用剂量为 50μg(绒毛膜取样或流产后),但许多医院没有该剂量,通常使用标准剂量 300μg。

保护的时效

G.G. 在孕 28 周时需再次注射抗 Rh-D 球蛋白 300μg,若其新生儿 Rho(D) 阳性,产后 72 小时还需再次注射。抗 Rh-D 球蛋白的半衰期大约 23～26 日[218]。若无大量的母胎输血,标准剂量 300μg 的保护时效可达 12 周。若注射时距离分娩大于 12 周,许多医师推荐产前再给予一剂[217,218]。

免疫预防失效

导致 Rh-D 同种异体免疫反应的主要原因有:(a)孕 28 周未给予抗 Rh-D 球蛋白治疗;(b)分娩 Rho(D) 阳性或未知血型新生儿的产妇在产后未能及时给予抗 Rh-D 球蛋白治疗;(c)未能识别增加同种异体免疫反应风险的危险因素(如羊水穿刺、流产等)[216,217]。

因此,应告知 G.G. 恰当使用抗 Rh-D 球蛋白后,产生同种异体免疫反应的可能性很低,不需担心她目前及将来的妊娠。

泌乳

泌乳主要由泌乳素(prolactin,PRL)控制,但其整个过程受到了许多激素错综复杂的调控。孕期乳腺组织的成熟受许多因素影响,包括雌激素、孕激素、PRL、胰岛素、生长激素、皮质醇、甲状腺素及人胎盘催乳素等[219]。孕期 PRL 浓度逐渐增加,但高浓度的雌孕激素会通过阻断 PRL 对乳腺上皮细胞的作用抑制乳汁的分泌[219,220]。分娩后头 3 日孕激素的显著下降触发了乳汁的生成和分泌。分娩 3～4 日后婴儿吮吸乳房对维持泌乳非常重要。乳头的感觉信号传至下丘脑,刺激垂体前叶释放 PRL,垂体后叶释放缩宫素。PRL 能够促进乳汁的生成及分泌,而缩宫素能够促使乳腺腺泡及导管内的肌上皮细胞收缩,从而射出乳汁(泌乳反射)。缩宫素也能通过其他途径分泌,这也是为什么产妇能够通过听、闻,甚至想到自己的婴儿就能分泌乳汁。而 PRL 只能通过刺激乳头反馈释放。

PRL 的生成及释放取决于对下丘脑催乳激素抑制因子(prolactin inhibitory factor,PIF)的抑制。PRL 的分泌主要由多巴胺释放神经元调控。刺激垂体前叶 PRL 分泌细胞的多巴胺受体可抑制 PRL 的释放。PIF 也与多巴胺紧密相关[219,220]。

虽然 PRL 控制了奶量,但泌乳一旦建立,奶量会因婴儿需求调节。如缺乏新生儿的吮吸,乳汁没有及时从乳房吸出,泌乳停止,PIF 恢复正常。乳房血流降低减少了到达肌上皮细胞缩宫素的量,泌乳就会在数日后停止[219,220]。

刺激泌乳

非药物方法

案例 49-10

问题 1:C. C. ,22 岁,初次经阴道分娩一健康足月儿。C. C. 打算进行母乳喂养,也从产科医师及产前课程中学到了一些母乳喂养的知识。当 C. C. 分娩后,她尝试在产房进行母乳喂养,但遇到了困难。此后,她变得很焦虑,母乳喂养一直很困难。我们怎样鼓励 C. C. ,并帮助她进行哺乳呢?

对泌乳最有效的刺激就是吮吮。许多产妇阴道分娩后在产房即开始哺乳,因为哺乳能增加母婴之间的交流,促进乳汁的产生。若产妇产后没有立即哺乳,在其身体条件允许下应鼓励其尽早哺乳。C. C. 在分娩后尝试哺乳,但遇到了困难,可能与她情绪和身体状态有关,或是与新生儿的身体状态有关。照护人员应该鼓励并帮助 C. C. 放松,缓解她对哺乳产生的焦虑情绪。医护人员也应该向她讲授正确的喂养技巧及恰当的喂养姿势。让 C. C. 与新生儿母婴同室,而不是让新生儿单独在育婴房,能帮助 C. C. 建立母乳喂养的节律性。

大部分母乳喂养困难的初产妇需要的是照护人员对其情感上的支持及喂养知识方面的帮助。很少需要药物干预。

增加泌乳量

案例 49-10,问题 2:C. C. 成功开始母乳喂养,尽管有良好的喂养技巧及足够的营养,但她在 2~3 周后不能维持足够的奶量,被迫添加了配方奶。该如何增加 C. C. 的奶量呢?

甲氧氯普胺(metoclopramide)可用于刺激奶量不足的产妇泌乳[38,221-223],但未得到 FDA 批准。甲氧氯普胺是多巴胺的拮抗剂,能够增加 PRL 的分泌,用于不能进行有效母乳喂养的产妇(如新生儿为早产儿)[224]。口服甲氧氯普胺每日 3 次,每次 10mg,持续 1~2 周,能够重新恢复泌乳[38,221-223]。开始治疗 2~5 天后,乳量开始增加,并且停止使用甲氧氯普胺后,泌乳仍然持续。

若产妇每日使用 30mg 甲氧氯普胺,那么每日被新生儿摄入的量为 1~45μg/(kg·d)[38],低于推荐的婴儿最大使用剂量 0.5mg/(kg·d)。产妇每日使用 30mg 甲氧氯普胺,也不会改变母乳喂养婴儿 PRL、促甲状腺激素、游离甲状腺素的血清浓度[224]。婴儿的不良反应仅有胃肠道产气的报道[38,225]。短期使用甲氧氯普胺刺激泌乳是安全的,甚至对于早产儿也是如此[38,221]。

近期的随机对照试验研究了在早产孕妇中,甲氧氯普胺在增加泌乳量及维持泌乳方面的作用。研究表明,虽然使用了药物治疗,但母乳喂养效果仍不理想[225,226]。在此类人群中,需要更多的方式支持哺乳,如营养支持、药物治疗及精神干预。

抑制泌乳

案例 49-11

问题 1:J. G. ,26 岁,G2P2,孕 24 周已流产,无生机儿,要求退奶治疗。可采取哪些措施抑制乳汁分泌呢?

对不愿哺乳或分娩死婴的产妇可退奶治疗,有药物和非药物的方法。尽管如此,1988 年 FDA 反对使用药物抑制乳汁分泌[227]。FDA 推荐的唯一药物为镇痛药物,用于缓解乳房疼痛。溴隐亭(bromocriptine)曾被批准用于产后退奶。但是,因其可导致心血管并发症(如中风、心肌梗死等),FDA 现已撤销了其应用于退奶[220]。

如果避免乳房刺激(用或不用乳房束缚带),乳汁继续产生致乳腺充盈和扩张,最终使泌乳在几日后停止。采用避免乳房刺激这种方法的妇女中约有 40% 出现乳房不适和疼痛,30% 从乳头向外渗出[227,228]。必要时用冰袋放在乳房可缓解不适,并有轻度镇痛作用。

母乳中药物的排泄

母乳是婴儿最佳的食物来源,不仅对婴儿,对母亲、家庭及社会都有好处[229]。母乳喂养被证实可减少许多婴儿感染性疾病的发生或减轻其严重程度(如中耳炎、呼吸系统感染、泌尿道感染等),也能降低幼儿及成人时期发生肥胖、炎性肠道疾病、慢性腹泻、儿童白血病等疾病的风险[230]。母乳喂养对儿童和青少年的认知和智力的发展也有正面的影响[231]。母乳喂养对于母亲也有很多好处,如减少产后出血,促进子宫复旧,尽快恢复孕前体重,减少乳腺癌、卵巢癌及骨质疏松的发生风险[229]。

虽然仅极少数药物在哺乳期间是绝对禁忌的,但若母亲持续用药,应该停止哺乳[95]。与妊娠期间使用药物不同,药物在母乳的分泌量能够被大致估计。有关机构对母乳中药物浓度进行准确测量和对母乳喂养婴幼儿进行观察后,公布了可供选择的药物。

药代动力学

现有许多不同的有关母乳中药物排泄的药代动力学模型[233]。开放性二室模型将母亲体液看作一室,将母乳看作另一室。药物摄入后被母体吸收,一部分药物进入乳汁,另一部分逐渐排泄出母体。进入乳汁中的药物最终会弥散回母亲体液或经哺乳排出[232]。描述母乳中药物排泄的另一个应用更多的模型为三室模型,即母体、乳腺组织及婴儿三室[234]。婴儿的风险主要取决于母亲摄入的药物量、进入母乳中的药物量及婴儿摄入的确切药物量。

药物从血浆至母乳中的转运

药物从血浆转运至母乳主要依靠的是被动扩散[233]。

小分子量的水溶性物质通过充满水液的小孔而扩散，而脂溶性物质通过脂质膜扩散[232]。许多因素会影响乳汁中药物排泄，需要仔细评估后再给药。药物转运至乳汁中的程度通常定量表示为乳汁与血浆中药物含量的比率（M/P）。该比值并非评估药物哺乳期使用安全性的唯一决定因素（见婴儿暴露评估部分）。

几个参数影响着药物在母乳中的排泄（表49-6）。药物的pKa决定了进入乳汁中的药物量，只有非电离的游离药物才能被转运。母乳平均pH为7.1，与血浆比稍偏酸性。通常情况下，弱酸性药物（如青霉素）在血浆中的浓度高于乳汁中的浓度（M/P<1）。相反，弱碱性药物（如红霉素）在乳汁中的浓度高于或等于血浆中的浓度（M/P≥1）[38,219,233]。一旦乳汁偏酸性，解离的弱碱性基团比例就会增加，药物转运随即发生。对一些药物而言，存在药物的重吸收，阻止药物重吸收回血浆也具有临床意义。药物的脂溶性高低主要取决于电离程度，因为高脂溶性药物往往以非电离形式存在。通过脂质膜扩散可能是药物转运最重要的方式。虽然pH、pKa及药物的脂溶性是影响药物转运非常重要的因素，还有其他因素发挥作用，如蛋白结合力及分子量[38,233]。分子量大的药物，如胰岛素（MW>6 000）不太可能转运至母乳中，而分子量小于300的药物更容易转

运[38]。蛋白结合力强的药物，如格列本脲（glyburide）（99%蛋白结合率）不太可能转运至母乳中，尽管如此，仍需警惕婴儿出现低血糖症状。

药物的转运也受乳汁量影响，乳汁量又与血流量及PRL分泌相关[233]。泌乳与乳腺血流量相关，但是，哺乳时及哺乳间歇乳腺的血流量未知。乳汁量随着泌乳的持续时间及每日时间点的不同而发生变化。泌乳量存在一个昼夜模式，上午6:00产生量最多，下午6:00或10:00产生量最低。成熟母乳大约含87%水分，3.5%脂肪，8%碳水化合物（83%为乳糖），0.9%蛋白质及0.2%含氮化合物[233]。这些成分的比例在不同妇女间，甚至在同一妇女不同时期变化很大。例如，后期分泌的乳汁中脂肪含量是早期分泌的乳汁（含较多水、水溶性维生素、碳水化合物及蛋白质）的4~5倍，而初乳（孕后期与分娩后几日以内分泌的乳汁）中脂肪含量很少。脂肪的含量也有昼夜变化。

药物进入乳汁后，它在水相与脂相之间达到平衡。这样的平衡可决定实际进入婴儿体内的药物量。每个婴儿的喂养方式不同，如每侧乳房吸吮时间、吸吮量，这些都决定了婴儿摄入药物剂量。一旦婴儿通过母乳摄入药物，药物对婴儿的药理作用及不良反应就取决于药物的口服生物利用度、分布、代谢及清除率。这些药代动力学参数会随婴儿的年龄、是否早产等因素变化。

表 49-6

影响乳汁中药物存留和婴儿的因素

母体参数

- 药物剂量和治疗持续时间
- 给药途径和频率
- 代谢
- 肾清除
- 乳房的血流量
- 乳汁 pH
- 乳汁组成

药物参数

- 口服生物利用度（对母亲和婴儿）
- 分子量
- pKa
- 脂溶性
- 蛋白结合率

婴儿参数

- 婴儿年龄
- 喂养方式
- 摄入母乳量
- 药物吸收、分布、代谢和排泄

pKa，解离常数。

来源：Anderson PO. Drugs and breast milk［letter］. *Pediatrics*. 1995;95;957;Dillon AE et al. Drug therapy in the nursing mother. *Obstet Gynecol Clin North Am*. 1997;24;675;Begg EJ et al. Studying drugs in human milk;time to unify the approach. *J Hum Lact*. 2002;18;323; Bennett PN,ed. Drugs and Human Lactation. 2nd ed. New York, *NY*: *Elsevier*. 1996;Hale TW. Medications and Mothers' Milk. 16th ed. Amarillo,*TX*:*Pharmasoft Medical Publishing*. 2014.

案例 49-12

问题1：H. P. ，25岁女性，G3P3，孕5周，经多普勒超声确诊患有左下肢深静脉血栓（deep vein thrombosis，DVT），既往妊娠有多发深静脉血栓史，血栓形成倾向检查阴性。她在怀孕期间接受了低分子肝素（low-molecular-weight heparin，LMWH）每12小时80mg（体重76kg）治疗。随后她的抗因子Ⅹa水平在治疗量以下，LMWH使用剂量增至每12小时100mg。她接受硬膜外分娩镇痛前24小时停用了LMWH。分娩后H. P. 再次应用了LMWH，5日后换成华法林。H. P. 在进行母乳喂养。这些药物对婴儿有危害吗？

肝素分子量大（大约12 000），不能到达乳汁中，因此对于母乳喂养而言是安全的（见母乳中药物的排泄部分）。华法林是弱酸性药物（pKa 5.05），在血浆中呈高度解离状态（>99%）[233]，又具有较强蛋白结合力（97%）[38]。这些药代动力学参数决定了华法林不易转运至乳汁中。病例报告也证实了在母乳及婴儿血浆中未发现华法林[38]。美国儿科协会（American Academy of Pediatrics，AAP）认为，服用华法林时可进行母乳喂养[92]，华法林对于母乳喂养而言是安全的[92,235]。目前还没有研究来指导妊娠期深静脉血栓抗凝药物的使用时间，大部分学者推荐抗凝治疗最少至产后6周，如有血栓栓塞性事件发生，总抗凝时间至少至6个月[235]。H. P. 在接受LMWH及华法林治疗期间母乳喂养是安全的。

评估婴儿暴露

因母体、药物及婴儿的参数不断变化，婴儿摄入的确切药物量很难确定。目前可用的数据大多源于单个或几个病

例的病例报告,或小样本药代动力学研究。M/P 比值有时用于单独评估药物含量,但这不正确,因为它受到很多因素的影响,例如母亲服药后的采样时点(峰浓度时还是达稳定浓度时)、服药剂量、治疗时间长短、给药途径及母乳成分[233]。有时在文献资料中可看到相对婴儿剂量(relative infant dose,RID)的概念,它是母亲剂量的一个百分比[233]。通常认为RID<10%可接受。尽管如此,仍需考虑其他一些变量,例如年龄、婴儿的健康状况及药物自身的安全性。另需注意的是,这些都是基于部分个体数据得出的估计值,将这些公式应用于某个体在临床上并不适用。同 M/P 比值相比,专家们认为 RID 更适用于评估婴儿暴露。

使用母体血药浓度峰值预测婴儿摄入药物剂量,这个假设在本质上存在缺陷,因为在母体中药物达峰浓度时并不等于母乳中药物也达到峰浓度[233,236]。婴儿实际摄入药物总量也取决于摄入的母乳总量。即使一个药物有较高的 M/P 值,倘若婴儿只摄入很少量的母乳,婴儿实际摄入的药物总量也会很少。因此,M/P 值描述的是药物排泄至母乳中的可能比例,但它不能用于预测婴儿的药物暴露剂量。通常情况下,对于母乳喂养而言,低 M/P 值(<1)的药物比高 M/P 值(>1)的药物更安全,但是,也应考虑其他一些参数,如母亲情况及治疗效果。

可以通过婴儿摄入的母乳量评估一些药物的婴儿暴露量。M/P 比值可评估母乳中药物浓度(公式 49-1)及婴儿可能摄入的药物量(公式 49-2)[233,236,237]。公式 49-1 中的变量在已发表的文献中可以查到,但仅有部分药物有这些变量的数据。婴儿摄入母乳的确切总量很难得知,但是平均摄入量约为 150ml/(kg·d)。这样估算出的婴儿摄入量可用于计算 RID,它是母亲摄入量的一个百分比[236]。

$$母乳中药物浓度 = 血浆中药物浓度 \times M/P$$
$$(公式\ 49\text{-}1)$$

$$婴儿摄入量[mg/(kg \cdot d)] = 母乳中药物浓度$$
$$\times 母乳体积[ml/(kg \cdot d)]$$
$$(公式\ 49\text{-}2)$$

$$RID\% = 婴儿摄入量[mg/(kg \cdot d)]/$$
$$母亲摄入量[mg/(kg \cdot d)] \times 100 \quad (公式\ 49\text{-}3)$$

案例 49-13

问题 1:K. J. 在进行母乳喂养,体重 91kg,现每日口服氢氯噻嗪(hydrochlorothiazide)50mg。该药有较长的半衰期(约 12 小时),服药后 5~10 小时药物浓度达到峰值。在一项近期研究中,该药在母乳中的平均药物浓度为 80ng/ml。基于这些数据,该药是否对 K. J. 的婴儿有危害呢?

母亲的摄入量可计算为 50mg/91kg,等于 0.55mg/(kg·d)。婴儿的摄入量可计算为 80ng/ml×150ml/(kg·d),等于 0.012mg/(kg·d)。RID 可计算为婴儿摄入量[0.012mg/(kg·d)]除以母亲摄入量[0.55mg/(kg·d)],再乘以 100,等于 2.18%。因此,该药对 K. J. 的婴儿没有危害。K. J. 可继续在哺乳期间服用氢氯噻嗪。AAP 认为服用氢氯噻嗪可以进行母乳喂养[38,92]。

减少药物暴露风险

如果需要对哺乳妇女进行药物治疗,应尽可能减少药物对婴儿的危害。减少暴露风险的方法在既往研究中已被提及[229,233,234]。表 49-7 总结了应考虑的关键因素。除了哺乳期禁用的药物外,应由母亲自己决定在用药后继续哺乳还是停止哺乳。因此,在该过程中,耐心教育非常重要。应告知母亲药物使用或不使用的潜在风险。她也应知晓可通过改变喂养方式、药物摄入时间及仔细观察婴儿早期不良反应等方式来降低风险。

表 49-7

减少婴儿接触乳汁中药物的危险性

除非婴儿已准备断奶,否则只有当必须用药及不能延迟治疗的情况下才应该使用药物
药物选择
考虑药物是否可以安全地直接给予婴儿
选择进入乳汁能力差的药物,最低的 M/P 比值,RID<10%
避免使用长效配方(如缓释剂)
考虑可以减少药物分泌进入乳汁的可能给药途径
决定治疗持续时间,避免长期使用
哺乳方式
避免在药物浓度达峰值时哺乳 尽可能把哺乳时间安排在下一次给药前
其他考虑
持续观察婴儿是否出现不常见的症状(如镇静,易激,皮疹,食欲不振,体重不增)
若药物对于婴儿的风险大于母乳哺乳带来的益处,则应在药物治疗期间停止哺乳
进行充分的患者用药教育来提高患者对于危险因素的理解

M/P,乳汁血浆比值;RID,相对婴儿剂量

来源:Anderson PO. Drugs and breast milk [letter]. *Pediatrics*. 1995;95;957;Begg EJ et al. Studying drugs in human milk;time to unify the approach. *J Hum Lact*. 2002;18;323;Howard CR,Lawrence RA. Drugs and breastfeeding. *Clin Perinatol*. 1999;26;447.

有关药物及哺乳的资料

哺乳期间药物使用的回顾性资料有助于临床医师权衡哺乳期间用药的利弊。表 49-8 列举了一些哺乳期禁用的药物。AAP 定期核查一些药物和其他一些化合物在母乳中的转运,并且公布他们的研究成果[92]。协会明确了部分药物在哺乳期间应避免使用,部分药物应慎用,部分药物对婴儿的影响未知,还有部分药物在哺乳期应用是安全的。这些指南在不断更新,每几年就会出版新的指南。因此读者需关注最新的 AAP 指南。除 AAP 指南外,还有其他一些哺乳期用药指南[38,92,234]。

表 49-8

哺乳期间应禁止使用的药物[a]

药物或药物类别	对婴儿的作用
苯异丙胺（amphetamines）[a]	在乳汁中富集可造成易激，睡眠差
抗肿瘤药物（antineoplastics）	潜在免疫抑制；对于分裂期细胞的细胞毒性作用未知[2]
可卡因（cocaine）[a]	排出在乳汁中；因中枢神经系统的刺激作用和毒性而禁止
麦角胺（ergotamine）	潜在的泌乳抑制；呕吐、腹泻和惊厥均有报道[92]。一些医师认为应该禁止。AAP 建议谨慎使用
海洛因（heroin）	若摄入足够量有潜在成瘾作用
免疫抑制剂（immunosuppressants）	潜在免疫抑制作用
锂（lithium）	乳汁和血清浓度平均为母体浓度的 40%，潜在毒性存在。一些医师认为应该禁止。AAP 建议谨慎使用
麦角酸二乙胺（lysergic acid diethyl-amide，LSD）[a]	可能从乳汁中分泌
大麻（marijuana）[a]	在乳汁中分泌
米索前列醇（misoprostol）	乳汁中分泌并未得以研究，但因潜在的婴儿严重腹泻风险而禁止
环苯基哌啶（phencyclidine）[a]	明显的致幻作用
菲尼酮（phenidone）	在一个婴儿中产生大规模阴囊血肿及疝切开手术后伤口渗出而禁止使用
要求暂时停止哺乳	
放射性药物	暂时停止哺乳来允许放射性物质从乳汁中的消除。单个药物的建议使用时间为：铜-64（^{64}Cu）50 小时；镓-67（^{67}Ga）2 周；铟-111（^{111}In）20 小时；碘-123（^{123}I）36 小时；碘-125（^{125}I）12 日；碘-131（^{131}I）2~14 日；放射性钠 96 小时；锝-99m（^{99m}Tc）15 小时~3 日；（^{99m}TcO$_4$）（^{99m}Tc 团聚体）15 小时~3 日

[a] 表中并未包含所有药物。所列的药物是按类别列出而不是具体药物名称。
[b] 在哺乳时所有药物都应禁止滥用。
AAP，美国儿科协会。
来源：Briggs G et al. *Drugs in Pregnancy and Lactation：A Reference Guide to Fetal and Neonatal Risk*. 11th ed. Philadelphia，PA：Lippincott Williams & Wilkins. 2017；Sachs HC and the American Academy of Pediatrics Committee on Drugs. Transfer of drugs and other chemicals into human milk. *Pediatrics*. 2013；132（3）；e796-e809；Hale TW. *Medications and Mothers' Milk*. 16th ed. Amarillo，TX：Pharmasoft Medical Publishing. 2014.

大多数药物都会在一定程度上被分泌母乳中，读者可根据一些专业的资源对相关的药物问题进行深入的回顾分析。有关哺乳期用药的最好的数据库有：（a）Briggs，Freeman 及 Yaffe 编写的 Drugs in Pregnancy and Lactation：A Reference Guide to Fetal and Neonatal Risk[38]；（b）TOXNET，一个在线的哺乳数据库，由 NIH 赞助，网址：http://toxnet. nlm. nih. gov 。这两个数据库经同行评议，包含了很多参考文献出处。因不时需增添新的数据，其目录不断变化。

致谢

感谢 Kimey D. Ung，Jennifer McNulty，and Gerald G. Briggs，BPharm 在早期版本中对本章的贡献。

（李征宇、张川 译，曾力楠 校，张伶俐、赵霞 审）

参考文献

1. Cunningham FG et al. Prenatal care. In: Gary Cunningham F et al, eds. *Williams Obstetrics*. 24th. New York, NY: McGraw-Hill; 2014:167.
2. Martin JA et al. Births: final data for 2013. *Natl Vital Stat Rep*. 2015;64(1):1.
3. Mathews TJ, MacDorman MF. Infant mortality statistics from the 2013 period linked birth/infant death data set. *Natl Vital Stat Rep*. 2015;64(9):1.
4. Johnson TRB et al. Preconception and prenatal care: part of the continuum. In: Gabbe SG et al, eds. *Obstetrics: Normal and Problem Pregnancies*. 6th ed. Philadelphia, PA: Churchill Livingstone; 2012:101.
5. Cunningham FG et al. Hematological disorders. In: Gary Cunningham F et al, eds. *Williams Obstetrics*. 24th ed. New York, NY: McGraw-Hill; 2014:1101.
6. American College of Obstetricians and Gynecologists. ACOG Practice Bulletin No. 95: anemia in pregnancy. *Obstet Gynecol*. 2008;112:201.
7. Centers for Disease Control and Prevention. Recommendations to prevent and control iron deficiency in the United States. *MMWR Recomm Rep*. 1998;47(RR-3):1.
8. Czeizel AE, Dudás I. Prevention of the first occurrence of neural-tube defects by periconceptional vitamin supplementation. *N Engl J Med*. 1992;327:1832.

9. Centers for Disease Control and Prevention. Recommendations for the use of folic acid to reduce the number of cases of spina bifida and other neural tube defects. *MMWR Recomm Rep*. 1992;41(RR-14):1.

10. Centers for Disease Control and Prevention.Updated estimates of neural tube defects prevented by mandatory folic acid fortification in the United States 1995–2011. *Morb Mortal Wkly Rep*. 2015;64(1):1–5.

11. Centers for Disease Control and Prevention.CDC Grand rounds: Additional opportunities to prevent neural tube defects with folic acid fortification. *Morb Mortal Wkly Rep*. 2010;59(31):980–984.

12. Food and Nutrition Board of the Institute of Medicine. Dietary reference intakes for calcium and vitamin D. November 2010. http://www.iom.edu/Reports/2010/Dietary-Reference-Intakes-for-Calcium-and-Vitamin-D/Report-Brief.aspx. Accessed June 22, 2011.

13. Newton G. Section X: Home testing medical equipment. In: Krinsky et al, eds. *Handbook of Nonprescription Drugs*. 18th ed. Washington, DC: American Pharmaceutical Association; 2014.

14. Committee on Gynecologic Practice, The American College of Obstetricians and Gynecologists. ACOG. Committee opinion: number 278, November 2002. Avoiding inappropriate clinical decisions based on false-positive human chorionic gonadotropin test results. *Obstet Gynecol*. 2002;100(5, pt 1):1057.

15. Frederiksen MC. Physiologic changes in pregnancy and their effect on drug disposition. *Semin Perinatol*. 2001;25:120.

16. Loebstein R, Koren G. Clinical relevance of therapeutic drug monitoring during pregnancy. *Ther Drug Monit*. 2002; 24:15.

17. Little BB. Pharmacokinetics during pregnancy: evidence-based maternal dose formulation. *Obstet Gynecol*. 1999;93(5, Pt 2):858.

18. McAuley JW, Anderson GD. Treatment of epilepsy in women of reproductive age: pharmacokinetic considerations. *Clin Pharmacokinet*. 2002;41:559.

19. Anderson GD. Pregnancy-induced changes in pharmacokinetics: a mechanistic-based approach. *Clin Pharmacokinet*. 2005;44:989.

20. Harris RZ et al. Gender effects in pharmacokinetics and pharmacodynamics. *Drugs*. 1995;50:222.

21. Loebstein R et al. Pharmacokinetic changes during pregnancy and their clinical relevance. *Clin Pharmacokinet*. 1997;33:328.

22. Abalovich M et al. Management of thyroid dysfunction during pregnancy and postpartum: an Endocrine Society Clinical Practice Guideline. *J Clin Endocrinol Metab*. 2007;92(8, Suppl):S1.

23. Kalter H, Warkany J. Medical progress. Congenital malformations: etiologic factors and their role in prevention (first of two parts). *N Engl J Med*. 1983;308:424.

24. Schardein JL. *Chemically Induced Birth Defects*. 3rd ed. New York, NY: Marcel Dekker; 2000.

25. National Research Council. *Scientific Frontiers in Developmental Toxicology and Risk Assessment*. Washington, DC: National Academy Press; 2000.

26. Carter CO. Genetics of common single malformations. *Br Med Bull*. 1976;32:21.

27. O'Rahilly RR, Muller F. *Human Embryology & Teratology*. 3rd ed. New York, NY: Wiley-Liss; 2001.

28. Beckman DA, Brent RL. Mechanism of known environmental teratogens: drugs and chemicals. *Clin Perinatol*. 1986;13:649.

29. Seaver LH, Hoyme HE. Teratology in pediatric practice. *Pediatr Clin North Am*. 1992;39:111.

30. Shepard TH. Teratogenicity of therapeutic agents. *Curr Probl Pediatr*. 1979;10:1.

31. Koren G et al Perception of teratogenic risk by pregnant women exposed to drugs and chemicals during the first trimester. *Am J Obstet Gynecol*. 1989;160(5, Pt 1):1190.

32. American College of Obstetricians and Gynecologists. ACOG educational bulletin. Teratology. Number 236, April 1997 (replaces no. 233, February 1997). *Int J Gynaecol Obstet*. 1997;57:319.

33. US Food, US Food and Drug Administration. Information for Healthcare Professionals: Lamotrigine (marketed as Lamictal). 2006. http://www.fda.gov/Drugs/DrugSafety/PostmarketDrugSafetyInformationforPatientsandProviders/ucm126225.htm. Accessed June 16, 2011.

34. US Food, US Food and Drug Administration. Public Health Advisory: Paroxetine. 2005. http://www.fda.gov/Drugs/DrugSafety/PostmarketDrugSafetyInformationforPatients andProviders/DrugSafetyInformationforHeathcareProfessionals/PublicHealthAdvisories/ucm051731.htm. Accessed June 14, 2011.

35. US Food, US Food and Drug Administration. FDA: risk of oral birth defects in children born to mothers taking topiramate. 2011. http://www.fda.gov/NewsEvents/Newsroom/PressAnnouncements/ucm245594.htm. Accessed June 14, 2011.

36. Fabro S et al. Chemical exposure of embryos during the preimplantation stages of pregnancy: mortality rate and intrauterine development. *Am J Obstet Gynecol*. 1984;148:929.

37. Koren G et al. Major malformations with valproic acid. *Can Fam Physician*. 2006;52:441.

38. Briggs G et al. *Drugs in Pregnancy and Lactation: A Reference Guide to Fetal and Neonatal Risk*. 11th ed. Philadelphia, PA: Lippincott Williams & Wilkins; 2017.

39. Scialli AR et al. Communicating risks during pregnancy: a workshop on the use of data from animal developmental toxicity studies in pregnancy labels for drugs. *Birth Defects Res A Clin Mol Teratol*. 2004;70:7.

40. Buehler BA et al. Prenatal prediction of risk of the fetal hydantoin syndrome. *N Engl J Med*. 1993;329:1660.

41. Nishimura H, Tanimura T. *Clinical Aspects of the Teratogenicity of Drugs*. New York, NY: American Elsevier; 1976.

42. Polin RA et al. *Fetal and Neonatal Physiology*. 2nd ed. Philadelphia, PA: WB Saunders; 1998.

43. Food and Drug Administration. Pregnancy and Lactation Labeling (Drugs) Final Rule. Accessed at: http://www.fda.gov/Drugs/DevelopmentApprovalProcess/DevelopmentResources/Labeling/ucm093307.htm

44. [No Authors Listed]. Practice Bulletin Summary 153: nausea and vomiting of pregnancy. *Obstet Gynecol*. 2015;126(3):687–688.

45. Badell ML et al. Treatment options for nausea and vomiting during pregnancy. *Pharmacotherapy*. 2006;26:1273.

46. Niebyl JR. Clinical practice. Nausea and vomiting in pregnancy. *N Engl J Med*. 2010;363:1544.

47. Nelson-Piercy C. Treatment of nausea and vomiting in pregnancy. When should it be treated and what can be safely taken? *Drug Saf*. 1998;19:155.

48. McKeigue PM et al. Bendectin and birth defects: I. A meta-analysis of the epidemiologic studies. *Teratology*. 1994; 50:27.

49. Seto A et al. Pregnancy outcome following first trimester exposure to antihistamines: meta-analysis. *Am J Perinatol*. 1997;14:119.

50. Nageotte MP et al. Droperidol and diphenhydramine in the management of hyperemesis gravidarum. *Am J Obstet Gynecol*. 1996;174:1801.

51. Tan PC et al. Promethazine compared with metoclopramide for hyperemesis gravidarum: a randomized controlled trial. *Obstet Gynecol*. 2010;115:975.

52. Magee LA et al. Evidence-based view of safety and effectiveness of pharmacologic therapy for nausea and vomiting of pregnancy (NVP). *Am J Obstet Gynecol*. 2002;186(5, Suppl):S256.

53. Herrell H. Nausea and Vomiting of preganancy. *Am Fam Physcian*. 2014;89(12):965–970.

54. Koren G et al. Effectiveness of delayed release doxylamine and pyridoxine for nausea and vomiting of pregnancy: a randomized placebo controlled trail. *Am J Obstet Gynecol*. 2010;203:571.

55. Passternak B et al. Ondanestron in pregnancy and risk of adverse fetal outcomes. *N Engl J Med*. 2013;368:814–823.

56. Gill S et al. The safety of proton pump inhibitors (PPIs) in pregnancy: a meta-analysis. *Am J Gastroenterol*. 2009;104:1541.

57. Pasrernak B, Hviid A. Use of proton-pump inhibitors in early pregnancy and the risk of birth defects. *N Engl J Med*. 2010;363:2114.

58. Lumbiganon P et al. Screening and treating asymptomatic bacteriuria in pregnancy. *Curr Opin Obstet Gynecol*. 2010;22:95.

59. Mignini L et al. Accuracy of diagnostic tests to detect asymptomatic bacteriuria during pregnancy. *Obstet Gynecol*. 2009;113(2, Pt 1):346.

60. Mittal P, Wing DA. Urinary tract infections in pregnancy. *Clin Perinatol*. 2005;32:749.

61. Lin K et al. Screening for asymptomatic bacteriuria in adults: evidence for the U.S. Preventive Services Task Force reaffirmation recommendation statement. *Ann Intern Med*. 2008;149:W20.

62. American College of Obstetricians and Gynecologists. ACOG educational bulletin. Antimicrobial therapy for obstetric patients. Number 245, March 1998 (replaces no. 117, June 1988). *Int J Gynaecol Obstet*. 1998;61:299.

63. Guinto VT et al. Different antibiotic regimens for treating asymptomatic bacteriuria in pregnancy. *Cochrane Database Syst Rev*. 2010;(9):CD007855.

64. Lumbiganon P et al. One-day compared with 7-day nitrofurantoin for asymptomatic bacteriuria in pregnancy: a randomized controlled trial. *Obstet Gynecol*. 2009;113(2 Pt 1): 339.

65. Cunningham FG et al. Diabetes. In: Gary Cunningham F et al, eds. *Williams Obstetrics*. 24th ed. New York, NY: McGraw-Hill; 2014.

66. ACOG Committee on Practice Bulletins. ACOG Practice Bulletin. Clinical Management Guidelines for Obstetrician-Gynecologists. Number 60, March 2005. Pregestational diabetes mellitus. *Obstet Gynecol*. 2005;105:675.

67. Committee on Obstetric Practice. ACOG Committee Opinion No. 435: postpartum screening for abnormal glucose tolerance in women who had gestational diabetes mellitus. *Obstet Gynecol*. 2009;113:1419.

68. The American College of Obstetricians and Gynecologist. Practice Bulletin: Gestational Diabetes Mellitus Number 137. *Obstet Gynecol*. 2013;122(2):406–416.

69. England LJ et al. Preventing type 2 diabetes: public health implications for women with a history of gestational diabetes mellitus. *Am J Obset Gynecol*.

2009;200:365.

70. Garner P. Type I diabetes mellitus and pregnancy. *Lancet*. 1995;346:157.

71. Kitzmiller JL et al. Preconception care for women with diabetes and prevention of major congenital malformations. *Birth Defects Res A Clin Mol Teratol*. 2010;88:791.

72. [No authors listed]. Pregnancy outcomes in the diabetes control and complications trial. *Am J Obstet Gynecol*. 1996;174:1343.

73. Greene MF et al. First-trimester hemoglobin A1 and risk for major malformation and spontaneous abortion in diabetic pregnancy. *Teratology*. 1989;39:225.

74. American Diabetes Association. Management of diabetes in pregnancy. Sec 12. In Standards of Medical Care in Diabetes 2016. *Diabetes Care*. 2016; 39(Suppl 1): s94–s98.

75. Cooper WO et al. Major congenital malformations after first-trimester exposure to ACE inhibitors. *N Engl J Med*. 2006;354:2443.

76. de Veciana M et al. Postprandial versus preprandial blood glucose monitoring in women with gestational diabetes mellitus requiring insulin therapy. *N Engl J Med*. 1995;333:1237.

77. Homko CJ, Reece EA. Insulins and oral hypoglycemic agents in pregnancy. *J Matern Fetal Neonatal Med*. 2006;19:679.

78. American College of Obstetricians and Gynecology Committee on Practice Bulletins-Obstetricians. ACOG Practice Bulletin. Clinical management guidelines for obstetricians and gynecologist. Number 30, September 2001 (replaces Technical Bulletin Number 200, December 1994). *Obstet Gynecol*. 2001;98:525–538.

79. Rowan JA et al. Metformin versus insulin for the treatment of gestational diabetes [published correction appears in *N Engl J Med*. 2008;359:106]. *N Engl J Med*. 2008;358:2003.

80. Working Group on High Blood Pressure in Pregnancy. Report of the National High Blood Pressure Education Program. *Am J Obstet Gynecol*. 2000;183:S1.

81. Wildman K et al. Maternal mortality as an indicator of obstetric care in Europe. *Br J Obstet Gynecol*. 2004;111:164.

82. Chang J et al. Pregnancy-related mortality surveillance—United States, 1991–1999. *MMWR Surveill Summ*. 2003; 52:1.

83. ACOG Committee on Practice Bulletins. ACOG Practice Bulletin. Chronic hypertension in pregnancy. ACOG Committee on Practice Bulletins. *Obstet Gynecol*. 2001;98(1, Suppl):177.

84. ACOG Committee on Practice Bulletins—Obstetrics. ACOG practice bulletin. Diagnosis and management of preeclampsia and eclampsia. Number 33, January 2002. *Obstet Gynecol*. 2002;99:159.

85. Sibai BM. Treatment of hypertension in pregnant women. *N Engl J Med*. 1996;335:257.

86. Markahm K, Funai EF. Pregnancy-related hypertension. In: Creasy RK et al, ed. *Creasy and Resnik's Maternal-Fetal Medicine: Principles and Practice*. 7th ed. Philadelphia: Saunders; 2014:756.

87. Sibai B et al. Pre-eclampsia. *Lancet*. 2005;365:785.

88. James P et al.2014 Evidence based guidelines for the management of high blood pressure in adults: the JNC 8 report. *JAMA* 2014; 311(5): 507-520.

89. von Dadelszen P et al. Fall in mean arterial pressure and fetal growth restriction in pregnancy hypertension: a meta-analysis. *Lancet*. 2000;355:87.

90. Abalos E et al. Antihypertensive drug therapy for mild to moderate hypertension during pregnancy. *Cochrane Database Syst Rev*. 2007;(1):CD002252.

91. Kyle PM, Redman CW. Comparative risk-benefit assessment of drugs used in the management of hypertension in pregnancy. *Drug Saf*. 1992;7:223.

92. American Academy of Pediatrics Committee on Drugs. The Transfer of drugs and therapeutics into human breast milk: an update on selected topics. *Pediatrics*. 2013;132(3):e796–e809.

93. Butters L et al. Atenolol in essential hypertension during pregnancy. *BMJ*. 1990;301:587.

94. Lydakis C et al. Atenolol and fetal growth in pregnancies complicated by hypertension. *Am J Hypertens*. 1999;12:541.

95. Ito S. Drug therapy for breast-feeding women [published correction appears in *N Engl J Med*. 2000;343:1348]. *N Engl J Med*. 2000;343:118.

96. Shannon ME et al. Beta blockers and lactation: an update. *J Hum Lact*. 2000;16:240.

97. Shannon ME et al. Calcium channel antagonists and lactation: an update. *J Hum Lact*. 2000;16:60.

98. Dekker GA, Sibai BM. Etiology and pathogenesis of preeclampsia: current concepts. *Am J Obstet Gynecol*. 1998;179:1359.

99. Patrick T, Roberts JM. Current concepts in preeclampsia. *MCN Am J Matern Child Nurs*. 1999;24:193.

100. Vidaeff AC et al. Acute hypertensive emergencies in pregnancy. *Crit Care Med*. 2005;33(10, Suppl):S307.

101. Mabie WC. Management of acute severe hypertension and encephalopathy. *Clin Obstet Gynecol*. 1999;42:519.

102. Magee LA et al. Risks and benefits of beta-receptor blockers for pregnancy hypertension: overview of the randomized trials. *Eur J Obstet Gynecol Reprod Biol*. 2000;88:15.

103. Belfort MA et al. Labetalol decreases cerebral perfusion pressure without negatively affecting cerebral blood flow in hypertensive gravidas. *Hypertens Pregnancy*. 2002;21:185.

104. Magee LA et al. Hydralazine for treatment of severe hypertension in pregnancy: meta-analysis. *BMJ*. 2003;327:955.

105. Vigil-De Gracia P et al. Severe hypertension in pregnancy: hydralazine or labetalol. A randomized clinical trial. *Eur J Obstet Gynecol Reprod Biol*. 2006;128:157.

106. Idama TO, Lindow SW. Magnesium sulphate: a review of clinical pharmacology applied to obstetrics. *Br J Obstet Gynaecol*. 1998;105:260.

107. Vermillion ST et al. A randomized, double-blind trial of oral nifedipine and intravenous labetalol in hypertensive emergencies of pregnancy. *Am J Obstet Gynecol*. 1999;181:858.

108. Scardo JA et al. A randomized, double-blind, hemodynamic evaluation of nifedipine and labetalol in preeclamptic hypertensive emergencies. *Am J Obstet Gynecol*. 1999;181:862.

109. Lucas MJ et al. A comparison of magnesium sulfate with phenytoin for the prevention of eclampsia. *N Engl J Med*. 1995;333:201.

110. Altman D et al. Do women with pre-eclampsia, and their babies, benefit from magnesium sulphate? The Magpie Trial: a randomised placebo-controlled trial. *Lancet*. 2002;359:1877.

111. Alexander JM et al. Selective magnesium sulfate prophylaxis for the prevention of eclampsia in women with gestational hypertension. *Obstet Gynecol*. 2006;108:826.

112. Belfort MA et al. A comparison of magnesium sulfate and nimodipine for the prevention of eclampsia. *N Engl J Med*. 2003;348:304.

113. World Health Organization. *WHO Recommendations for Prevention and Treatment of Pre-eclampsia and Eclampsia*. Geneva: WHO; 2011. http://whqlibdoc .who.int/publications/2011/9789241548335_eng.pdf

114. Witlin AG. Prevention and treatment of eclamptic convulsions. *Clin Obstet Gynecol*. 1999;42:507.

115. Sibai BM et al. Reassessment of intravenous MgSO4 therapy in preeclampsia-eclampsia. *Obstet Gynecol*. 1981;57:199.

116. Kohn LT et al. *To Err Is Human: Building a Safer Health System*. Washington, DC: Institute of Medicine and the National Academy Press; 1999.

117. Simpson KR, Knox GE. Obstetrical accidents involving intravenous magnesium sulfate: recommendations to promote patient safety. *MCN Am J Matern Child Nurs*. 2004;29:161.

118. Isler CM et al. Postpartum seizure prophylaxis: using maternal clinical parameters to guide therapy. *Obstet Gynecol*. 2003;101:66.

119. [No authors listed]. Which anticonvulsant for women with eclampsia? Evidence from the Collaborative Eclampsia Trial [published correction appears in *Lancet*. 1995;346:258]. *Lancet*. 1995;345:1455.

120. Norwitz ER et al. The control of labor. *N Engl J Med*. 1999;341:660.

121. ACOG Committee on Practice Bulletins—Obstetrics. ACOG Practice Bulletin No 107. Induction of labor. *Obstet Gynecol*. 2009;114(2 Pt 1):386.

122. Cunningham FG et al. Induction and augmentation of labor. In: Gary Cunningham F et al, eds. *Williams Obstetrics*. 24th ed. New York, NY: McGraw-Hill; 2014:523.

123. NIH Consensus Development Panel on the Effect of Corticosteroids for Fetal Maturation on Perinatal Outcomes. Effect of corticosteroids for fetal maturation on perinatal outcomes. *JAMA*. 1995;273:413.

124. ACOG Committee on Obstetric Practice. ACOG Committee Opinion No. 475: antenatal corticosteroid therapy for fetal maturation. *Obstet Gynecol*. 2011;117(2 Pt 1):422.

125. Riskin-Mashiah S, Wilkins I. Cervical ripening. *Obstet Gynecol Clin North Am*. 1999;26:243.

126. Vrouenraets FP et al. Bishop score and risk of cesarean delivery after induction of labor in nulliparous women. *Obstet Gynecol*. 2005;105:690.

127. Vahratian A et al. Labor progression and risk of cesarean delivery in electively induced nulliparas. *Obstet Gynecol*. 2005;105:698.

128. Sanchez-Ramos L et al. Misoprostol for cervical ripening and labor induction: a meta-analysis. *Obstet Gynecol*. 1997;89:633.

129. Hofmeyr GJ et al. Vaginal misoprostol for cervical ripening and induction of labour. *Cochrane Database Syst Rev*. 2010;(10):CD000941.

130. Wing DA. A benefit-risk assessment of misoprostol for cervical ripening and labour induction. *Drug Saf*. 2002;25: 665.

131. Sanchez-Ramos L et al. Labor induction with prostaglandin E1 misoprostol compared with dinoprostone vaginal insert: a randomized trial. *Obstet Gynecol*. 1998;91:401.

132. Blanchette HA et al. Comparison of the safety and efficacy of intravaginal misoprostol (prostaglandin E_1) with those of dinoprostone (prostaglandin E_2) for cervical ripening and induction of labor in a community hospital.

Am J Obstet Gynecol. 1999;180(6, Pt 1):1551.

133. Wing DA et al. A comparison of orally administered misoprostol with vaginally administered misoprostol for cervical ripening and labor induction. *Am J Obstet Gynecol.* 1999;180:1155.

134. Alfirevic Z, Weeks A. Oral misoprostol for induction of labour. *Cochrane Database Syst Rev.* 2006;(2):CD001338.

135. Wing DA et al. Misoprostol vaginal insert for successful labor induction: A randomized controlled trial. *Obstet Gynecol.* 2011;117:533.

136. Rayburn WF. Prostaglandin E_2 gel for cervical ripening and induction of labor: a critical analysis. *Am J Obstet Gynecol.* 1989;160:529.

137. Witter FR et al. A randomized trial of prostaglandin E_2 in a controlled-release vaginal pessary for cervical ripening at term. *Am J Obstet Gynecol.* 1992;166:830.

138. Rayburn WF et al. An intravaginal controlled-release prostaglandin E_2 pessary for cervical ripening and initiation of labor at term. *Obstet Gynecol.* 1992;79:374.

139. Cervidil [package insert] St. Louis, MO: Forrest Pharmaceuticals; 1997.

140. Kelly AJ et al. Vaginal prostaglandin (PGE_2 and $PGF_{2\alpha}$) for induction of labour at term. *Cochrane Database Syst Rev.* 2009;(4):CD003101.

141. Prepidil Gel [package insert]. Kalamazoo, MI: Pharmacia & Upjohn Company; 1999.

142. Battista LR, Wing DA. Abnormal labor and induction of labor. In: Gabbe SG et al, eds. *Obstetrics: Normal and Problem Pregnancies.* 5th ed. Philadelphia, PA: Churchill Livingstone; 2007:322.

143. American College of Obstetricians and Gynecologists. ACOG practice patterns. Management of postterm pregnancy. Number 6, October 1997. *Int J Gynaecol Obstet.* 1998;60:86.

144. Dudley DJ. Oxytocin: use and abuse, science and art. *Clin Obstet Gynecol.* 1997;40:516.

145. Perry RL et al. The pharmacokinetics of oxytocin as they apply to labor induction. *Am J Obstet Gynecol.* 1996;174:1590.

146. Shyken JM, Petrie RH. The use of oxytocin. *Clin Perinatol.* 1995;22:907.

147. Satin AJ et al. High-dose oxytocin: 20- versus 40-minute dosage interval. *Obstet Gynecol.* 1994;83:234.

148. Satin AJ et al. High- versus low-dose oxytocin for labor stimulation. *Obstet Gynecol.* 1992;80:111.

149. Xenakis EM et al. Low-dose versus high-dose oxytocin augmentation of labor—a randomized trial. *Am J Obstet Gynecol.* 1995;173:1874.

150. Ananth CV et al. Trends in preterm birth and perinatal mortality among singletons: United States, 1989 through 2000. *Obstet Gynecol.* 2005;105(5, Pt 1):1084.

151. Alexander GR et al. US birth weight/gestational age-specific neonatal mortality: 1995–1997 rates for whites, Hispanics, and blacks. *Pediatrics.* 2003;111:e61.

152. Goldenberg RL et al. Intrauterine infection and preterm delivery. *N Engl J Med.* 2000;342:1500.

153. Esplin MS. Preterm birth: a review of genetic factors and future directions for genetic study. *Obstet Gynecol Surv.* 2006;61:800.

154. Bujimschi C, Norman C. Pathogenesis of spontaneous preterm labor. In: Creasy RK et al, eds. *Creasy and Resnik's Maternal-Fetal Medicine Principles and Practice.* 7th ed. Philadelphia: WB Saunders; 2014:599.

155. Smith R. Parturition. *N Engl J Med.* 2007;356:271.

156. Iams JD et al. Preterm labor and birth. In: Creasy RK et al, eds. *Creasy and Resnik's Maternal-Fetal Medicine.* 7th ed. Philadelphia, PA: Saunders; 2014:624.

157. American College of Obstetricians and Gynecologists. ACOG Practice Bulletin No 31. Assessment of risk factors for preterm birth. Clinical management guidelines for obstetrician-gynecologists. Number 31, October 2001. *Obstet Gynecol.* 2001;98:709.

158. Berkman ND et al. Tocolytic treatment for the management of preterm labor: a review of the evidence. *Am J Obstet Gynecol.* 2003;188:1648.

159. Simhan HN, Caritis SN. Prevention of preterm delivery. *N Engl J Med.* 2007;357:477.

160. ACOG Committee on Practice Bulletins. American College of Obstetricians and Gynecologist. ACOG Practice Bulletin No 43. Management of preterm labor. *Obstet Gynecol.* 2003;101(5, Pt 1):1039.

161. Crowther CA et al. Magnesium sulphate for preventing preterm birth in threatened preterm labour. *Cochrane Database Syst Rev.* 2002;(4):CD001060.

162. [No authors listed]. Treatment of preterm labor with the beta-adrenergic agonist ritodrine. The Canadian Preterm Labor Investigators Group. *N Engl J Med.* 1992;327:308.

163. Anotayanonth S et al. Betamimetics for inhibiting preterm labour. *Cochrane Database Syst Rev.* 2004;(4):CD004352.

164. Goldenberg RL. The management of preterm labor. *Obstet Gynecol.* 2002;100(5, Pt 1):1020.

165. King J et al. Cyclo-oxygenase (COX) inhibitors for treating preterm labour. *Cochrane Database Syst Rev.* 2005;(2): CD001992.

166. Macones GA et al. The controversy surrounding indomethacin for tocolysis. *Am J Obstet Gynecol.* 2001;184:264.

167. Iannucci TA et al. Effect of dual tocolysis on the incidence of severe intraventricular hemorrhage among extremely low-birth-weight infants. *Am J Obstet Gynecol.* 1996;175(4, Pt 1):1043.

168. Norton ME et al. Neonatal complications after the administration of indomethacin for preterm labor. *N Engl J Med.* 1993;329:1602.

169. Loe SM et al. Assessing the neonatal safety of indomethacin tocolysis: a systematic review with meta-analysis. *Obstet Gynecol.* 2005;106:173.

170. King JF et al. Calcium channel blockers for inhibiting preterm labour. *Cochrane Database Syst Rev.* 2003;(1): CD002255.

171. Lyell DJ et al. Magnesium sulfate compared with nifedipine for acute tocolysis of preterm labor: a randomized controlled trial. *Obstet Gynecol.* 2007;110:61.

172. Cunningham FG et al. Preterm birth. In: Gary Cunningham F et al, eds. *Williams Obstetrics.* 24th ed. New York, NY: McGraw-Hill; 2014.

173. Glock JL, Morales WJ. Efficacy and safety of nifedipine versus magnesium sulfate in the management of preterm labor: a randomized study. *Am J Obstet Gynecol.* 1993;169:960.

174. Papatsonis DN et al. Nifedipine and ritodrine in the management of preterm labor: a randomized multicenter trial. *Obstet Gynecol.* 1997;90:230.

175. Lewis DF. Magnesium sulfate: the first-line tocolytic. *Obstet Gynecol Clin North Am.* 2005;32:485.

176. Lewis DF et al. Successful magnesium sulfate tocolysis: is "weaning" the drug necessary? *Am J Obstet Gynecol.* 1997;177:742.

177. Crowther CA et al. Effect of magnesium sulfate given for neuroprotection before preterm birth: a randomized controlled trial. *JAMA.* 2003;290:2669.

178. Nelson KB, Grether JK. Can magnesium sulfate reduce the risk of cerebral palsy in very low birthweight infants? *Pediatrics.* 1995;95:263.

179. Rouse DJ et al. A randomized, controlled trial of magnesium sulfate for the prevention of cerebral palsy. *N Engl J Med.* 2008;359:895.

180. American College of Obstetricians and Gynecologists Committee on Obstetric Practice; Society for Maternal-Fetal Medicine. Committee Opinion No. 455: Magnesium sulfate before anticipated preterm birth for neuroprotection. *Obstet Gynecol.* 2010;115:669.

181. Dodd JM et al. Oral betamimetics for maintenance therapy 5 after threatened preterm labour. *Cochrane Database Syst Rev.* 2006;(1):CD003927.

182. Carr DB et al. Maintenance oral nifedipine for preterm labor: a randomized clinical trial. *Am J Obstet Gynecol.* 1999;181:822.

183. Gaunekar NN, Crowther CA. Maintenance therapy with calcium channel blockers for preventing preterm birth after threatened preterm labour. *Cochrane Database Syst Rev.* 2004;(3):CD004071.

184. Thornton JG. Maintenance tocolysis. *Br J Obstet Gynecol.* 2005;112(Suppl 1):118.

185. Roberts D, Dalziel S. Antenatal corticosteroids for accelerating fetal lung maturation for women at risk of preterm birth. *Cochrane Database Syst Rev.* 2006;(3):CD004454.

186. Garite TJ et al. Impact of a 'rescue course' of antenatal corticosteroids: a multicenter randomized placebo-controlled trial. *Am J Obstet Gynecol.* 2009;200:248.e1.

187. Carey JC et al. Metronidazole to prevent preterm delivery in pregnant women with asymptomatic bacterial vaginosis. National Institute of Child Health and Development Network of Maternal-Fetal Medicine Units. *N Engl J Med.* 2000;342:534.

188. Goldenberg RL, Rouse DJ. Prevention of premature birth. *N Engl J Med.* 1998;339:313.

189. Mercer BM et al. Antibiotic therapy for reduction of infant morbidity after preterm premature rupture of the membranes. A randomized controlled trial. National Institute of Child Health and Human Development Maternal-Fetal Medicine Units Network. *JAMA.* 1997;278:989.

190. Kenyon S et al. Antibiotics for preterm rupture of membranes. *Cochrane Database Syst Rev.* 2010;(8):CD001058.

191. [No authors listed]. ACOG Committee Opinion No. 445: antibiotics for preterm labor. *Obstet Gynecol.* 2009;114:1159.

192. Hauth JC et al. Reduced incidence of preterm delivery with metronidazole and erythromycin in women with bacterial vaginosis. *N Engl J Med.* 1995;333:1732.

193. McDonald HM et al. Antibiotics for treating bacterial vaginosis in pregnancy. *Cochrane Database Syst Rev.* 2007;(1):CD000262.

194. American College of Obstetricians and Gynecologists. Use of progesterone to prevent preterm births. ACOG Committee Opinion No. 419 (Replaces No. 291, November 2003). *Obstet Gynecol.* 2008;112:963.

195. Meis P et al. Prevention of recurrent preterm delivery by 17 alpha-hydroxyprogesterone caproate [published correction appears in *N Engl J Med.* 2003;349:1299]. *N Engl J Med.* 2003;348:2379.

196. Armstrong J. Unintended consequences—the cost of preventing preterm births after FDA approval of a branded version of 17OHP. *N Engl J Med.* 2011;384:1689.

197. Newton ER. Chorioamnionitis and intraamniotic infection. *Clin Obstet Gynecol.* 1993;36:795.

198. Edwards RK. Chorioamnionitis and labor. *Obstet Gynecol Clin North Am.* 2005;32:287.

199. Sperling RS et al. Intraamniotic infection in low-birth-weight infants. *J Infect Dis.* 1988;157:113.

200. Gibbs RS, Duff P. Progress in pathogenesis and management of clinical intraamniotic infection. *Am J Obstet Gynecol.* 1991;164(5 Pt 1):1317.

201. Wu YW, Colford JM Jr. Chorioamnionitis as a risk factor for cerebral palsy: a meta-analysis. *JAMA.* 2000;284:1417.

202. Locksmith GJ et al. High compared with standard gentamicin dosing for chorioamnionitis: a comparison of maternal and fetal serum drug levels. *Obstet Gynecol.* 2005;105:473.

203. Panel on Treatment of HIV-Infected Pregnant Women and Prevention of Perinatal Transmission. Recommendations for Use of Antiretroviral Drugs in Pregnant HIV-1-Infected Women for Maternal Health and Interventions to Reduce Perinatal HIV Transmission in the United States. http://aidsinfo .nih.gov/ContentFiles/PerinatalGL.pdf Accessed May 1, 2016.

204. Sturt AS et al. Antiretroviral therapy (ART) for treating HIV infection in ART-eligible pregnant women. *Cochrane Database Syst Rev.* 2010;(3):CD008440.

205. Elbourne DR et al. Prophylactic use of oxytocin in the third stage of labour. *Cochrane Database Syst Rev.* 2001;(4):CD001808.

206. American College of Obstetricians and Gynecologists. ACOG Practice Bulletin: Clinical Management Guidelines for Obstetrician-Gynecologists Number 76, October 2006: postpartum hemorrhage. *Obstet Gynecol.* 2006;108:1039.

207. Cunningham FG et al. Obstetrical hemorrhage. In: Gary Cunningham F et al, eds. *Williams Obstetrics.* 24th ed. New York, NY: McGraw-Hill; 2014: 780.

208. Khan RU, El-Refaey H. Pharmacokinetics and adverse-effect profile of rectally administered misoprostol in the third stage of labor. *Obstet Gynecol.* 2003;101(5, Pt 1):968.

209. Caliskan E et al. Oral misoprostol for the third stage of labor: a randomized controlled trial. *Obstet Gynecol.* 2003; 101(5 Pt 1):921.

210. Gülmezoglu AM et al. WHO multicentre randomised trial of misoprostol in the management of the third stage of labour. *Lancet.* 2001;358:689.

211. Hemabate [package insert]. Kalamazoo, MI: Pharmacia & Upjohn Company; 1999.

212. O'Brien WF. The role of prostaglandins in labor and delivery. *Clin Perinatol.* 1995;22:973.

213. Blum J et al. Treatment of postpartum hemorrhage with misoprostol. *Int J Gynaecol Obstet.* 2007;99(Suppl 2):S202.

214. Blum J et al. Treatment of post-partum haemorrhage with sublingual misoprostol versus oxytocin in women receiving prophylactic oxytocin: a double-blind, randomised, non-inferiority trial. *Lancet.* 2010;375:217.

215. American College of Obstetricians and Gynecologists. ACOG Practice Bulletin No. 75: management of alloimmunization. *Obstet Gynecol.* 2006;108:457.

216. Moise KJ Jr. Management of rhesus alloimmunization in pregnancy. *Obstet Gynecol.* 2008;112:164.

217. American College of Obstetrics and Gynecology. ACOG practice bulletin. Prevention of Rh D alloimmunization. Number 4, May 1999 (replaces educational bulletin Number 147, October 1990). Clinical management guidelines for obstetrician-gynecologists. *Int J Gynaecol Obstet.* 1999;66:63.

218. RhoGAM Ultra-Filtered PLUS [package insert]. Rochester, NY: Ortho Clinical Diagnostics.

219. Lawrence RA. Anatomy of the human breast. In: *Breastfeeding: A Guide for the Medical Professional.* 8th ed. St. Louis, MO: Mosby-Year Book; 2016:34.

220. Neville MC, Walsh CT. Effects of drugs on milk secretion and composition. In: Bennett PN, ed. *Drugs and Human Lactation.* 2nd ed. New York, NY: Elsevier Science; 1996:15.

221. Ehrenkranz RA, Ackerman BA. Metoclopramide effect on faltering milk production by mothers of premature infants. *Pediatrics.* 1986;78:614.

222. Gupta AP, Gupta PK. Metoclopramide as a lactogogue. *Clin Pediatr (Phila).* 1985;24:269.

223. Kauppila A et al. A dose response relation between improved lactation and metoclopramide. *Lancet.* 1981;1:1175.

224. Kauppila A et al. Metoclopramide and breast feeding: efficacy and anterior pituitary responses of the mother and the child. *Eur J Obstet Gynecol Reprod Biol.* 1985;19:19.

225. Fife S et al. Metoclopramide to augment lactation, does it work? A randomized trial. *J Matern Fetal Neonatal Med.* 2011;24(11):1317–1320.

226. Hansen WF et al. Metoclopramide effect on breastfeeding the preterm infant: a randomized trial. *Obstet Gynecol.* 2005;105:383.

227. Spitz AM et al. Treatment for lactation suppression: little progress in one hundred years. *Am J Obstet Gynecol.* 1998;179(6, Pt 1):1485.

228. Lawrence RA. Breastfeeding and medical disease. *Med Clin North Am.* 1989;73:583.

229. Gartner LM et al. Breastfeeding and the use of human milk. *Pediatrics.* 2005;115:496.

230. Zembo CT. Breastfeeding. *Obstet Gynecol Clin North Am.* 2002;29:51.

231. Mortensen EL et al. The association between duration of breastfeeding and adult intelligence [published correction appears in *JAMA.* 2002;287:2946]. *JAMA.* 2002;287:2365.

232. Anderson PO. Drugs and breast milk [letter]. *Pediatrics.* 1995;95:957.

233. Breitzka RL et al. Principles of drug transfer into breast milk and drug disposition in the nursing infant. *J Hum Lact.* 1997;13:155.

234. Dillon AE et al. Drug therapy in the nursing mother. *Obstet Gynecol Clin North Am.* 1997;24:675.

235. Bates SM et al. Venous thromboembolism, thrombophilia, antithrombotic therapy, and pregnancy: American College of Chest Physicians Evidence-Based Clinical Practice Guidelines. *Chest.* 2016;149(2):315–352.

236. Begg EJ et al. Studying drugs in human milk: time to unify the approach. *J Hum Lact.* 2002;18:323.

237. Bennett PN, ed. *Drugs and Human Lactation.* 2nd ed. New York, NY: Elsevier; 1996.

50 第50章 月经失调

Laura M. Borgelt and Karen M. Gunning

核心原则	章节案例
① 正常的月经周期是由下丘脑、垂体前叶、卵巢及子宫内膜共同形成的激素链调控。这一过程引起女性生育期中卵泡发育、排卵、妊娠抑或是每 28 日月经来潮 1 次。	
② 多囊卵巢综合征(polycystic ovary syndrome,PCOS)是一种以高雄激素血症相关临床表现(如痤疮、多毛症)或排卵障碍为特征的异质性疾病。	案例 50-1(问题 1) 图 50-3
③ PCOS 的远期并发症包括糖耐量减低、糖尿病、代谢综合征、不孕、子宫内膜癌及阻塞性睡眠呼吸暂停。	案例 50-1(问题 2)
④ PCOS 的治疗包括非药物治疗和药物治疗。药物治疗主要针对综合征的不同病理表现并达到个体化治疗目标。当有避孕需求时,使用口服避孕药更为适合;当有生育需求时,可使用来曲唑和枸橼酸氯米芬。	案例 50-1(问题 3~7) 表 50-1
⑤ 在月经来潮和月经开始几日出现的痛经或疼痛性痉挛可根据不同情况分为原发性(无潜在子宫病理情况)或继发性痛经(子宫病理情况引起),其中继发性痛经主要是由子宫内膜异位症、子宫内膜息肉、子宫肌瘤、宫内节育器使用或盆腔炎性疾病等引起。通过详细询问病史可区分大多数原发性痛经与继发性痛经病例。原发性痛经可使用非处方药物获得有效治疗,继发性痛经则通常需进一步检查病因。	案例 50-2(问题 1 和 2) 表 50-2
⑥ 痛经是青年女性劳动力降低和在校女生缺课的最大原因。医务人员在教育患者及制定基于循证医学证据的药物治疗方案中作用至关重要,药物治疗方案包括应用非甾体抗炎药(nonsteroidal anti-inflammatory drugs,NSAIDs)或激素类避孕药以减少患者症状并提高患者功能。	案例 50-2(问题 3~8)
⑦ 子宫内膜异位症是指功能性子宫内膜组织出现在宫腔外的疾病,这是年轻女性出现继发性痛经最常见的原因,并能导致慢性盆腔痛、不孕症及性交困难。子宫内膜异位症常因诊断延误,继而造成生育力下降及疼痛控制失败。详细询问病史及妇科查体对子宫内膜异位症的诊断尤为重要,这在医务人员为患者提供适宜治疗中至关重要。	案例 50-3(问题 1) 表 50-3
⑧ 子宫内膜异位症病灶可随雌激素变化周期性出血,从而导致炎症和疼痛,通过针对性抑制异位子宫内膜病灶减轻疼痛。药物治疗主要用于减少炎症(使用 NSAIDs)及降低雌激素水平(使用激素类避孕药),或使用促性腺激素释放激素(gonadotropin-releasing hormone,GnRH)类似物诱导假绝经状态。子宫内膜异位症的治疗需考虑费用、治疗方便性及患者生育要求。	案例 50-3(问题 2~4) 案例 50-4(问题 1) 案例 50-5(问题 1) 表 50-4
⑨ 子宫内膜异位症的治疗方案包括 GnRH 类似物或芳香化酶抑制剂,可采用"反向添加"疗法。"反向添加"疗法是使用 GnRH 类似物和芳香化酶抑制剂的同时加入孕激素或雌激素以减少潮热、阴道干涩及骨密度降低等绝经症状。	案例 50-4(问题 1) 表 50-4
⑩ 月经开始前的数日中,可见 200 多种月经前症状(例如精力增加、性欲增加、放松力增加、腹胀、疲劳、头痛及哭泣等)。但只有当这些症状对女性生理、心理或社会功能造成负面影响时才能诊断为经前期综合征(premenstrual syndrome,PMS)或经前期焦虑障碍(premenstrual disphoric disorder,PMDD)。PMS 与 PMDD 通常在黄体期出现症状并在月经前几日内消退,持续至少 2 个月经周期,可严重影响女性正常生活。	案例 50-6(问题 1 和 3) 表 50-5 和表 50-6

		章节案例
⑪	已有研究证实,非处方药物治疗包括钙、镁、维生素 B₆、圣洁莓及心灵-身体疗法对 PMS 及 PMDD 有一定疗效。	案例 50-6(问题 2)
⑫	PMS 及 PMDD 的治疗包括改变生活方式、心理干预、选择性 5-羟色胺再摄取抑制剂(selective serotonin reuptake inhibitors,SSRIs)、其他精神类药物、口服避孕药、GnRH 激动剂及达那唑。因 5-羟色胺在这类疾病的发病机制中起重要作用,SSRIs 现已成为 PMDD 及严重 PMS 的治疗药物。	案例 50-6(问题 4) 表 50-7

月经周期生理

女性平均 28 日的月经周期主要受下丘脑、垂体前叶、卵巢及子宫内膜之间的生物反馈机制调控[1-3]。下丘脑合成 GnRH 并在月经周期中以不同频率的脉冲方式分泌此激素(通常每 60~90 分钟 1 次)。GnRH 能刺激垂体前叶产生并释放卵泡刺激素(follicle-stimulating hormone,FSH)和黄体生成素(luteinizing hormone,LH)。FSH 可刺激卵泡生长,LH 对排卵及性激素生成至关重要。FSH 和 LH 作用于卵巢以产生雌激素和孕激素。雌激素负反馈作用于下丘脑和垂体前叶,抑制 FSH 和 LH 的分泌(图 50-1)。

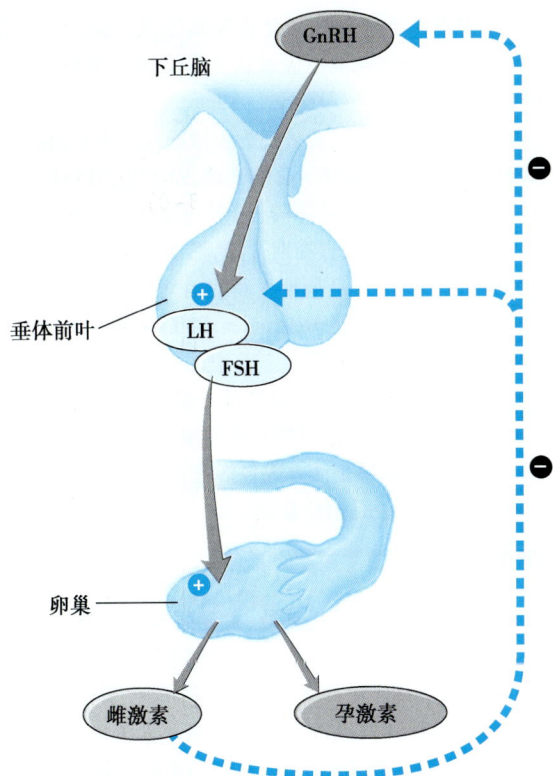

图 50-1 月经周期生理。FSH,卵泡刺激素;GnRH,促性腺激素释放激素;LH,黄体生成素。引自:Premkumar K. The Massage Connection:Anatomy and Physiology. Baltimore,MD:Lippincott Williams & Wilkins;2004.

月经周期可分为 3 个阶段:卵泡期、排卵期和黄体期(图 50-2)[1-3]。开始出血的那日为月经周期第 1 日。出血

一般从月经开始持续 5 日,但在某些女性中可能会更长。卵泡期从月经第 1 日开始,并持续约 10~14 日(见图 50-2)。在卵泡期开始阶段,卵泡在卵巢内开始发育;在卵泡期

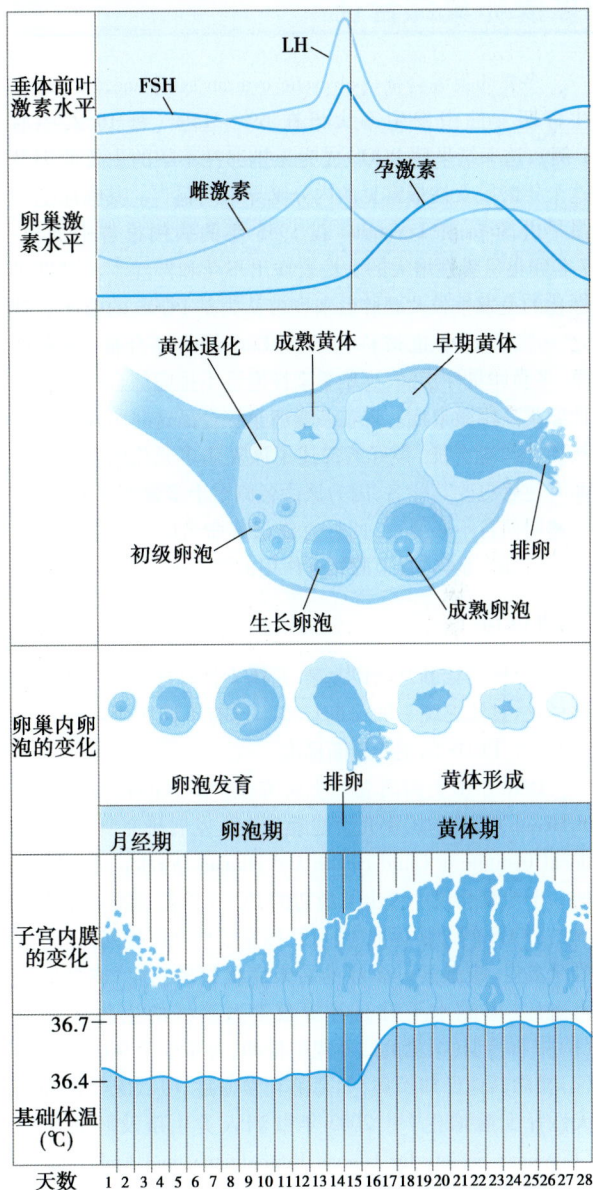

图 50-2 月经周期。FSH,卵泡刺激素;LH,黄体生成素。引自:Premkumar K. The Massage Connection:Anatomy and Physiology. Baltimore,MD:Lippincott Williams & Wilkins;2004.

第二阶段，大多数发育中的卵泡开始萎缩，而其中占主导优势的卵泡进一步发育并产生雌激素。排卵期时，雌二醇水平增高并引起 LH 和 FSH 水平升高。LH 增高促使卵泡最后的生长和成熟、排卵及黄体形成。排卵通常在月经周期最后 1 日的前 14 日发生，之后是黄体期。黄体期通常持续 13～15 日，且是人类生殖周期中变化最小的部分[1]。在这个孕激素主导的时期里，黄体能产生孕激素和雌激素。孕激素使子宫内膜为受精卵着床做好准备。若着床未发生，黄体则会退化，并导致雌激素及孕激素水平下降。当激素水平下降，子宫内膜无法维持继而脱落（月经期）。以 28 日月经周期为例，第 28 日为周期的最后 1 日，且是下一次月经周期再次开始出血的前 1 日。

多囊卵巢综合征

多囊卵巢综合征（polycystic ovarian syndrome，PCOS）在生育期女性中发生率大概有 6%～15%（每 10 人中有 1 例），这一结果使 PCOS 成为无排卵性不孕的主要原因及这个年龄段女性最常见的内分泌异常问题[4]。其临床症状最早由 Stein 和 Leventhal 在 1935 年的病例报告中提出：7 名卵巢呈囊性增大的女性表现出不孕和停经[5]。过度男性化的毛发生长及肥胖后来也被认为是 PCOS 的临床表现之一[6]。PCOS 也被称为 Stein-Leventhal 综合征、多囊卵巢、多囊卵巢性疾病、高雄激素性慢性不排卵综合征及功能性卵巢高雄激素症。现在多囊卵巢综合征这一名称被广泛接受，因"综合征"很好的描述了该疾病多元化的性质。然而有建议更改其命名，因为该命名侧重于多囊卵巢形态，这对诊断而言不必要[7]，此外有建议其命名应包括复杂的代谢、下丘脑、垂体、肾上腺相互作用的综合征。

诊断标准

PCOS 的诊断之所以复杂，是因女性呈现症状和体征的多样化，且缺乏统一的诊断标准。已有不同医学组织提出 3 种关于 PCOS 的主要诊断标准。

1990 年由美国国立卫生研究院（US National Institutes of Health）及美国国家儿童健康和人类发展研究所（US National Institute of Child Health and Human Development）发起的一个专家会议中提出了最初的 PCOS 诊断标准。专家组提出 PCOS 的诊断标准应包括（按重要性顺序排列）：(a) 高雄激素症（雄激素过多症的临床症状如多毛症）或高雄激素血症（睾酮水平升高等雄激素过多症的生化指标）；(b) 排卵稀少（罕见的或不规则排卵，每年少于 9 次月经）；(c) 排除其他已知疾病，如高泌乳素血症、甲状腺异常和先天性肾上腺增生[8]。2003 年欧洲人类生殖及胚胎学会（European Society for Human Reproduction and Embryology）和美国生殖医学协会（American Society for Reproduction Medicine）在鹿特丹召开的一次专家会议，制定了第 2 套诊断标准[9]。标准指出，排除相关疾病后，以下 3 条符合 2 条时，可诊断为 PCOS：(a) 排卵稀发或无排卵；(b) 雄激素过

多症的临床或生化指标；(c) 多囊性卵巢。2006 年雄激素过多协会（Androgen Excess Society）制定了第 3 套诊断标准，并于 2009 年发布了涵盖完整分类的报告[10,11]。该标准包括雄激素过多症（多毛症或高雄激素血症）、卵巢功能障碍（排卵过少或多囊卵巢），并排除其他雄激素过剩或相关疾病。最近的诊疗指南支持鹿特丹的 PCOS 诊断标准[12]。

青春期诊断 PCOS 的标准可能因青春期的典型变化而难以评估，且青春期少女与年龄较大的育龄女性所用标准不同[4]。具体而言，鹿特丹诊断标准中 3 项条件均符合，或月经初潮的至少 2 年后（或 16 岁时原发闭经）出现月经过少或闭经，通过超声诊断检测卵巢是否增大（>10cm³）和是否患有高雄激素血症，而不仅仅是记录雄激素过高的症状。

临床表现

PCOS 的共同临床表现包括多毛症、痤疮及脱发。多毛症是这些特征中最常见的，在 PCOS 患者中的发生率为 60%～75%[4,10-11]。

多毛症主要是以男性化分布的深色体毛为特征，主要出现在上唇、下腹及乳头周围。因多毛症就诊的女性应评估是否患有 PCOS。PCOS 患者中 15%～25% 会出现痤疮，但这一发生率与普通人群相仿。而据报告脱发症在 PCOS 患者中发生率为 5%～50% 不等，主要以头顶脱发为主[10,13]。虽然多毛症被认为是诊断高雄激素症的一个很好的标志，但痤疮和脱发不应被认为是高雄激素血症的临床表现。

PCOS 的排卵障碍主要表现为少排卵或不排卵，临床主要表现为月经周期不规律。总体来说，95% 患有 PCOS 的女性及少排卵的女性有月经障碍，通常表现为月经稀发或闭经[4]。月经障碍一般从青春期开始，然而，患 PCOS 的女性可随更年期的临近，月经周期变得更有规律[14]。肥胖［通常定义为体重指数（body mass index，BMI）≥30kg/m²］发生于 61%～76% 的 PCOS 患者中[4]。中心性或腹部肥胖是最典型特征。中心性肥胖是糖尿病及心脏疾病的高危因素，当 PCOS 患者合并中心性肥胖可加重其临床表现（如胰岛素抵抗）[4,15]。故调整生活方式包括适宜的饮食和锻炼，对很多 PCOS 患者来说是治疗基础。

病理生理

PCOS 的病理生理学很复杂，主要原因目前尚不清楚，但至少有 3 个潜在机制，它们单独或协同作用导致了 PCOS 特征性的临床表现。这些机制包括促性腺激素释放异常、雄激素产生过多、伴高胰岛素血症的胰岛素抵抗。图 50-3 显示了这些机制在 PCOS 形成中存在的密切关系。

PCOS 的遗传基础已日渐明了，但其"传递方式"尚不清楚[7,16]。目前已有的理论包括常染色体显性遗传模型和多基因与基因环境交互作用模型。其复杂表现和不同机制使 PCOS 不可能只以一个基因位点为靶点；事实上，50 多个候选基因已被提出。PCOS 发病中可能存在家族模式，有患此疾病亲属的女性发病率更高。

遗传性肥胖
久坐生活习惯
子宫内雄激素暴露(?)

合并症
2型糖尿病
血脂障碍
心脏病

增加GnRH脉冲释放　　胰岛素抵抗　　二甲双胍 → 黑棘皮病

增加LH：FSH比率　　高胰岛素血症

通过减少下丘脑反馈抑制　　↑LH鞘细胞　　通过↑雄激素酶↓性激素结合球蛋白

雄激素过多

多毛症
痤疮
脱发 → 共病抑郁症

口服避孕药 → 中枢抑制
螺内酯
非那雄胺
氟他米特 → 外周雄激素阻滞

囊状卵泡发育停止　　恶化

枸橼酸氯米芬
二甲双胍 ┤停止排卵

多囊卵巢
超声检查中呈珍珠串样

无黄体

无排卵性出血　　减少黄体酮释放　　生育力低下

卵母细胞发育受损、高流产率及多种产科并发症

突破

月经周期不规则

未拮抗的(↑)雌激素

通过子宫内膜增生

↑子宫内膜癌的风险

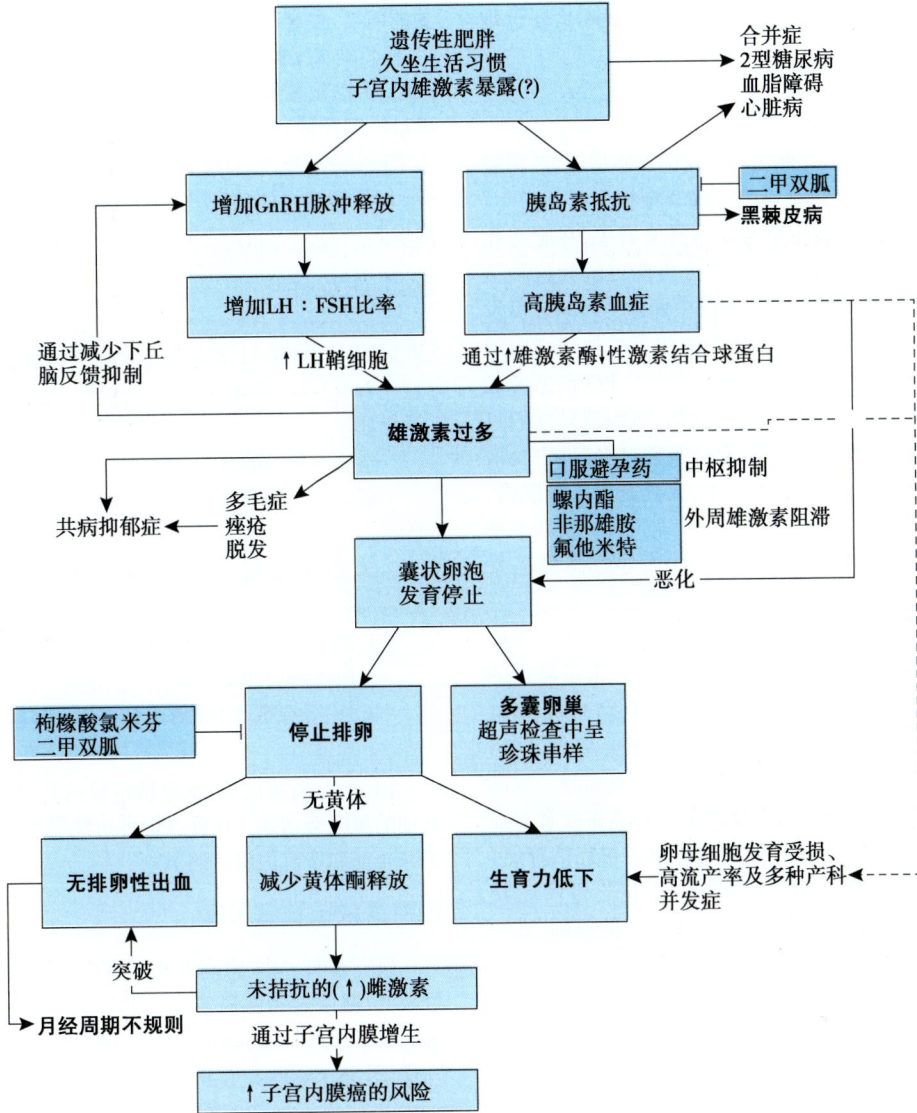

图50-3　多囊卵巢综合征（PCOS）的病理生理学。（来源：Redrawn from Wong E. *McMaster pathophysiology review.* http://www.pathophys.org/pcos/pcos-2/. Accessed March 24,2016）。

促性腺激素分泌

PCOS 患者中，GnRH 的刺激频率会增加，导致 LH 的脉冲频率和振幅增加，而 FSH 的分泌仍正常。在月经周期中 LH 分泌发生过早会导致不能形成优势卵泡，故 PCOS 患者只有若干不成熟的卵泡且通常不会排卵。目前尚不清楚的是，GnRH 的异常脉冲频率是存在于下丘脑脉冲发生器的内在问题，还是因不排卵导致的黄体酮浓度相对较低引起的[17]。有这种异常的女性不会进入月经周期的黄体期，使雌激素作用无法被拮抗。未被拮抗的雌激素会导致子宫内膜增生并增加子宫内膜癌的风险。LH 的刺激增加也会导致卵巢类固醇生成增加，引起雄激素生成过剩。闭经妇女的抗苗勒管抑制激素（antimullerian hormone，AMH）血清浓度和囊状卵泡计数均高于月经稀发的妇女和月经规律的 PCOS 患者[4]。此外，随着时间的推移，PCOS 患者的 AMH 浓度往往会持续升高。

雄激素生成过剩

雄激素生成于卵巢的卵泡膜细胞中，可促进卵泡生长及卵泡颗粒细胞中雌二醇的合成。在 PCOS 患者中，LH 和胰岛素的分泌过多会增加雄激素的生成，导致异常类固醇合成、高雄激素症和高雄激素血症。类固醇合成和代谢失调主要是因卵巢中细胞色素 P-450（cytochrome P-450，CYP）C17 酶的功能障碍，这是一种具有 17-羟化酶和 17,20-裂解酶活性的酶，可用于合成雄烯二酮[17,18]。雄烯二酮可进一步转化为睾酮或通过芳香化酶芳构化为雌激素酮。与正常膜细胞相比，PCOS 患者的膜细胞能更高效地转换出睾酮[19]。类似的类固醇途径也发生于肾上腺皮质，当发生雄激素过多症或高胰岛素血症时，雄激素生成会进一步增多。

在约 60%~80% 的 PCOS 患者中可见雄激素水平升高，并以游离睾酮浓度增加为主[10,11]。然而，睾酮水平检测方

法往往是多变和不准确的,故雄激素浓度检测只能作为辅助检查,不作为诊断的唯一标准。评估临床表现是评价雄激素过剩的主要方式。

胰岛素

PCOS 患者通常表现出胰岛素抵抗的风险增加,然而胰岛素抵抗的细胞和分子机制与肥胖和 2 型糖尿病不同[4]。胰岛素抵抗与 PCOS 患者生殖和代谢异常有关,在肥胖和不肥胖的女性中均可能发生。有部分机制可解释这种情况。一种机制是胰岛素受体信号通路中配体受体结合后发生异常[20],特别是,异常受体自体磷酸化可增加靶细胞的丝氨酸磷酸化[21,22],从而引起胰岛素抵抗。PCOS 患者的胰岛素抵抗已被证明是一种有选择性的、组织特异性的过程,该过程的卵巢雄激素途径(引起雄激素过多症)中会增加胰岛素的敏感性,但在其他组织中,尤其是脂肪和肌肉,胰岛素抵抗可参与其中碳水化合物的代谢过程。胰岛素抵抗产生后,胰岛素代偿性分泌增多,从而导致高胰岛素血症。

在 PCOS 患者中,胰岛素具有直接和间接作用。在卵巢,胰岛素可单独或与 LH 协同增加膜细胞产生雄激素的作用。在肝脏,胰岛素可抑制性激素结合球蛋白(sex hormone-binding globulin,SHBG)(一种睾酮的重要结合蛋白)的合成,从而增加雄激素具有生物效应的游离部分。故高胰岛素血症是导致 PCOS 患者高雄激素症和高雄激素血症的主要原因。针对 PCOS 患者胰岛素抵抗的对症治疗,可改善患者的排卵功能、多毛症、雄激素水平和代谢功能[23,24]。胰岛素还可能间接地提高 LH 脉冲的振幅,进一步加剧 PCOS 患者的促性腺激素分泌缺陷[25]。

案例 50-1

问题 1:E.F.,女性,27 岁,上唇上方有轻度的毛发生长,轻度痤疮,并有不规则的月经史。12 岁以来,她每年有 6~9 次月经,时间间隔在 30~90 日不等。当她处于月经期时,未有疼痛感或大出血,她认为这是"正常情况"。直到最近她的性生活活跃并担心怀孕时,她才认为月经不调很麻烦。她采用避孕套避孕,除此之外无特殊病史。E.F. 身高 170cm,体重 81.6kg(BMI 28.2kg/m²)。当日她的生命体征如下:血压(blood pressure,BP)118/84mmHg,心率(heart rate,HR)70 次/min,体温 37℃,呼吸频率(respiratory rate,RR)18 次/min。除之前提到的面部毛发过多和轻度痤疮,其他身体检查正常。她每日摄取多种维生素,仅头痛时服用对乙酰氨基酚,已知无药物过敏史。E.F. 有哪些与 PCOS 相关的症状和体征?

E.F. 表现出的一些症状和体征表明她可能患有PCOS。根据 PCOS 诊断标准,她的异常月经史(月经稀发)和高雄激素症的临床体征,包括多毛症和痤疮,提示其患有 PCOS。此外,她表现出高雄激素血症和月经稀发,这两项表明她是代谢风险最高的 PCOS 患者[4]。E.F. 体重过重,这在 PCOS 患者中很常见,但并不能作为诊断标准。在做

出 PCOS 的诊断前,必须用实验室检查排除其他与症状相关的因素,检查可包括泌乳素、促甲状腺激素、睾丸激素和 17-羟孕酮水平测定,用于排除高泌乳素血症、甲状腺功能减退、男性化肿瘤及先天性肾上腺增生。PCOS 诊断主要是通过临床评估,故这些检查只用于协助确定或排除诊断。为了了确诊 PCOS,需要做阴道彩超检查,每个卵巢内有超过 8 个以上卵泡,且卵泡直径小于 10mm(通常 2~8mm),即可确诊。

远期并发症

案例 50-1,问题 2:E.F. 的母亲患有糖尿病和高血压,父亲患有糖尿病、高血压和血脂异常。她的有关生化检查结果如下:

空腹血糖:102mg/dl

低密度脂蛋白(low-density lipoprotein,LDL):150mg/dl

高密度脂蛋白(high-density lipoprotein,HDL):52mg/dl

甘油三酯:130mg/dl

总胆固醇:228mg/dl

E.F. 会有哪些 PCOS 远期并发症风险?

因 E.F. 有家族史,她患糖耐量减低、糖尿病和代谢综合征的风险会增加。此外,PCOS 可能增加她患睡眠呼吸暂停综合征和子宫内膜癌的风险。

糖耐量减低和糖尿病

研究表明,与未患病者相比,PCOS 患者有更高的糖耐量减低、糖尿病和胰岛素抵抗的患病率[4,26,27]。家族史可进一步增加这些患病风险。一项对 254 名 PCOS 患者的研究发现,38.6% 患者有糖耐量减低(impaired glucose tolerance,IGT)或未确诊的糖尿病[28]。与未患病者相比,肥胖和非肥胖(BMI<27kg/m²)患者的糖耐量减低和糖尿病的患病率均明显增高。腰臀比和 BMI 是临床上葡萄糖耐受不良的重要预测指标。与常人相比,PCOS 合并 IGT 的患者患 2 型糖尿病的风险更高[26,27]。故这些疾病的筛查和诊断对 PCOS 患者很重要。E.F. 的超重及其空腹血糖轻度升高表明其患糖耐量减低的风险更高。

PCOS 患者应采用空腹和 2 小时口服(75g)葡萄糖耐量试验评估葡萄糖耐量[4,26,29]。作为糖尿病的常规筛查,应对所有 30 岁的 PCOS 患者进行口服葡萄糖耐量试验[30]。美国糖尿病协会(American Diabetes Association)或世界卫生组织(World Health Organization)的标准可用于恰当地诊断 IGT 或糖尿病。因临床测定的不准确性,胰岛素浓度通常不能测得。

代谢综合征和心血管疾病的风险

约有 1/3~1/2 的 PCOS 患者患有代谢综合征。按美国国家胆固醇教育计划-成人治疗组Ⅲ(the National Cholesterol Education Panel-Adult Treatment Panel Ⅲ)标准[31-34],患者有下列症状的任意 3 个时,可确诊为代谢综合征:腹部肥胖

（男>101.6cm，女>88.9cm），甘油三酯≥150mg/dl，低 HDL 胆固醇（HDL-C）水平（男<40mg/dl，女<50mg/dl），血压≥130/85mmHg，空腹血糖≥110mg/dl。PCOS 患者代谢综合征发病率比美国普通人群的发病率明显增高（45% vs 6%，年龄 20~29 岁；53% vs 14%，年龄 30~39 岁），且与体重无关[34]。众所周知，胰岛素抵抗是 PCOS 患者患代谢综合征的主要原因[35]。代谢综合征中胰岛素抵抗与增加心血管疾病 2 倍风险和 2 型糖尿病 5 倍风险有关[36]。低 HDL-C 水平在 PCOS 患者中最常见（68%），其次是 BMI 和腰围增加（67%）、高血压（45%）、高甘油三酯血症（35%）和空腹血糖升高（4%）[32]。另有研究组织发现空腹胰岛素浓度升高、肥胖和糖尿病家族史使 PCOS 患者患代谢综合征的风险更高[33]。

与非患者相比，PCOS 患者伴有更多的心血管疾病高危因素，包括高血压、血脂异常及早期动脉粥样硬化替代标记物（如 C-反应蛋白浓度增加）[35]。随着年龄的增加，特别是随着 PCOS 患者绝经后，高血压的风险增加 2 倍[37]。PCOS 患者的血脂异常通常表现为 HDL-C 降低（心血管疾病的重要指标）、甘油三酯升高、LDL 胆固醇升高（LDL-C）及 LDL/HDL 比值升高[38]。与对照人群相比，PCOS 患者会出现更粥样化、更小、更稠密的 LDL-C，这会大幅增加心血管疾病的患病风险[39]。高雄激素症患者的胆固醇水平改变更为严重[4]。PCOS 患者可能有其他早期动脉粥样硬化和心血管疾病的标志物、内皮功能受损，以及其他与心血管疾病风险相关标志物，如冠状动脉钙化和颈动脉内层增厚[35]。当 PCOS 患者有以下任何风险因素存在时，即为危险人群：肥胖、吸烟、高血压、血脂异常、亚临床血管疾病、IGT 或早熟性心血管疾病家族史[40]。测量非高密度脂蛋白和腰围是心血管疾病风险的最佳预测指标[4]。当 PCOS 患者有代谢综合征、2 型糖尿病、明显的血管或肾脏疾病，即为高危人群。虽然这些心血管风险存在，但仍不能确定 PCOS 患者的心血管疾病发病率和死亡率是否一定增高。

阻塞性睡眠呼吸暂停

阻塞性睡眠呼吸暂停是指睡眠时出现的呼吸停止，可干扰睡眠，导致白天疲劳。患者可能未意识到他们有睡眠呼吸暂停的症状，包括打鼾、喘气或呼吸恢复时喷鼻。研究表明，阻塞性睡眠呼吸暂停在 PCOS 患者中的患病率明显升高，且不能单以肥胖进行解释[41-43]。与年龄、BMI、循环睾酮浓度相比，胰岛素抵抗是睡眠呼吸暂停的重要预测指标[43]。阻塞性睡眠呼吸暂停可通过持续正压通气（continuous positive airway pressure，CPAP）治疗，其可能有助于改善代谢功能障碍[7]。

子宫内膜增生和子宫内膜癌

PCOS 患者的慢性无排卵使子宫内膜长期暴露于雌激素作用下且无孕激素拮抗，故 PCOS 是子宫内膜增生的危险因素之一。PCOS 患者患子宫内膜癌的风险增加 2.7 倍（95%CI 1.0~7.3）[4]。可谨慎选择孕激素诱导人工撤退性出血（至少每 3 个月 1 次），以预防闭经或月经稀发的 PCOS 患者发生子宫内膜增生。此外，可每 6~12 个月使用超声波扫描测量子宫内膜厚度和形态。

治疗目标

案例 50-1，问题 3： 当 E. F. 月经周期不规律时，她担心会怀孕。同样她也厌烦自己上唇上方轻微的毛发生长。鉴于这些问题，可为 E. F. 制定什么治疗目标？

E. F. 的治疗目标主要是避孕和治疗多毛症。此外，E. F. 的其他目标还包括维持正常的子宫内膜、拮抗雄激素对靶组织的作用、减少胰岛素抵抗和高胰岛素血症、减肥及预防远期并发症。PCOS 患者的其他治疗目标还包括纠正不排卵或排卵过少，提高生育能力。

因非药物治疗和药物治疗反应缓慢，通常需要 3~9 个月，故治疗目标应包括长期和短期目标。长期目标可制定为减少远期并发症的风险，短期目标可具体为提高治疗的主动性和持久性。

非药物治疗

案例 50-1，问题 4： E. F. 表示想要减肥，她不抽烟，周末喝 1~2 瓶啤酒，每周 2 次 20 分钟的步行锻炼。何种非药物治疗对其最有效？

适度的减肥健身计划（体重减轻 5%~10%）能有效减少代谢疾病、心血管疾病的风险，提高排卵能力[40]。E. F. 应减轻体重的 5%~10%，即 4~8kg。改变饮食习惯和锻炼是最有效、最优成本效益、最安全的减肥方式，还可改善 PCOS 患者的内分泌和代谢参数[40,44]。对所有超重或肥胖的 PCOS 患者来说，减肥可作为一线治疗方案，故可向 E. F. 推荐。

减肥对多囊卵巢综合征的影响

在超重和肥胖的 PCOS 患者中，减重至少 5% 可恢复正常的月经周期和排卵[15,45,46]。当生活方式调整后，PCOS 患者的游离睾酮浓度降低，但痤疮和多毛症的临床结局很少报道[15]。PCOS 患者的肥胖与患子宫内膜癌的高风险有关，但极少证据证实减肥对子宫内膜癌发病率有影响[15]。研究表明，未患 PCOS 的女性减肥可使子宫内膜癌的风险降低 25%~50%，故减肥可能会降低这一风险合乎逻辑[47,48]。糖尿病预防计划（Diabetes Prevention Program）研究表明代谢综合征发病率为 53%，而在生活方式调整组中发病率降为 41%[49,50]，这明显优于二甲双胍治疗。研究特别提出 PCOS 患者减肥对改善心血管作用有限，但可改善血脂异常和胰岛素敏感性。

食物组成

单一饮食不适合 PCOS 患者，低饱和脂肪和高纤维的饮食是适宜和推荐的，主要是指低血糖指数的碳水化合物食物[15,51]。血糖指数是一种碳水化合物的分类参数，是基于餐后 2 小时血糖应答水平的指数。低血糖指数的食物包括麸谷类、混合谷物面包、椰菜、辣椒、扁豆和大豆。高血糖指数的食物,或其他应尽量少食用的食物,包括米饭、面包、土豆、薯条及含有单糖的食物(如果汁)。PCOS 患者口服摄取葡萄糖后会导致血糖大幅波动,增加高胰岛素血症,刺激肾上腺素分泌,而蛋白质是一种优于葡萄糖的营养成分[52]。合理的饮食应是以坚持和实现某特殊目标而制定的个性化组成。

锻炼

锻炼是实现和保持减肥的一个关键部分。肌力强化运动可提高胰岛素敏感性[15]。美国心脏协会(American Heart Association)推荐每周适度运动 150 分钟或每周剧烈运动 75 分钟[53]。E. F. 应继续健康饮食,应鼓励采用低饱和脂肪、高纤维、低血糖指数的饮食。E. F. 应增加运动量为每周至少 3 日,锻炼至少 75 分钟。若她继续选择走路方式锻炼,应采用轻快走法,逐步实现每日锻炼 60 分钟将帮助她减肥。

药物治疗

> 案例 50-1,问题 5:E. F. 想改善月经不调,以确保有效避孕。若可能,她也想减少多毛和痤疮症状。可推荐给 E. F. 哪些药物治疗?

可向 E. F. 推荐的不同药物治疗方案(表 50-1)。复方口服避孕药(combined oral contraceptive,COC)可解决月经不调、高雄激素血症和避孕问题。胰岛素增敏剂可改善月经不调,并可能减少多毛和痤疮,但不能实现避孕。抗雄激素药物,如螺内酯,只能解决雄激素过多症,必须同时使用其他药物以达到避孕和调节 PCOS 中其他激素和代谢的目的。

表 50-1

多囊卵巢综合征治疗方案

药品分类(示例)	治疗目的	作用机制	有效剂量	副作用
复方口服避孕药(雌激素和孕激素)	月经周期性、多毛症、痤疮	抑制 LH(和 FSH),从而抑制卵巢雄激素;增加性激素结合球蛋白,从而降低游离睾酮	每日 1 片口服 21 日(或 24 日),随后 7 日(或 4 日)停服	乳房压痛、突破性出血、情绪波动、性欲变化
孕激素(甲羟孕酮)	月经周期性	将子宫内膜增生期转至子宫内膜分泌期创建撤退性出血	每 1~2 月服 10~14 日,每日口服 5~10mg	突破性出血、点滴出血、情绪波动
双胍类(二甲双胍)	糖耐量减低、2 型糖尿病	降低肝葡萄糖产生;降低胰岛素水平;可能对类固醇有直接作用	每日分次口服 1 500mg(最多 2 550mg)	胃肠道反应、腹泻、腹痛
抗雄激素(螺内酯)	多毛症、痤疮	抑制雄激素与雄激素受体结合	每日 2 次,每次 50~100mg	高钾血症、月经频发、头痛、疲劳
抗雌激素(枸橼酸氯米芬)	促排卵	增加 GnRH 分泌,诱导 FSH 和 LH 的升高	连续 5 日,每日口服 50mg,可增至 150mg	血管舒缩症状、胃肠道反应
芳香酶抑制剂(来曲唑)	促排卵	阻断雌激素合成以直接作用于下丘脑-垂体-卵巢功能	连续 5 日,每日口服 2.5mg,可增至 7.5mg	

FSH,卵泡刺激激素;GnRH,促性腺激素释放激素;LH,黄体生成素

复方口服避孕药

使用 COC 以进行雌激素-孕激素联合治疗,是女性实现月经周期规律、缓解雄激素过多症(参见第 47 章,可能的治疗方法列表)的可选治疗方法。雌激素抑制 LH,从而减少雄激素产生,并增加肝生成 SHBG,最终降低游离睾酮。因不同 COC 中孕激素具有不同的雄激素样作用,故为减少雄激素作用,COC 的选择非常重要。COC 对胰岛素抵抗、葡萄糖耐受和脂质的潜在影响仍存争议,似乎不会增加代谢风险,在选择孕激素组分时应考虑这些影响[4,54-56]。有胰岛素耐受、2 型糖尿病高风险或血脂异常的患者应慎用。

COC 治疗 PCOS 时,初始应用含低剂量或极低剂量的雌激素(≤35μg 炔雌醇)和有弱雄激素作用或抗雄激素作用的孕激素制剂。现在生产的大多数 COC 含有低或极低剂量的雌激素。去氧孕烯和诺孕酯是具有低雄激素作用的孕激素,屈螺酮是一种抗雄激素药物。含有炔雌醇和屈螺酮的 COC 能避孕,改善月经周期规律性,减少 E. F. 的高雄激素症状(多毛和痤疮)。若 E. F. 希望月经规律,可采取经典的 21/7 方案(21 日活性药片,7 日空白药片)或 24/4 方案(24 日活性药片,4 日空白药片)。虽然未针对 PCOS 患者进行专门评估,但单相方案也可用于扩展周期,如 84 日,甚至 365 日。扩展方案在避孕同时减少每年月经期数。但无论选择何种 COC,长远好处之一是即使停药 20 年后,子宫内膜癌发生的风险仍将降低 50%[57-59]。故 E. F. 理想的复方避孕药可从含

有 30~35μg 的炔雌醇和低雄激素作用或无雄激素孕激素（如屈螺酮或去氧孕烯）开始。若她希望月经规律，应先服用 21 片活性药片再用 7 片空白药片。若她希望月经停止，每日连续服用有活性药片最合适，这种疗法将解决其月经失调、避孕、多毛和痤疮问题。若她希望避孕并减少 PCOS 伴随的雄激素样作用，应坚持长期治疗。

> 案例 50-1，问题 6：E.F. 服用炔雌醇/去氧孕烯的口服避孕药 2 月后出现情绪波动和体重增加的症状。她犹豫是否需继续使用 COC，且希望尝试其他治疗方案。若 E.F. 无法耐受 COC，有哪些适合她的其他治疗方案？

二甲双胍

二甲双胍（metformin）抑制肝葡萄糖输出，可降低胰岛素浓度，减少卵巢雄激素产生，也可直接影响卵巢类固醇的合成[60,61]。二甲双胍主要用于与 PCOS 相关的 IGT 或 T2D。二甲双胍对多毛症或痤疮的疗效微乎其微，对改善无排卵的 PCOS 女性的流产率、生育率和活产率没有任何帮助[4,62-63]，不推荐作为不孕症的常规治疗[4]。对 COC 和二甲双胍进行比较的 Cochrane 系统评价显示，与 COC 相比，二甲双胍能降低空腹胰岛素和甘油三酯水平，但 COC 对月经模式和血清雄激素水平有较大改善[56]。

二甲双胍用于 PCOS，最常用且最有效的方法为口服，每日 3 次，每次 500mg。应逐步加量至此有效剂量，对个别情况，可达到每日 2 000~2 550mg。腹泻、恶心、呕吐和腹胀的胃肠道（gastrointestinal，GI）副作用通常短暂且和剂量相关，可通过与食物同服尽量降低副作用。因二甲双胍禁用于肾小球滤过率估算值（estimated glomerular filtration rate，eGFR）<30ml/(min·1.73m^2) 的患者，不建议用于 eGFR 在 30~45ml/(min·1.73m^2) 的患者，故使用二甲双胍的女性应每年检查 1 次 eGFR 水平。

用于多毛症的药物

尽管经常使用抗雄激素药物，但美国 FDA 仍未批准抗雄激素药物用于治疗女性多毛或痤疮。螺内酯常用于女性多毛症（hirsutism）。已发现 COC 中的屈螺酮（drospirenone）（螺内酯的一种衍生物）具有抗雄激素作用，在长期治疗多毛症中证实有效[64]。非那雄胺（finasteride）已用于女性多毛症，但缺乏对毛囊皮脂腺中 I 型 5α-还原酶的特异性，且具毒性，并非最理想的治疗选择。氟他胺（flutamide）对多毛症有效，但因肝毒性不推荐使用。盐酸依氟鸟氨酸（eflornithine hydrochloride）已被批准局部使用治疗面部多毛症，但在 PCOS 患者中一直未得到很好研究。电解和激光治疗应是 PCOS 患者可接受的物理脱毛方法。

螺内酯

螺内酯（spironolactone）通过竞争性抑制二氢睾酮（dihydrotestosterone，DHT）与雄激素受体结合而发挥作用，这将导致卵巢产生睾酮的活性降低。螺内酯可将毛发生长减慢 40%~88%，但达到改善需 6~9 月[65]。螺内酯可能致畸（男性胎儿女性化），应建议女性螺内酯停药后避孕至少 4 月。推荐螺内酯和 COC 联用，可避免使用螺内酯时怀孕致畸和单一疗法出现月经频繁的副作用，还可改善 PCOS 患者因激素和代谢紊乱的临床症状。螺内酯常用有效剂量为 50~100mg，每日 2 次，口服，连用 6~12 月。因这类醛固酮拮抗剂可引起高钾血症，故应监测血清钾和肾功能。此外，因有导致血钾过高的潜在风险，螺内酯不应与含屈螺酮的 COC 合用。

非那雄胺

非那雄胺是一种 II 型 5α-还原酶抑制剂，能减少睾酮转化为 DHT，可使多毛症较基线水平下降约 30%。非那雄胺与螺内酯相比，治疗女性多毛症疗效相同或次之[66]。非那雄胺改善临床症状需连续 6 月每日口服 5~7.5mg。因非那雄胺有男性胎儿生殖器异常的潜在致畸作用，故服用此药时避孕至关重要。妊娠女性或可能妊娠的女性不应接触非那雄胺。因大部分女性处于育龄或有妊娠需求，故限制了非那雄胺在 PCOS 患者中的使用。

因 COC 的副作用大多在使用 3 月后逐渐耐受，故应鼓励 E.F. 继续使用 COC 至少 3 月。若 E.F. 确定 COC 的副作用无法耐受，合理建议是每日口服螺内酯 50mg。若她希望从这种方案获益，应坚持治疗。但这种方案不能避孕，E.F. 在服用螺内酯时应确保采取适当的避孕措施，以避免致畸。

> 案例 50-1，问题 7：E.F. 已使用口服避孕药顺利避孕 7 年，3 年前 E.F. 结婚，并和丈夫决定要孩子。结婚时，E.F. 通过饮食和锻炼减掉 13.6kg，并一直保持体重。过去 18 个月，他们一直尝试怀孕但未成功，已确定不孕原因与 PCOS 导致的排卵过少有关。E.F. 应使用什么治疗方法促排卵，为什么？

对于 PCOS 患者的无排卵或排卵较少的情况，首选治疗方法通常是节食、锻炼和减肥。减肥能提高妊娠率，并减少 PCOS 患者流产率。E.F. 已成功减肥，现在必须考虑促排卵药物。

促排卵药物

枸橼酸氯米芬

枸橼酸氯米芬（clomiphene citrate）通过作用于下丘脑产生抗雌激素效应而诱导排卵。GnRH 分泌的增加，可促进 LH 和 FSH 生成；而 FSH 浓度增加可促使卵泡发育和刺激雌激素分泌，并对下丘脑-垂体系统产生正反馈效应，促使 LH 激增进而促进排卵。

在自发或孕激素诱导月经开始的第 5 日开始服用枸橼酸氯米芬，通常初始剂量为口服 50mg，每日 1 次，连用 5 日。通过实验室检查或/和超声监测确定每个周期是否排卵。若无排卵，剂量每日增加 50mg，最大至每日 150mg，但说明书不建议在该基础（日剂量 100mg 连用 5 日）上超剂量和延长疗程[67]。若未妊娠，前一周期结束 30 日后可尽早开始下一周期,可使用 3~4 个周期枸橼酸氯米芬。因有潜在的卵巢癌风险,故不推荐使用超过 6 个周期的长期循环疗法。大多数女性在 3~4 个排卵周期可对枸橼酸氯米芬产生反应,但已证明 5%~10% 女性存在枸橼酸氯米芬抵抗,需考虑选择其他药物[67]。对有枸橼酸氯米芬抵抗的女性,可配合使用枸橼酸氯米芬和地塞米松,或使用作为 P-COS 不育替代治疗的芳香化酶抑制剂(如来曲唑、阿那曲唑)[68-71]。

芳香化酶抑制剂

来曲唑(letrozole)是一种芳香化酶抑制剂,可抑制雌激素的合成,直接影响下丘脑-垂体-卵巢功能,提高妊娠率。与枸橼酸氯米芬相比,来曲唑的潜在优势有以下 4 方面:对子宫内膜的生理激素刺激作用更强、血管舒缩和情绪症状等副作用更少、通过单卵泡募集反应降低多胎妊娠率、清除率快可降低围妊娠期暴露风险[72]。一项对 750 名 PCOS 患者的研究分别给予来曲唑或枸橼酸氯米芬 5 个周期后评估排卵和妊娠情况[73]。来曲唑治疗的患者活产率显著高于氯米芬组(27.5% vs 19.1%;$P=0.007$),两者在先天性异常方面无显著性差异。来曲唑组排卵率也高于氯米芬组(61.7% vs 48.3%,$P<0.001$)。药品不良反应方面,来曲唑的疲劳和眩晕发生率较高,枸橼酸氯米芬的潮热发生率较高。基于研究证据和相对于枸橼酸氯米芬的潜在优势,来曲唑可能成为 PCOS 患者促排卵的一线药物。

其他药物

若使用枸橼酸氯米芬或来曲唑治疗效果不佳,可在睡前服用 0.25mg 地塞米松联用枸橼酸氯米芬[74]。其他治疗方案依次为卵巢打孔术、服用促性腺激素药物或体外受精。卵巢打孔术是通过电流去除一小部分卵巢组织,以减少高雄激素血症及促排卵的腹腔镜手术,其作用只能维持几个月,且对高雄激素血症的临床症状(如多毛、痤疮)无益。促性腺激素虽有效但会导致卵巢过度刺激综合征,一般都作为最后选择。取卵和体外受精可与促性腺激素联用以提高妊娠率,并通过限制胚胎移植数量以最小化多胎妊娠的可能性[67]。

PCOS 患者具有独特的临床症状,应针对个体化需求提出适宜的治疗方案建议。患者评估应收集相关医学信息,如月经史、高雄激素症的体征和症状、症状时程、体重史、过往服用药物和家族史。若疑似 PCOS,应进行实验室检查以排除其他相关疾病。一旦确诊,治疗建议必须考虑患者的治疗目的和治疗方案的优先顺序。对 E.F. 来说,来曲唑可能为首选药物。PCOS 患者服用来曲唑的排卵率和活产率约为 48% 和 27%。于自发或孕激素诱导月经的第 3 日开始口服,初始剂量为 2.5mg,每日 1 次,连用 5 日。若无反应,可从下一周期开始,每日剂量增加 2.5mg 直至 7.5mg,连用 5 日。即使存在副作用(如疲劳、眩晕),对 E.F. 来说该疗法的收益仍大于风险。对 E.F. 的随访包括生活质量评价、必要时实验室检查及药物依从性监测。医务工作者应当作为教育者、服务者和善于倾听者,帮助 PCOS 患者知悉并积极参与治疗计划。

痛经

月经来潮及月经前几日出现痛经或疼痛性痉挛,可分为原发性痛经(无潜在子宫病理情况)和继发性痛经(子宫病理情况引起)。继发性痛经由子宫内膜异位症、子宫息肉或肌瘤、宫内节育器(intrauterine device,IUD)并发症、盆腔炎性疾病等子宫异常所致。

高达 93% 的青少年主诉经期疼痛,多达 15% 的青少年疼痛严重且影响日常生活[75]。痛经是青年女性劳动力降低和在校女生缺课的最大原因。通常开始于初潮后的 1~2 年内。高达 91% 的成年女性报告经期疼痛,其中 28% 的人经历过严重的疼痛和/或活动受限[76]。

临床表现

案例 50-2

问题 1:A.B.,女性,17 岁,到药房主诉经期严重的痉挛性疼痛。疼痛从月经初潮开始至今已 5 年,且目前痛经已限制她在中学参加体育运动。A.B. 讲述她在 11 岁月经来潮的经历:疼痛常呈痉挛性,开始在骨盆区域,辐射到她的腰背部。据她本人描述无头痛,但通常伴腹泻和轻微恶心,无呕吐。她的症状在月经开始的 12~24 小时最严重,接下来几日内消退。当疼痛开始时,她通常服用 2 片对乙酰氨基酚片(325mg/片),之后若疼痛未缓解则每 4~6 小时服用 1 片。针对此症状她未使用其他药物,无药物过敏史,目前未使用任何药物,无其他疾病。其个人行为史有较重要信息,包括每周吸食少于 10 支香烟和 2~3 罐酒精饮料。最近一次体检在正常范围内。A.B. 的临床表现有哪些与原发性痛经一致?

原发性痛经无具体诊断标准。通常采用排除法,并基于患者对已知有效治疗方案的反应做出诊断。若患者对治疗无反应,那么应考虑为盆腔疾病或继发性痛经并做进一步检查[77,78]。A.B. 的表现是典型的原发性痛经症状,包括下腹部痉挛性疼痛(可能会辐射到背部和大腿)、恶心和腹泻。有些女性还会出现呕吐、疲劳、头痛、头晕、潮热、食欲缺乏、易怒、紧张和失眠[77]。症状严重程度与早发月经初潮(8 岁之前)、月经持续时间增长和月经量增多相关[79]。痛经的危险因素包括年龄小于 20 岁、抑郁或焦虑、生活或工作压力大、未生育、月经过多及吸烟[76,80]。

原发性痛经只发生在排卵期,通常从月经初潮后的第 1 年开始。在月经初潮之后几年才开始的痛经则极可能是继发性痛经,应进一步检查确认。因 A.B. 的疼痛从月经初潮后 1 年内开始,且身体检查一切正常,则无须考虑继发性痛经可能,可开始有效治疗。痛经的典型模式是疼痛在月经前 12 小时开始,在 24 小时内疼痛加剧,在 24~72 小时内疼痛减轻[77]。A.B. 描述的疼痛,是一个痉挛-松弛周期,是典型的痛经,症状可能随年龄增长、发生性行为及分娩而减轻[79]。

病理生理

案例 50-2,问题 2：A. B. 症状的病理生理学解释是什么？

正常月经周期中,黄体后期时子宫内膜释放的前列腺素,可诱导子宫平滑肌收缩及随后的子宫内膜脱落,产生月经,并开始下一个月经周期的卵泡期。原发性痛经女性的前列腺素分泌会增加,诱发更强烈的子宫收缩,导致子宫血流量减少和子宫缺氧,引起痉挛和疼痛等痛经症状[78]。黄体期后期的黄体酮水平下降会引发细胞膜释放花生四烯酸,最终引起前列腺素和白三烯的产生[78]。

前列腺素分泌在原发性痛经病理学中的重要性,在前列腺素 $F_{2\alpha}$(prostaglandin $F_{2\alpha}$,$PGF_{2\alpha}$)和 PGE_2 的外源给药研究中被证实,$PGF_{2\alpha}$ 和 PGE_2 所产生疼痛和子宫收缩与原发性痛经的症状类似[81]。这些前列腺素,具有有效的血小板解聚和血管舒张特性,也可引起恶心、呕吐及腹泻。故 A. B. 的疼痛、恶心和腹泻可能是因前列腺素水平升高引起,这也解释了两种原发性痛经治疗有效的基本原理:NSAIDs 可抑制前列腺素合成,激素类避孕药可最小化,特别是黄体期黄体酮的增加。

最初认为接近 85%～90% 女性属于原发性痛经,无论是否使用口服避孕药,使用 NSAIDs 均有效。其余患者需考虑继发性痛经的潜在可能并作进一步检查[82]。

治疗

非药物治疗

案例 50-2,问题 3：哪些非药物治疗对治疗 A. B. 原发性痛经的症状有效？

应向 A. B. 进行以下内容的教育:原发性痛经的原因、相关症状、采用非药物治疗和药物治疗方案背后的基本原理。可用于缓解 A. B. 症状的非药物治疗包括有氧运动、加热疗法、戒烟、ω-3 多不饱和脂肪酸和高频经皮电神经刺激法。

观察性研究发现运动,特别是有氧运动,可减少痛经症状,且有益于所有患者身体健康[83]。此外,在黄体期每日进行 20 分钟的瑜伽运动,特别是眼镜蛇、猫和鱼的姿势,可减轻青春期女性的疼痛[84]。其原理可能是改善了盆腔血液流动和减少局部缺血或增加 β-内啡肽释放。3 个临床试验研究了对小腹进行局部热疗的方法[85-87]。2 项对照研究证明,与不联合局部热疗相比,口服布洛芬(每日 3 次,每次 400mg)联合局部热疗可缩减疼痛缓解时间[85,87]。局部热疗比对乙酰氨基酚(单次口服剂量 1 000mg)效果更好[85]。采用加热垫或加热贴片或缠绕装置进行加热没有不良反应;局部热疗和运动(有氧或瑜伽)的建议对痛经女性来说合理且安全。

应建议和协助女性戒烟。虽然无直接证据证明戒烟能改善痛经,但吸烟与痛经风险和严重程度有关[79]。增加 ω-3 多不饱和脂肪酸摄入量、选择低脂素食或同时采用两者能减少痛经强度和持续时间[88,89]。

A. B. 的治疗应基于她的具体症状、以前的治疗反应和

治疗中产生的不良反应而定。目前 A. B. 使用对乙酰氨基酚并未缓解疼痛,可能由于其对前列腺素活性抑制作用较弱。对 A. B. 而言,除药物治疗外,非药物疗法,特别是症状开始出现时使用持续低水平热疗法、锻炼/瑜伽、戒烟,是一种低风险、潜在有益、低成本的缓解疼痛方案。需告知 A. B. ,糖尿病患者应谨慎使用连续热疗法包括加热包、热水瓶或加热垫,且睡觉时不得使用。

案例 50-2,问题 4：使用加热垫时,A. B. 的疼痛减轻了 50%,但她并不想一连几个小时一动不动。她认为加热包不舒服且昂贵,希望服用痛经药 pamprin。有哪些非处方药物可推荐给 A. B. ？

尽管非药物治疗如热疗、运动和戒烟有效,但大多数情况下药物治疗对提高疗效是必要的。

非处方药物治疗

非处方药物(over-the-counter,OTC)治疗原发性痛经的重点在于降低前列腺素活性,抗炎药物通过直接抑制前列腺素合成发挥作用。NSAIDs 能消除大多数女性原发性痛经症状(更多信息参见案例 50-2,问题 5)。萘普生(naproxen)(钠盐形式)、布洛芬(ibuprofen)被批准为治疗原发性痛经的非处方药。与 NSAIDs 或激素避孕药相比,对乙酰氨基酚(acetaminophen)对痛经疗效有限[90]。

其他疗法,包括说明书中标明用于治疗痛经或其他月经不调的 OTC 药物(如:Pamprin,Midol)(特别是含有利尿剂的复方制剂)、弱肌松药[如吡拉明(pyrilamine)、帕马溴(pamabrom)]、利尿剂[咖啡因(caffeine)]及对乙酰氨基酚,用于治疗痛经疗效有限。因复方制剂、麻醉性镇痛药和对乙酰氨基酚的治疗都未从病理生理学机理角度出发,故都不是治疗原发性痛经的适宜药物,疗效甚微且不良反应大。

患有痛经的青少年经常在没有咨询专业医护人员情况下,使用非处方药物治疗原发性痛经。这种缺乏专业建议的情况导致使用药物剂量太低,不足以有效缓解症状。许多女性选择无效的联合用药(联用或不联用对乙酰氨基酚)表明关于痛经非处方药治疗的专业建议将使用者受益。与未治疗相比,其他产品包括维生素 B_1、维生素 D、镁、维生素 B_6 和 ω-3 脂肪酸均有一定的缓解疼痛作用,其中维生素 D、维生素 B_1 和镁效果最好[89,91]。一些小型试验评价了其他膳食补充剂包括茴香、维生素 E、海王星磷虾油和 toki-shakuyaju-san 等,但仍需进一步研究[82]。在本案例中,非 NSAIDs 和非激素药物的疗效十分有限,故该治疗方法并不适于 A. B. 。口服布洛芬,每日 3 次,每次 200～400mg 是适合她的治疗方案。

处方药物制剂:非甾体抗炎药

案例 50-2,问题 5：A. B. 一出现痛经就开始服用布洛芬(每日 3 次,每次 400mg),但症状未得到有效缓解。A. B. 向她的家庭医师请求指导。应向 A. B. 推荐何种治疗痛经的处方药？

非甾体抗炎药（NSAIDs）治疗痛经有效,但在某些案例中 OTC 药物效力不足,完全缓解需 NSAIDs 处方药或激素避孕药。激素避孕药能减少子宫内膜增生,从而降低前列腺素分泌。通过抑制排卵,激素避孕药能够抑制孕激素周期性变化从而抑制前列腺素分泌。治疗方案的选择取决于生育需求、其他医疗条件及患者偏好。治疗效果可通过评估疼痛缓解、功能改善、降低缺勤率及其他与痛经有关症状的缓解(如腹泻,恶心)情况进行监控。因 A. B. 为非性活跃患者,应使用处方剂量的 NSAIDs 2~3 个周期后再试用其他药物。

NSAIDs 初始治疗选择应根据有效性、不良反应发生率、成本、患者既往获益史和可用性。一项 Cochrane 系统评价,纳入了 73 个关于 NSAIDs 治疗原发性痛经的研究,以比较不同 NSAIDs 之间的有效性和安全性差异[92]。NSAIDs 与安慰剂组相比,明显更有效(OR 值[odds ratio, OR],4.50;95%置信区间[confidence interval, CI],3.85~5.27)。NSAIDs 与对乙酰氨基酚相比,能更显著减轻症状(OR,1.90;95% CI,1.05~3.44)。在 NSAIDs 局限的两两比较研究中,除阿司匹林的疗效略弱于其他 NSAIDs 以外,其他均无明显差异。在这些研究中观察到的不良反应一般是轻微胃肠道反应(恶心、胃部不适)和神经系统症状(嗜睡、头晕、头痛)。当 NSAIDs 之间相互比较时,未发现某种 NSAID 有更好的耐受性。与布洛芬相比,萘普生显示出用药次数更少的优势。

一些研究提示口服负荷剂量的萘普生钠(550mg)能更好控制痛经。一项随机试验证实一开始使用负荷剂量的 NSAIDs 较维持剂量可加快缓解青少年的原发性痛经[93]。负荷剂量通常是维持剂量的 2 倍。若 A. B. 服用高剂量药物出现不良反应,可调整服药时间至月经来潮前 24 小时开始服药,前提是她的月经周期规律或有经前期反应。这种预先给药方式对导致缺勤或工作、学习效率降低的严重痛经非常有益[78,92]。虽然无明确证据支持这种 NSAID 定期给药方案,但这种方式能维持血药浓度以降低前列腺素水平,故应避免必要时才用药的方式。因这些治疗通常只需 2~3 日,负荷剂量给药、预防性给药及定期给药与必要时给药相比,不良反应风险可被潜在获益所抵消。

向 A. B. 推荐的治疗方案如下:在月经来潮时口服萘普生钠(550mg),随后每 8 小时服用 275mg,痛经期间连续服用 2~3 日。

不良反应

案例 50-2,问题 6: A. B. 使用 NSAIDs 可能会出现哪些不良反应?

所有的 NSAIDs 都有类似不良反应,包括恶心、呕吐、消化不良、厌食、腹泻、便秘、腹痛、黑粪及胀气等常见的胃肠道问题。

因患者可能对某种 NSAID 反应更好,应关注此前患者治疗痛经或其他疼痛情况选择的何种 NSAID 药物。若 A. B. 按正常剂量服用 2~3 个月某种 NSAID 药物后效果不佳,应尝试换用其他 NSAIDs 药物。因痛经多发生于年轻女性,她们的健康状态多数良好,发生不良反应的风险一般低于中老年人。

禁忌证

案例 50-2,问题 7: 哪些病史信息对避免严重不良反应至关重要?

即便药物过敏史、溃疡及消化道出血史、心血管和肾病史在年轻女性中并不常见,但仍需询问 A. B. 这些情况,并在用药治疗前一一列出。应建立完整的既往用药史(包括 OTC 药物和膳食补充剂),应特别注意任何潜在的重复治疗(如处方药和 OTC 中均含有 NSAID)、药物之间(如华法林)及药物与疾病(高血压)的相互作用。

对阿司匹林过敏或对任何 NSAID 有过敏史的女性不能使用 NSAID 及塞来昔布。A. B. 无 NSAID 和阿司匹林的过敏史,未使用任何可能发生相互作用的药物,无相关病史,故可尝试 NSAID 治疗。

激素避孕

口服避孕药

案例 50-2,问题 8: 在 6 个月的治疗后,A. B. 使用萘普生钠在一定程度上减轻了疼痛、恶心和腹泻,但并不满意每次月经期间因痛经需待在家里的时长。她寻求其他治疗方案来进一步减轻疼痛。可向 A. B. 提供什么其他建议?

如前所述,若 NSAIDs 不能有效缓解症状,激素避孕药也是一种选择。口服避孕药(oral contraceptives, OCs)可抑制排卵,减少月经量,同时减少前列腺素产物和子宫收缩[75,77]。无论是否有避孕需求,单用 OCs 或与 NSAID 联合用药是治疗首选[94]。OC 能在治疗后 3~6 个月缓解 50%~80%的女性痛经症状[95]。一项研究比较了年轻健康女性分别使用口服避孕药(20μg 炔雌醇/100μg 左炔诺孕酮)和安慰剂,在 3 个月治疗期中对原发性痛经的有效性[96]。OC 组可降低疼痛严重程度并减少镇痛药物使用。一项关于口服避孕药和原发性痛经的 Cochrane 系统评价指出,服用低于 35μg 炔雌醇的避孕药能明显减轻疼痛,但在含 35μg 炔雌醇的不同 OC 复方制剂之间无显著性差异[95]。OC 的选择应依据第 47 章中的原则。一项随机对照试验评价了连续给药的口服避孕药组与传统方法(21 日活性药片/7 日空白药片)相比,使用 1 个月和 3 个月时减少疼痛的效果较好,在使用 6 个月后这种优势丧失[97]。

使用 OC 时必须注意不良反应和禁忌证(参见第 47 章)。尽管在年轻健康女性中一般不会出现严重不良反应,但突破性出血、点滴出血、恶心、乳房压痛仍可能出现,特别是在治疗早期的时候。A. B. 可联合服用 OC 和萘普生钠,这比单用其中任何一种药物更能减轻疼痛。若这些方案都无效,应考虑继发性痛经可能,并做腹腔镜检查。

其他激素避孕药

虽无严格的临床试验研究,抑制排卵的其他激素避孕药也已用于治疗原发性痛经[82]。与含铜宫内节育器会引起疼痛增加、痉挛和出血的情况不同，使用左炔诺孕酮（levonorgestrel）宫内节育系统（intrauterine system，IUS），随着时间推移可能出现闭经或减轻痛经的状况。在放置左炔诺孕酮 IUS 3 年后，很少女性会痛经（基线 60%，3 年后 29%），但是其中 47% 女性出现闭经[98]。性传染病风险低且有长期避孕需求的原发性痛经女性，可选择左炔诺孕酮 IUS。

甲羟孕酮（medroxyprogestrone）长效注射液是另一种治疗原发性痛经的激素避孕药。每 3 月注射 1 次后，接近 2/3 的青年女性症状减轻[77]。当选用甲羟孕酮长效注射剂时，应权衡该药对于骨密度的负面影响与收益（参见第 47 章）。因 A. B. 使用 NSAIDs 处方药不能很好控制痛经，且其病史无复方口服避孕药的绝对禁忌，故可选用复方激素避孕药治疗。连续使用复方口服避孕药，可能会更好地控制她的痛经。除戒烟外，还应告诉 A. B. 需连续使用激素避孕药 3 月以上方可最大程度减轻痛经。应告知 A. B. 并在每次联系时重复说明：治疗目标是减轻疼痛和相关症状及提高功能。

子宫内膜异位症

子宫内膜异位症（endometriosis）是指功能性子宫内膜组织生长于子宫腔之外，这是年轻女性继发性痛经的最常见原因，可能导致慢性骨盆疼痛、不孕及性交困难[77]。子宫内膜异位部位一般在卵巢，也可在盆腔腹膜、宫颈、阴道、外阴，直肠乙状结肠和阑尾。

子宫内膜组织不常见的异位部位包括脐、手术后瘢痕组织、肾、肺，甚至手臂和腿[99]。多达 45% 不育女性中存在子宫内膜异位症。总体而言，很难确定子宫内膜异位症的患病率，因很多女性无症状或未就医，且目前正规诊断标准是需在手术过程中视觉识别子宫内膜组织。无论是因何种原因进行剖腹手术，这些女性中 5%~15% 存在子宫内膜异位症。在有慢性骨盆疼痛的女性中，比例增加至 33%[99]。与原发性痛经相比，子宫内膜异位症通常发生在月经来潮已有一段时间的女性中；子宫内膜异位症引起的疼痛是不受月经周期限制的，可发生在整个周期的任何时间。子宫内膜异位症在初次来潮前后、更年期之后或闭经女性中很少见。

诊断为子宫内膜异位症的女性平均年龄为 36.4 岁，甚至在诊断前更早发生，与同年龄段女性相比，其医疗成本和医疗资源（尤其是急诊）利用率更高[100]。

诊断标准

子宫内膜异位症的诊断较困难，从最初出现症状到确诊会延误 8~12 年[101]。子宫内膜异位症、间质性膀胱炎、肠易激综合征及盆腔粘连是慢性骨盆疼痛（定义为与月经无关的疼痛，自然加重，导致功能丧失，且持续至少 6 月）的 4 个最常见原因[102]。诊断延误是因缺乏实验室诊断标志物，且实验室指标与其他疾病情况相似。体检一般正常，但最常见的体检提示是子宫后位、伴瘢痕和压痛。以前认为，确诊只能是在腹腔镜检查中看到子宫内膜异位组织，但现在认为这不是绝对必要的[103]。尽管目前还无诊断标准，子宫内膜异位症可在腹腔镜检查时，根据美国生育协会修订

的子宫内膜异位症分期系统（the Revised American Fertility Society Classification of Endometriosis）进行分期[104]，主要根据子宫内膜病变的位置、病变的大小、粘连程度及子宫直肠陷窝阻塞的程度（所有因素累积总和评价）分为最轻度（Ⅰ期）、轻度（Ⅱ期）、中度（Ⅲ期）和重度（Ⅳ期）。分期系统适用于说明子宫内膜异位的位置和程度，对预测不孕无用，可协助治疗选择、预测结果或预测疾病的复发。骨盆疼痛和功能障碍的严重程度与子宫内膜异位症的分期无关，这使诊断和预后更困难[99]。

病理生理

19 世纪 60 年代第一次描述了子宫内膜异位症，但其确切病因尚不清楚。异位子宫内膜来源有几种理论，可能与生理的和个体的特殊免疫因素之间复杂的相互作用有关[99]。

经血逆流学说是最常被引用的理论，指经期时子宫内膜细胞和其他组织碎片随月经逆流，经输卵管进入盆腔，种植于盆腔腹膜。一旦子宫内膜细胞到达腹膜，就会刺激血管生成（主要为雌激素），这是决定病灶形成和增长的决定因素[105,106]。同时病灶刺激诱发免疫反应、激活巨噬细胞、刺激释放细胞因子和生长因子。腹膜病灶可能通过血液或淋巴向远处播散，甚至可能通过医源性原因转移，如剖宫产或其他妇科手术。经血逆流学说虽有一定科学依据，但无法解释 90% 经期女性发现有月经逆流却并非所有女性均患有子宫内膜异位症。这表明某些患者的子宫内膜异位症发病还与遗传易感性、免疫变化或激素受体功能变化如黄体酮抵抗的这些因素有关[107]。

体腔上皮化生学说是另一种子宫内膜异位症的病因理论。该理论认为体腔上皮是胎儿生殖系统组织的起源，保留了分化成多种细胞的能力[99,107,108]，在受到雌激素或环境因素刺激后激活转化为子宫内膜样组织。这个理论可解释青春期前女性、先天子宫缺失女性，甚至是男性中罕见子宫内膜异位的原因。

基因也是影响子宫内膜异位形成的因素。直系亲属中有严重子宫内膜异位症的女性，比无此类疾病亲属者发生子宫内膜异位的几率高 6 倍，并且这些女性出现疾病的时间更早和程度更为严重[101,109]。子宫内膜异位症女性中已知有超过 15 个不同基因位点和基因产物发生变异。如前所述，环境因素也是潜在的诱发因素，但非决定性因素[107,109]。

与子宫内的内膜组织一样，异位子宫内膜组织也有雌激素、孕激素及雄激素受体，生长受激素影响。但与正常子宫内膜组织相比，异位子宫内膜组织对激素刺激的反应可能不同。一般来说，雌激素刺激异位子宫内膜组织生长；雄激素或雌激素缺乏使异位子宫内膜组织萎缩；因孕激素复杂的激素效应，孕激素对异位子宫内膜组织具有不同影响[104,107,110]。此外，因异位子宫内膜可异常增加芳香化酶活性，提高雌激素生物合成，减少雌激素失活，最终导致病灶内雌激素浓度增高[107,111]。子宫内膜异位症的基本病理变化是异位子宫内膜随卵巢激素变化发生周期性出血，引起周围组织发炎。反复出血和炎症形成瘢痕组织和周围腹膜组织粘连。在腹腔镜下，可观察到由子宫内膜上皮、间质和腺体组织组成的多灶性出血病灶。卵巢最易被异位内膜

侵犯,从显微镜下可见直径 10cm 左右的血囊肿(巧克力囊肿)。子宫骶骨韧带上可形成结节,伴随子宫内膜植入可出现纤维化,在盆腔结构之间形成广泛粘连[112]。

临床表现

案例 50-3

问题 1: N.H.,女性,32 岁,已婚 6 年,目前使用阴道避孕环避孕。她和丈夫正考虑怀孕时间,但目前并未试图怀孕。她与妇科医师讨论怀孕前的准备时,主诉一直有与月经周期相关的严重下腹部绞痛,发生在月经的第 1 日并持续到第 4 或 5 日。以往月经周期无痛,直到最近 4 年开始,且最近疼痛加剧,口服布洛芬(每日 3 次,每次 400mg)可轻微缓解疼痛。过去 6 个月,因疼痛持续加剧,她每个月至少 1~2 日不得不在家工作。进一步询问得知,N.H. 在月经周期无规律出现轻度至中度疼痛,并伴有后腰处疼痛、便秘且排便疼痛和性交疼痛。她月经史显示 10 岁初潮,周期 26~27 日,月经期长为 6~7 日。她与母亲讨论过以上症状,其母亲在生育年龄有类似症状。

N.H. 身高 170cm,体重 65.8kg。她每日抽半包香烟,不喝酒,打篮球和垒球,无定期锻炼课程,每日吃 5 份水果或蔬菜,不喜欢喝牛奶。因其父亲在 40 岁时放置心脏支架,且她被告知有高胆固醇,故 N.H. 担心自己的心脏问题。

N.H. 除后穹窿触诊压痛和子宫后位,其余体检正常。妊娠测试、淋病和衣原体测试均为阴性,子宫颈抹片检查正常。N.H. 描述中有哪些主观和客观信息与子宫内膜异位症的诊断一致?

子宫内膜异位症的症状和体征很难从一开始就与原发性痛经区分[113](表 50-2)。当忽略其他病史,N.H. 伴月经周期的下腹部绞痛症状经常被误诊是原发性痛经。N.H. 的年龄和未生育情况与子宫内膜异位症女性特征一致。尽管子宫内膜异位症在所有年龄段女性中均有发生,但通常发生在 30 岁左右的晚育或少孕女性。

N.H. 月经周期短且月经期长,是典型的子宫内膜异位症特点。子宫内膜异位症的危险因素包括雌激素作用时长(如初潮早、停经晚)、月经周期短(<28 日)、月经期持续时间长(≥6 日)及有子宫内膜异位症的母亲或姐妹(如 N.H. 的母亲)[114]。妊娠 4 次或 4 次以上且妊娠持续时间大于 6 月的女性被诊断为子宫内膜异位症的风险降低 50%,子宫内膜异位症的风险随着母乳喂养时间增加而降低[114]。BMI 高和身材矮小可降低子宫内膜异位症发生风险,BMI 每增加 1 个单位(kg/m²),诊断可能性可降低 12%~14%[114]。已知风险因素包括经济状况、接触二噁英、摄入咖啡因和酒精,这些因素仅为潜在可能,尚未被完全证实[114]。吸烟可降低子宫内膜异位风险,但研究并不能确证[108,109]。与无免疫系统疾病的女性相比,有免疫系统疾病的女性,包括类风湿性关节炎、系统性红斑狼疮、甲状腺功能减退、甲状腺功能亢进和多发性硬化症,患子宫内膜异位症可能性更高[114]。

表 50-2

原发性痛经和继发性痛经

特征	原发性痛经	继发性痛经
初次出现	月经初潮时	任何年龄(月经来潮时)
月经周期中	第 1 日更严重,持续 24~48 小时	疼痛逐渐加剧,可持续数日
随时间变化	稳定且可预见	随着年龄增加疼痛加剧
症状	腰痛、经前期综合征、恶心、腹胀	腰痛、性交困难、腹泻或便秘、排尿困难、不孕
体征	盆骨检查正常	子宫后位、压痛,但也可能均为正常

来源:Reddish S. Dysmenorrhea. *Aust Fam Physician*. 2006;35;82.

N.H. 主诉的是在月经周期中连续且逐渐加剧的骨盆疼痛、月经期间更严重的疼痛、便秘和性交疼痛(性交困难)。女性性交疼痛一般是子宫后位(如 N.H.)或子宫内膜异位于阴道后穹窿或子宫骶骨韧带[99],这种疼痛会在性交后持续数小时。其他症状如 N.H. 经历的便秘和排便疼痛,与子宫内膜异位症有关,可能(但不总是)取决于子宫内膜组织植入的位置[115,116](表 50-3)。抑郁也是子宫内膜异位症的常见症状,尤其是那些患有慢性盆腔疼痛患者,表现为悲伤、躯体主诉、无法工作或继续正常生活[117]。

表 50-3

子宫内膜异位症的位置及相关症状

位置	症状
盆腔	
宫颈	异常子宫出血
卵巢	痛经
腹膜	性交疼痛
直肠阴道隔	不孕
子宫骶骨韧带	盆腔疼痛
肠壁	
腹部切口	肠梗阻
乙状结肠	腹中部疼痛
小肠	恶心
	排便疼痛
	直肠出血
泌尿道	
膀胱	周期性腰痛
输尿管	血尿
	肾积水
	输尿管积水

来源:American College of Obstetricians and Gynecologists. ACDG Practice Bulletin No. 114. Management of endometriosis. *Obstet Gynecol*. 2010;116;223.

虽然目前还不清楚 N. H. 是否会不孕，但多达 45%子宫内膜异位症女性不孕[99]。子宫内膜异位症引起不孕的原因尚不清楚，很可能由多种因素共同引起的，包括盆腔生理结构畸变、炎症（包括前列腺素、细胞因子和生长因子可能会干扰正常生殖过程）、卵泡形成受损、受精或着床功能障碍[118,119]。子宫内膜异位症的其中一种治疗方法为假绝经疗法，可能在有效治疗疾病的同时对生育能力造成损伤。

N. H. 这部分有限的体检结果在子宫内膜异位症女性中并不少见；除在探查手术中对子宫内膜组织直接检视外，可能无其他体检结果，妇科检查结果可能与手术判定的子宫内膜异位症分期不符。子宫内膜异位症的很多症状和体检结果与其他妇科疾病或疾病（尤其是肠易激综合征）相似，若患者不同意经验治疗，那么腹腔镜检查可用于证实诊断。N. H. 的妊娠测试、衣原体和淋病测试为阴性，子宫颈抹片检查正常。CA125 试验因无足够灵敏度或专属性，故不能单独用于诊断子宫内膜异位症，虽然在研究的生物标记物较多，但目前没有一种生物标记物敏感性及特异性足以用于临床[120]。

治疗

案例 50-3，问题 2：在使用 3 种不同 NSAIDs 后（布洛芬，萘普生和美洛昔康），N. H. 的疼痛未得到控制，她想得到缓解，从而更好地工作和生活。鉴于子宫内膜异位症病理生理的潜在机制，适合于 N. H. 子宫内膜异位症的治疗方法是什么？

子宫内膜异位症治疗应个体化，应考虑 N. H. 的生育要求、症状严重程度、病变范围和不孕可能性。子宫内膜异位症复发率高且缺乏预后指标以评估远期严重程度。治疗目标是缓解症状，患者有生育要求时，保留或提高生育力。现有治疗子宫内膜异位症的选择包括根治性和保守性手术、雌孕激素联合或单用孕激素的激素治疗、达那唑、芳香化酶抑制剂或 GnRH 激动剂及期待疗法。子宫内膜异位症的药物治疗是基于激素反应导致内膜萎缩，包括达那唑、GnRH 激动剂、孕激素、芳香化酶抑制剂和雌孕激素联合。尚无一种治疗方法能保证停用后 100%不复发，即使手术去除子宫和卵巢后复发率也达 10%以上[106]。因大多数子宫内膜异位症治疗方法（尤其是新兴疗法）的证据质量差及研究不够深入，可用的循证治疗指南有限[121]。

疼痛管理：药物治疗

非甾体抗炎药

非甾体抗炎药（NSAIDs），特别是 OTC 药物，常被用作缓解子宫内膜异位疼痛的第一选择，并常在明确诊断前使用。NSAIDs 可缓解一些轻微症状，特别是对伴有周期性疼痛的子宫内膜异位症患者（见痛经部分），若症状轻微且无避孕需求，其为适宜的首选药物。对于确诊子宫内膜异位

症的女性，NSAIDs 并非唯一治疗方法[122]。应意识到子宫内膜异位症患者可能存在非周期性疼痛，包括对 NSAID 无效的疼痛。N. H. 尝试过 3 种不同 NSAIDs，仅有轻微缓解，此时加大剂量或尝试其他 NSAID 均不合适，应考虑其他治疗方案。

复方激素避孕药

对使用 NSAID 而疼痛未缓解且有避孕需求的女性，下一步合理选择是口服避孕药。和其他激素治疗比较，OC 长期使用耐受良好。OC 可单用或联合 NSAIDs，通过抑制排卵、降低激素水平、减少月经量、甚至造成闭经，来改善子宫内膜异位症状。机制是引起异位子宫内膜萎缩。用药时，最佳方案是连续服用 OC，可避免异位子宫内膜在"安慰剂周"期间生长。一项研究显示患者周期性使用 OC 无效，而连续性服用 OCs 疼痛显著缓解[123,124]。一项 Cochrane 系统评价显示 OCs（≤35μg 炔雌醇）与 GnRH 类似物（戈舍瑞林），缓解疼痛疗效相当[122]。术后，连续给药方案的镇痛效果要优于周期性方案[125]。

孕激素

和 OC 相似，注射孕激素主要通过抑制排卵、降低激素水平和诱导子宫内膜萎缩来减轻子宫内膜异位症状。特别对雌激素禁忌证患者，孕激素是有益的。常用药物包括口服甲羟孕酮、甲羟孕酮长效注射液（见案例 50-3，问题 5）或左炔诺孕酮 IUS。最近更多研究评价了左炔诺孕酮 IUS，该系统可提供持续孕激素释放，且有提供长效避孕的优点。与亮丙瑞林长效制剂（一种 GnRH 激动剂）比较，左炔诺孕酮 IUS 降低骨盆疼痛的效果相似，但可减少雌激素低的潜在影响，同时增加早期突破性出血可能性，最终导致闭经[126]。

一项持续 3 年针对中到重度子宫内膜异位症患者在保守性手术后使用药物控制症状的研究，直接比较左炔诺孕酮 IUS 和甲羟孕酮长效注射液[127]，尽管两组症状均改善，但更多 IUS 患者仍坚持此方案，在使用后第 3 年，IUS 组骨密度增加，长效组骨密度降低。

孕激素尽管在治疗疼痛方面和 GnRH 激动剂同样有效，但和 OCs 比较，副作用增加，主要是体重增加（特别是长效制剂）、初始突破性出血、随之闭经，且长效制剂的长时间使用导致骨密度降低，故在选择治疗方案时，孕激素排在复方激素避孕药之后考虑[128]。

促性腺激素释放激素激动剂

促性腺激素释放激素激动剂（gonadotropin-releasing hormone agonists）引起假绝经状态，从而缓解子宫内膜异位症症状。因 GnRH 激动剂比内源性 GnRH 半衰期更长，可在垂体和 GnRH 受体结合后，使下丘脑-垂体-卵巢的功能下调，减少 FSH 和 LH 释放，导致低雌激素水平和闭经[129]。GnRH 激动剂使用剂量见表 50-4。在临床试验中，GnRH 激动剂的有效性和口服避孕药、孕激素、达那唑相似，但费用更高、不良反应更多（包括更年期症状和骨密度降低），使其成为 OCs 和孕激素后的二线药物[129]。

表 50-4

促性腺激素释放激素激动剂

GnRH 激动剂(商品名)	规格	给药途径	给药方案
那法瑞林(Synarel)	2mg/ml 装置 200μg/喷	鼻内	200~800μg,每日 2 次
亮丙瑞林(Lupron)	3.75mg,11.25mg	IM(国内 SC)	3.75mg,每个月 1 次或 11.25mg,每 3 个月 1 次
戈舍瑞林(Zoladex)	3.6mg,10.8mg	SC	3.6mg,每个月 1 次或 10.8mg,每 3 个月 1 次

GnRH,促性腺激素释放激素;IM,肌内给药;SC,皮下给药

芳香化酶抑制剂

子宫内膜异位症治疗的最新研究方案是用芳香化酶抑制剂(aromatase inhibitors,AIs)。芳香化酶是一种雌激素合成酶,是雄烯二酮和睾酮转化为雌酮和雌二醇必需酶[130],起初用于治疗乳腺癌。尽管 AIs、OCs、孕激素和 GnRH 激动剂均可降低血清雌激素水平,但只有 AI 可降低子宫内膜组织本身的雌激素分泌和产生。阿那曲唑和来曲唑是 Ⅱ 型 AIs,与酶可逆性结合,对缓解子宫内膜异位症状产生有益作用[130]。尽管 AIs 能有效降低外周雌激素转化,但对绝经前女性来说添加一种药物以降低卵巢雌激素水平仍然必须,故对这类人群的大多研究包含两组药物:AIs 联用 OCs 或 GnRH 类似物。AIs 可单独用于绝经后妇女[130]。

尽管 GnRH 激动剂和 AIs 的最终结果相似,但 AIs 不良反应更少(少见潮热),主要表现为轻度头痛、恶心和腹泻。虽然缺乏长期试验研究证实,但 AIs 可能导致骨密度降低,故雌激素反向添加治疗是合理方案(见本章后文和案例 50-4,问题 1)。尽管规模小,但所有研究均证实 AI 可减轻疼痛和减小病灶大小。一项迄今为止最大型研究比较患者术后联用阿那曲唑和 GnRH 激动剂及单用 GnRH 激动剂[131]的结果显示,虽然联用对控制疼痛有效,但在使用 6 个月时与单独用药相比,会造成更严重的骨质流失,而在 2 年后随访时,疗效已无差异[131]。因目前 FDA 未批准 AIs 治疗子宫内膜异位症,还需更多研究来确定其治疗作用。AIs 可用于那些严重子宫内膜异位症且其他治疗无效的患者。

达那唑

达那唑(danazol)是一种从 17-乙炔睾酮衍生化的雄激素药物,通过升高雄激素水平和降低雌激素水平导致假绝经状态。达那唑抑制卵巢甾体激素合成酶的活性,加快雌二醇代谢清除,使体内雌激素和孕激素水平降低导致患者停止排卵、子宫内膜异位组织萎缩和闭经。尽管对减少盆腔疼痛有效,但体重增加、声音改变、水肿、痤疮、潮热、阴道干燥、多毛症、肝脏疾病及胆固醇升高等显著的副作用,使达那唑耐受性差,这种情况在治疗人群中发生率高达 85%[106]。出于安全性考虑,达那唑使用时间应限制在 6 月内,且应限于经其他治疗失败的人群。

新型药物

有两种新型药物有希望用于治疗子宫内膜异位症,且与目前治疗相比,可能不良反应更少。一项小型临床试验对比 HMG-CoA 还原酶抑制剂(他汀类药物)与 GnRH 类似物,结果发现二者在减轻疼痛方面效果相同[132]。对这些药物还需进一步研究,尤其是对希望保留生育力的女性。

另一种新型治疗药物是 GnRH 拮抗剂,研究认为其对缓解子宫内膜异位症疼痛方面效果良好,且副作用更小。一项研究首次将这类药物中的恶拉戈利(elagolix)用于治疗子宫内膜异位症(每日口服 1 次),与甲羟孕酮长效制剂相比,恶拉戈利缓解疼痛效果相当,但对骨密度影响更小[133]。

疼痛管理:非药物治疗

根治性手术

根治性手术,指将子宫、双附件及盆腔内所有可见异位内膜病灶予以切除和清除,理论上可消除疾病复发风险。这是一种侵入性外科手术,适用于对其他治疗或保守性手术无效的患者,但不适用于有生育需求的患者。此外,切除所有子宫内膜异位组织很困难,实际仍有复发可能。Sinaii 等研究了子宫内膜异位症患者的治疗和获益情况,发现 1 160 名被调研女性的 12% 经历根治性手术,其中 40% 手术成功,33% 获益有限,5.6% 无获益,6% 术后疼痛增加且症状加重[134]。

保守性手术

和根治性手术相比,保守性手术(涉及异位组织的切除和去除,如粘连松解术)可保留生育能力,通常可在最初的诊断性腹腔镜中实施。在 Sinaii 等的调查中,70% 患者经历过腹腔镜并去除病灶,30% 自觉手术成功,50% 自述获益有限,15% 症状无改变,10% 自述症状加重[134]。患者自述平均经历 3 次手术[134]。许多病变组织难以发现,且手术不可能去除所有病灶,故保守性手术后需药物治疗。

关于子宫内膜异位症治疗方案的临床试验并未证实何种方案适用于所有患者,在大多数研究中各种治疗方案效果相似。考虑到药物安全性,一种 NSAID 和复方激素避孕药(如 N.H. 的阴道避孕环)联用是初期适宜方案,且这个案例中,避孕环还具避孕的双重作用。孕激素、GnRH 激动剂和 AIs 可为下一步选择。因不良反应多和耐受性差,达那唑应是最后选择。若 N.H. 以后不想生育,手术绝育是一种选择。保守性手术,包括子宫内膜异位组织切除、粘连分解术及切除病变,疗效不理想,但 50%~95% 患者在 1 年内疼痛可得到缓解[129]。采用保守性手术,术后联用孕激素、复方激素避孕药、GnRH 激动剂或达那唑,可延长疼痛缓解的持续时间且降低术后复发[129]。

案例50-3,问题3：N. H. 过去使用各种避孕产品未出现问题,但每日服药依从性差,且要求尽量避免使用注射剂。如何根据这些信息为她推荐合适的子宫内膜异位症治疗方法?

N. H. 是吸烟者,钙摄入量低,且有一些心血管危险因素(家族史、高胆固醇),她不愿意接受注射剂且每日服药依从性差。达那唑会增加心血管危险因素,且副作用较多,不是理想选择。一些 GnRH 类似物的鼻喷剂或植入剂因增加骨密度降低风险和类似更年期的不良反而成为二线方案。孕激素,特别是长效孕激素,如醋酸甲羟孕酮 3 个月长效注射剂或左炔诺孕酮 IUS,都是 N. H. 的优先选择,但可能增加骨密度降低的风险。

案例50-3,问题 4：N. H. 愿意开始使用左炔诺孕酮 IUS,因未获 FDA 批准,保险公司不会支付相关治疗的费用。她决定使用醋酸甲羟孕酮长效注射液。对于她的选择,可提供什么信息,其治疗的获益和风险是什么?

醋酸甲羟孕酮长效注射液(depot medroxyprogesterone acetate,DMPA)有两种不同规格:150mg 制剂用于肌内注射(IM),每 3 个月 1 次;104mg 制剂用于皮下注射(SC),每 3 个月 1 次。选择哪种规格基于保险范围或患者意愿(SC 制剂可能更受患者欢迎)。N. H. 不愿自我注射,应由有注射资格的人员注射。因 DMPA 有避孕作用,应告知 N. H. 在使用后若要怀孕可能需等待比平时(最多 1 年)更长的时间。超过 80% 使用孕激素的患者疼痛症状获部分或完全缓解[123]。尽管无其他治疗子宫内膜异位症药物类似更年期的不良反应,DMPA 仍可引起体重增加(个体差异大)、腹胀、不规则出血数月和闭经。DMPA 骨密度降低的不良反应明显但少于 GnRH 激动剂,为减少该不良反应,应建议 N. H. 保证每日通过饮食或补充剂摄入钙至少 1 000mg,维生素 D 至少 400~600IU。应建议 N. H. 戒烟、接受适应的药物治疗和开始定期负重锻炼[135]。治疗过程中,应监测 N. H. 疼痛缓解情况、体重增加情况、是否闭经,不规则出血情况及每季度注射依从性。当 N. H. 有生育需求时应认真规划,停用 DMPA 恢复生育力,换用其他治疗方案。

促性腺激素释放激素激动剂和反向添加治疗

案例50-4

问题 1：M. F. ,女性,24 岁,有中到重度子宫内膜异位症史,曾接受 NSAIDs(3 种不同 NSAIDs,适宜剂量)、复方口服避孕药和左炔诺孕酮 IUS 治疗。她无生育要求,希望缓解疼痛,已经历两次成功的保守性腹腔镜手术,疼痛缓解 6 个月~1 年。她最近经历了最后一次手术(据本人自述),她希望本次手术能得到更大改善。她不介意使用注射药物,但过去依从性差,对于 M. F. 的疼痛,哪种治疗比较合适?

M. F. 尝试过多种药物和手术(NSAIDs、复方口服避孕药和单一孕激素避孕药)治疗子宫内膜异位症,获益有限。她目前无生育要求,可选择 GnRH 类似物、芳香化酶抑制剂和达那唑。亮丙瑞林(leuprolide)、那法瑞林(nafarelin)和戈舍瑞林(goserelin)是 GnRH 类似物(激动剂),常用于治疗子宫内膜异位症(表50-4)。尽管 GnRH 类似物并未证实比 M. F. 曾经使用的治疗方式效果更好,但仍可缓解疼痛。所有 GnRH 激动剂疗效相似,如何选择主要基于患者对给药方式的偏好(那法瑞林喷鼻每日 2 次,戈舍瑞林皮下植入每个月 1 次,或亮丙瑞林肌内注射每个月 1 次或每 3 个月 1 次)。亮丙瑞林每 3 个月 1 次的方案因不必每日给药,对于 M. F. 是最合适的方式。在用药前,应排除妊娠、不明原因阴道出血和哺乳。因 M. F. 无生育要求,且妊娠是使用 GnRH 激动剂的禁忌证,应告知她选择非激素的避孕方式。

初始治疗的反应取决于开始治疗时间处于月经周期哪个阶段。患者在黄体期开始治疗,2~3 周内雌激素水平下降,且在 4~5 周内出现闭经;在卵泡期开始治疗,6~8 周内出现闭经[99]。

GnRH 激动剂治疗超过 3~6 月,需使用反向添加疗法来降低低雌激素并发症的风险。通常雌激素反向添加治疗时间为 6 个月,虽然有一项小样本试验研究提示长期雌激素反向添加治疗(长达 10 年)未观察到主要不良反应,且疗效持续[136]。雌激素反向添加疗法基于 Barbieri 提出的雌激素阈值假说[112],他认为雌激素到达一个临界值会加重子宫内膜异位症,低于这个水平的雌激素会降低不良反应且对疾病本身无不良作用。雌激素反向添加疗法应在开始使用 GnRH 激动剂治疗时启动,以减少所有低雌激素引起的不良反应[136]。

以下雌激素反向添加疗法方案均被证实有效:相当于 0. 625mg 结合雌激素(conjugated equine estrogen)的雌激素制剂联合甲羟孕酮(每日 2.5mg)或炔诺酮(norethindrone)(每日 5mg),每日单用 5mg 炔诺酮或每日单用 20mg 甲羟孕酮(medroxyprogesterone)[106]。包含雌激素的 OCs,因雌激素量高于阈值,故不能用于雌激素反向添加疗法。目前尚无证据证明何种方案具有更佳的有效性和安全性。孕激素联合双膦酸盐被证实有效预防骨质流失。女性使用反向添加疗法时应保证每日饮食或其他补充中钙总量达 1 000mg,且维生素 D 水平在正常范围[111]。

反向添加治疗期间需监测闭经情况、疼痛和性交疼痛是否减少及生活质量是否改善。停用 GnRH 激动剂后,月经和卵巢功能在 6~12 周内恢复正常,疗效还可维持 6~12 月[99]。

不良反应

因 M. F. 现用的治疗方案与以前尝试的治疗完全不同,应详细告知她治疗的不良反应。不良反应的发生和诱发假绝经状态有关。几乎所有患者都会出现潮热,阴道干涩和失眠也很常见。可能发生明显的骨质流失,需摄入足够的钙和维生素 D,联合雌激素反向添加疗法可减少骨质流失。因 GnRH 激动剂不影响 SHBG 或睾酮水平,无达那唑的雄激素副作用(包括脂质分布的改变)[99]。

使用 GnRH 激动剂时需特别注意患者骨密度降低的问题,甚至可能发生在治疗开始第 3 个月,尤其需要关注还未达到骨密度峰值的年轻女性。有研究证实腰椎骨密度在 GnRH 激动剂治疗 6 个月后流失 3.2%,治疗 12 个月后流失 6.3%[137]。尽管已有研究报道子宫内膜异位症本身是骨密度降低的高危因素,但一项长期研究通过 20 年随访,未发现子宫内膜异位症和骨折风险有相关性[138]。有趣的是,这项研究也未发现 GnRH 激动剂治疗和骨折风险有相关性,但在这个研究中大量女性使用了反向添加疗法。

若继续 GnRH 治疗,应建议 M. F. 每 2 年做 1 次双能 X 线骨密度仪扫描检查,监测骨密度减少情况,保证足够的钙和维生素 D 摄入,戒烟和进行负重锻炼。

综上,M. F. 应开始使用亮丙瑞林(11.25mg,肌注,每 3 个月 1 次)联合雌激素反向添加治疗(每日服用结合雌激素 0.625mg,甲羟孕酮 2.5mg),尝试使用 6 个月,随访评估症状缓解情况。

子宫内膜异位症相关不孕管理

案例 50-5

问题 1:K. L.,女性,32 岁,有 II 期子宫内膜异位症史,目前正使用左炔诺孕酮 IUS,用于避孕和控制疼痛,疗效较好。她也规律服用布洛芬(每日 3 次,每次 800mg)。她和丈夫希望有个孩子。约 6 年前,他们尝试怀孕 2 年后未成功。鉴于她的年龄,K. L. 担心很难怀孕。对提高 K. L. 的生育能力,有何建议?

因不孕就诊的女性中,子宫内膜异位症患病率 25% ~ 50%,子宫内膜异位症患者不孕率 30% ~ 50%[139]。目前公认引起不孕的机制包括盆腔粘连影响卵母细胞运送、腹膜变化不适宜受孕、卵巢功能异常导致排卵障碍及着床障碍(参见第 48 章)。无证据显示激素治疗,包括 GnRH 激动剂治疗,能改善 I/II 期子宫内膜异位症患者(例如 K. L.)的妊娠率。但手术切除可见子宫内膜异位组织对提高 I/II 期子宫内膜异位症患者的妊娠率有利。

K. L. 可通过以下处理提高妊娠几率:排除其他影响不孕的因素(如 PCOS、输卵管不通、男性不育因素),移除 IUS,腹腔镜切除可见子宫内膜异位组织[140]。对于病情严重或超过 35 岁患者,应采取更积极的疗法,包括药物诱导排卵(枸橼酸氯米芬)或体外受精-胚胎移植技术(in vitro fertilization-embryo transfer,IVF-ET)。子宫内膜异位症患者比未患病妇女 IVF-ET 成功率降低 20%[99]。3 项前瞻性临床试验结果显示,II ~ IV 期子宫内膜异位症患者在 IVF-ET 前给予 3 ~ 6 个月或更长时间 GnRH 激动剂具有潜在收益[114]。治疗组的妊娠率显著高于 IVF-ET 前未给予 GnRH 激动剂组[141]。

对尚未诊断为不孕的患者,可采取期待治疗,包括使用 NSAID 缓解疼痛、情感支持及安慰患者。对小于 35 岁的患者可观察 6~12 个月。

经前期综合征和经前期焦虑障碍

高达 95% 的育龄女性有经前期症状[142]。约 30% ~ 40% 的女性有经前期综合征(premenstrual syndrome,PMS)的困扰,据估计,3% ~ 8% 的患者符合经前期焦虑障碍(premenstrual dysphoric disorder,PMDD)的诊断标准。PMDD 是一种更严重的 PMS[142]。在月经来潮前几日,可发生超过 200 种已知的经前症状,包括正性症状如精力和性欲增加、感觉放松,负性症状如腹胀、疲劳、头痛和哭泣[143]。只有这些症状对女性身体、心理、社会功能产生明显负面影响时,才被认为是 PMS 或 PMDD。

诊断

无明确的体征或实验室检查可用作 PMS 的诊断。一些不同的组织提供了 PMS 与 PMDD 的诊断标准,但这些标准不统一且互相矛盾。2011 年国际经前期障碍学会(International Society for Premenstrual Disorders,ISPMD)发表了一项共识,将核心经前期障碍定义为与自发性排卵月经周期相关的典型的、单纯的或影射性的失调,并将多种经前期症状从核心经前期障碍中分离出来,它们的特征更加复杂(例如,由潜在障碍或外源性孕激素治疗引起的症状)[144]。核心经前期症状(身体和心理)出现于(整个或部分)月经前 2 周内,并在月经来潮后迅速减轻。在月经结束和排卵期之间有一个无症状的间隔。这些症状循环反复出现在大多数(通常是 2/3)月经周期中。严重症状需符合以下三点:①影响正常的日常功能;②干扰工作、学业或人际关系;③造成重大痛苦。核心经前期障碍是 PMS 和 PMDD 的总称。

2000 年美国妇产科医师学会(American College of Obstetricians and Gynecologists,ACOG)发表了一份实践公告,将症状周期性反复出现作为 PMS 诊断标准[145]。若在过去 3 个月经周期中,月经开始前 5 日,出现至少 1 项心理症状和 1 项身体症状(表 50-5)则可诊断为 PMS。症状至少在 2 个月经周期出现,月经开始后 4 日内停止,直到月经周期第 12 日后才复发。PMS 与正常经前期症状区分的关键是 PMS 对工作和社会活动产生不利影响。诊断时应与其他包括心理、甲状腺和妇科疾病等类似经前期的症状相鉴别[146]。

美国精神病学协会(American Psychiatric Association)发布了关于 PMDD 的诊断标准[147]。标准集中于情绪和心理健康症状,PMDD 比 PMS 造成更深程度的功能障碍。诊断要求:①前瞻性证实存在躯体和行为症状(采用日记),这些症状存在于此前 1 年的大部分时间。②必须有 5 项或更多症状在月经前 1 周期间出现,并在月经开始后数日内缓解。③PMDD 可能与其他精神障碍叠加,但不仅仅是这

表 50-5

经前期症状的 ACOG 诊断标准

心理症状	身体症状
沮丧	乳房压痛
突然气愤	腹胀
易怒	头痛
焦虑	四肢肿胀
多疑	
社交退缩	

注：①过去 3 个月经周期中月经开始前 5 日，出现至少 1 项心理症状和 1 项身体症状则可确诊；②症状必须是在月经开始后 4 日内停止，直到月经周期第 12 日后才复发；③症状至少在 2 个月经周期出现；④症状必须对社会或工作相关的活动产生不利影响。

ACOG，美国妇产科医师学会。

来源：Premenstrual syndrome. Number 15, April 2000. *Obstet Gynecol.* 2000；95（4）；Mishell DR. Premenstrual disorders：epidemiology and disease burden. *Am J Manag Care.* 2005；11：S473.

些障碍的恶化。④出现以下一种或多种心理症状：情绪波动、突然悲伤或对拒绝的敏感性增加；愤怒、易怒；绝望、沮丧、自责；紧张、焦虑或边缘感。⑤出现以下一种或多种身体、行为症状：注意力难以集中；食欲改变、食欲增加或暴饮暴食；对日常活动兴趣减退；容易疲劳或精力减退；感觉不知所措或失去控制；乳房压痛、腹胀、体重增加或关节/肌肉疼痛；睡眠过多或睡眠不足。⑥症状出现在前一年大多数月经周期中，且这些症状使患者非常痛苦或已干扰日常活动（如工作、学校、社会生活）。

虽然 PMS 和 PMDD 标准不同，但他们都具有 3 个基本特征：①症状必须发生在黄体期且在月经期内消除；②至少 2 个月经周期有症状记录，且不能由其他身体或心理状况解释；③症状足够严重并影响正常活动。

PMS 和 PMDD 的症状类型很广泛。PMS 的危险因素包括年龄（30 岁以上）和遗传因素[146]。但症状也可开始于 14 岁左右的青少年时期，或月经初潮后 2 年，持续到更年期[148]。一些研究表明，母亲患 PMS 的女性比母亲未患 PMS 的女性更容易患 PMS（分别为 70% 和 37%）[149,150]。一篇文献发现创伤事件，如身体威胁、儿童性虐待和严重事故，可增加 PMDD 的患病风险[151]。

病理生理

PMS 或 PMDD 患者症状广泛有多种可能的机制解释，最有可能的是性激素和中枢神经递质之间相互作用的结果[152]。月经周期中正常激素波动引起神经递质改变，主要是减少 5-羟色胺和其他神经递质，包括内啡肽和 γ-氨基丁酸（γ-aminobutyric acid, GABA）[153,154]。PMS 患者的雌激素、孕激素和睾酮水平均正常，但容易受到激素正常波动的影响[154]。这些潜在机制不仅为 PMS 和 PMDD 的症状提供了合理解释，还解释了提高 5-羟色胺或 GABA 水平的治疗

方案能获益的原因。很多治疗方法疗效有限且不稳定，说明 PMS 或 PMDD 受多重因素作用。此外临床试验中安慰剂反应可高达 50%～80%，这是重要的心理作用，说明 PMS 或 PMDD 与生理、心理和社会因素有关[143,155]。

案例 50-6

问题 1：C.P.，女性，27 岁，自诉月经周期前 1 周发生严重情绪变化。她乳房压痛、腹胀，并易怒和焦虑。这些症状通常在她月经开始后的第 1 或第 2 日消退。月经期后的 2～3 周内，C.P. 一切正常，直到她下一次月经开始前又出现这些症状。她在过去几年里每个月都有这些症状。她说当出现这些症状时很不舒服，大部分时间能工作，但通常会避免和朋友出去。她月经周期规律，每 28～30 日 1 次，每次月经量较少，持续 3～4 日。

盆腔、心血管、神经系统检查和所有实验室检测均正常。血清妊娠试验阴性，性生活活跃并使用避孕套避孕。无重要既往病史，未使用药物。C.P. 有什么症状符合 PMS 诊断？

C.P. 的症状满足 ACOG 对 PMS 诊断标准。她的心理症状包括易怒和焦虑；身体症状包括乳房压痛和腹胀。这些症状发生在月经周期的黄体期，在月经期 4 日内消失，直到月经周期的第 12 日后才复发。C.P. 的症状似乎影响其社交活动。虽然 C.P. 未记录，但据她叙述的这些症状已出现很多年且每个月都有。因 C.P. 的症状不严重或也未明显影响日常活动，故不符合 PMDD 诊断标准。

治疗：经前期综合征

案例 50-6，问题 2：C.P. 询问非处方药治疗，哪些药适合她？

ISPMD 提出了经前期综合征的治疗方案[155]。治疗主要是对症治疗，尤其是一些特别的主要症状。非处方治疗方案（包括钙、镁、吡哆醇、圣洁莓及心灵-身体方法），经研究证实有益。对乙酰氨基酚和 NSAIDs 可能改善 PMS 的身体症状，但关于 OTC 药物中的利尿剂（如氯化铵、咖啡因、帕马溴）的研究数量有限且疗效未经证实。考虑到 PMS 的安慰剂反应率较高，只有经临床证实有效的制剂才能被使用。

钙

在一个正常月经周期的中期，雌激素的增加会降低钙水平。PMS 患者的全段甲状旁腺激素（parathyroid hormone, PTH）会随周期变化增加，但无 PMS 的女性其 PTH 无改变[156]。因 PMS 患者月经中期全段 PTH 一过性升高，短暂继发性甲状旁腺功能亢进增加了对钙的需求。补钙有助于这一过程恢复正常，这也解释了钙对 PMS 患者有益的原因。

3项关于钙剂的试验结果显示均对 PMS 症状有效。一项随机双盲交叉临床试验纳入 33 名女性，分别每日服用 1 000mg 元素钙或安慰剂，持续 3 月，结果服用钙剂的女性比服用安慰剂的女性 PMS 症状降低 50%[157]。一项双盲试验纳入 10 名女性，使用膳食钙补充（每日摄入量 1 336mg），结果发现其月经周期的情绪、行为、疼痛和水钠潴留症状均显著获益[158]。最有说服力的证据来自一项纳入 466 名 PMS 患者的前瞻性多中心随机双盲安慰剂对照平行试验[159]，治疗组每日摄入元素钙 1 200mg（每日 2 次，每次 600mg），持续 3 个月经周期，与安慰剂组相比显著减少了患者消极情绪、水钠潴留、食欲增加和疼痛的发生，钙剂组降低黄体期症状 48%，而安慰剂组降低 30%。因钙剂耐受性好且可增加其他益处（如预防骨质疏松），推荐 PMS 患者使用，可通过饮食或药物补充。

镁

红细胞镁含量低与女性患 PMS 相关，故有研究评价了镁剂用于治疗 PMS 症状的疗效[160]。一项纳入 3 个小样本试验的 Cochrane 系统评价比较了镁剂和安慰剂用于女性痛经，结论认为镁剂对于伴 PMS 疼痛更有效，且服用镁剂可减少对其他药物的需求[89]。试验中镁剂用于 PMS 的剂量范围为每日口服 200～360mg。这些试验均报告了镁剂对液体潴留和消极情绪有改善作用，但结果不一致[161]。最常见副作用是胃肠道反应（如恶心、腹泻）。研究结果的不一致，可能是研究中镁的剂量方案不同及受试者镁的储备水平不同。因此，已有研究支持镁剂用于 PMS，但仍需要更多研究证实。

吡哆醇（维生素 B_6）

维生素 B_6 已证实对神经递质（如 5-羟色胺）有正面效应[162]。最全面的信息来自一项纳入了 9 个临床试验（n=940）的系统评价[163]。系统评价结果显示 PMS 患者可能从每日 50～100mg 维生素 B_6 补充中获益。一项纳入 4 项临床试验的研究专门考察了对抑郁症状的影响，显示维生素 B_6 在降低抑郁症状方面比安慰剂更有效（OR，1.69；95% CI，1.39～2.06），但作者认为仍缺乏高质量证据推荐维生素 B_6 用于 PMS。因有报道维生素 B_6 日剂量达到 200mg 时会发生神经病变，应建议患者监测症状，一旦发生就停止治疗并就医[163]。

圣洁莓

圣洁树（chastetree）是一种小型灌木，生长于中亚和地中海地区，圣洁莓（vitex agnus-castus，VAC）是圣洁树的果实。干燥成熟圣洁莓的液体或固体提取物可用于制备圣洁莓胶囊或片剂。虽然对 PMS 的作用机制不明，但有研究显示有效。在一项纳入 1 542 名 PMS 患者的研究中，患者服用圣洁莓提取物后，33% 报告总体症状缓解，57% 报告使用

4 个月后症状部分缓解[164]，2% 发生不良反应，包括恶心、过敏、腹泻、体重增加、胃灼热、月经过多和胃不适。一项随机双盲安慰剂对照试验，170 名女性每日服用圣洁莓提取物 20mg，持续 3 个月经周期，结果显示治疗组的有效率为 52%，而安慰剂是 24%（P<0.001）[165]；与安慰剂比，个人症状如烦躁、情绪改变、愤怒、头痛、乳房丰满等症状减少，而腹胀无显著性改变；副作用发生率较低，但长期安全性未知。一项前瞻性随机安慰剂对照试验，纳入 67 名中国女性，每日服用 1 片含有 40mg 草药的 VAC 片，在治疗 3 个月经周期后，根据症状评分有效率为 85%，而安慰剂有效率仅 56%[166]。总之，研究显示圣洁莓可能对 PMS 有效，但可能不应作为 PMS 的常规治疗[161]。

心灵-身体方法

心灵-身体方法治疗 PMS 的证据有限，但因这些方法无风险且通常可成为健康生活方式的一部分，在治疗 PMS 方面很受欢迎。已证实心灵-身体方法对 PMS 治疗有益，具体包括放松疗法、认知-行为疗法、瑜伽、有氧运动及光疗法[167]。有研究证实针灸对 PMS 患者有益，但因研究设计有显著缺陷，阻碍了针灸被推荐为 PMS 的治疗方式[168]。

非甾体抗炎药和利尿剂

非甾体抗炎药（NSAIDs）已被用于缓解 PMS 的身体症状（如头痛、关节痛），但不能改善心理症状[146]。方案包括在黄体期服用萘普生与甲芬那酸，并在月经开始后停止服用。OTC 药物中的利尿剂对 PMS 无效，如氯化铵、咖啡因、帕马溴。

综上，一些 OTC 方案对 C.P. 是可用的。临床试验结果显示钙、镁、吡哆醇和圣洁莓治疗 PMS 有效，但因研究方法的局限性，证据并不令人信服。这些治疗方案虽不被推荐用于 PMS 治疗，但已被纳入健康饮食或维生素疗法。心灵-身体方法，如瑜伽和放松疗法，是健康生活方式的一部分，可推荐给 C.P.。因 C.P. 有心理症状（如焦虑），不推荐 NSAIDs。

> **案例 50-6，问题 3：**为治疗 PMS，C.P. 服用复合维生素已 3 个月，还包括足量的钙、镁和维生素 B_6。她同时每日服用萘普生钠片（每日 2 次，每次 220mg），但症状无显著改善。医师要求她保持每日写日记，持续 2 个周期以记录她的症状。记录中应包括什么信息？

C.P. 应坚持每日写日记，持续 2 个月经周期，以记录黄体期症状与时间的关系及这些症状的严重性（表 50-6）。此外，她应标明月经量、体重和每日基础体温，以帮助确定何时排卵。日记为每位患者建立基线并记录最烦恼的症状。一旦选择治疗方案，日记还可辅助评估患者的反应。

表 50-6

月经周期日记表

症状严重程度分级

1=轻微的；一般不适感但不影响日常活动

2=中度的；影响日常活动但仍具工作能力

3=严重的；失去生活、工作能力，不能完成日常社会家庭或工作活动

*=月经出血

空白=无症状

每日

1. 列出你在月经周期经历的主要症状（心情，身体，情绪，行为）
2. 根据现存症状的严重性分级（1~3）
3. 记录每日体重
4. 记录基础体温，有助于确定排卵日
5. 当月经发生，确定在周期的哪一日

第 1 个月

日期	1	2	3	4	5	6	7	8	9	10	11	12	13	14	15	16	17	18	19	20	21	22	23	24	25	26	27	28	29	30	31
月经周期的天数	18	19	20	21	22	23	24	25	26	27	28	1	2	3	4	5	6	7	8	9	10	11	12	13	14	15	16	17	18	19	20
月经期												*	*	*	*																
乳房压痛和疼痛				1	1	1	1	1	1	1	1	1	1																		
悲伤或沮丧		1	2	1	2	3	3	3	3	3	3																				
疲劳		2	2	3	3	3	3	3	3	3	3																				
易怒		1	2	2	2	2	2	3	3	3	3																				
无法集中精力					2	2	2	2	3	3	3																				
体重（kg）	59.02	59.02	59.02	59.02	59.02	59.02	59.02	59.02	59.02	59.02	59.02	59.47	59.47	59.47	59.02	59.02	59.02	59.02	59.02	59.02	58.57	58.57	58.57	58.11	58.11	58.57	58.11	58.11	58.11	58.11	58.11
基础体温（℃）	36.7	36.8	36.9	36.8	36.7	36.7	36.8	36.6	36.7	36.6	36.4					36.6	36.6	36.4	36.6	36.4	36.6	36.6	36.4	36.3	36.9	36.7	36.9	36.7	36.8	36.8	36.7

第 2 个月

日期	1	2	3	4	5	6	7	8	9	10	11	12	13	14	15	16	17	18	19	20	21	22	23	24	25	26	27	28	29	30
月经周期的天数	21	22	23	24	25	26	27	28	1	2	3	4	5	6	7	8	9	10	11	12	13	14	15	16	17	18	19	20	21	22
月经期									*	*	*	*																		
乳房压痛和疼痛								1				1	1																	
悲伤或沮丧				1	3	1	3	2	2	2	1	1																		
疲劳	1	1	2	3	3	3	3	3	2	2	2	1																		
易怒		2	2	2	3	3	3	3	3	2	1																				
无法集中精力	1	1	1	2	2	2	2	3	3	3	2	2	1																	
体重（kg）	58.11	58.11	58.11	58.11	58.11	58.11	58.11	58.57	58.57	58.11	58.11	58.11	58.11	58.11	58.11	58.11	58.11	58.11	58.11	58.11	58.11	58.11	58.11	58.11	58.11	37	37	36.8	58.11	58.11
基础体温（℃）	36.7	36.8	36.9	36.7	36.8	36.6	36.7	36.3	36.6	36.4	36.6	36.4	36.4	36.6	36.6	36.2	36.2	36.6	36.4	36.4	36.6	36.2	36.2	36.1	36.9	36.9	37	37	36.8	36.7

治疗:经前期焦虑障碍

C. P. 在月经前 1 周(黄体期)的症状已符合 PMDD 的诊断标准。特别是,她有至少 5 个症状符合这个诊断:悲伤或抑郁(核心症状)、疲劳、易怒、无法集中精力、乳房压痛和腹胀。她认为其中一些症状很严重,说明这些症状伤害性大,已使她无法完成日常活动。基于她的疾病史,排除了其他疾病。因此,PMDD 应是 C. P. 最可能的诊断。

此时的治疗选择包括生活方式调整、社会方式干预和药物治疗。精神药物可治疗她最严重的症状,包括选择性 5-羟色胺再摄取抑制剂(selective serotonin reuptake inhibitors,SSRIs)、5-羟色胺三环类抗抑郁药和抗焦虑药。口服避孕药已被批准用于 PMDD,也可考虑使用。

选择性 5-羟色胺再摄取抑制剂

5-羟色胺是 PMDD 发病机制的关键因素,故 SSRIs 已成为 PMDD 和严重 PMS(表 50-7)的治疗选择[169]。SSRIs 已被证实有效缓解易怒、抑郁、烦躁不安情绪和改善心理社会功能及 PMDD 的身体症状(腹胀、乳房压痛和食欲变化)。氟西汀、舍曲林和帕罗西汀控释制剂均被批准用于 PMDD。

与治疗重性抑郁或焦虑症相比,SSRI 用于治疗 PMDD 或严重 PMS,起效更快[169]。患者在开始服用的数日内,其症状缓解或消除,而其他精神疾病将在 4~8 周内缓解[155]。已有关于不同剂量的治疗方案研究,包括连续给药(每日 1 次)、间歇给药(月经周期的最后 2 周或黄体期)和半间歇给药(整个周期连续给药,并在黄体期增加剂量)[169]。连续给药适用于并发情绪、焦虑障碍或那些难以记住间歇性给药时间的患者。间歇给药适用于月经周期正常、卵泡期无症状、担心远期并发症(如性功能障碍)或考虑每日治疗费用、依从性好、治疗期间无副作用的患者[169]。评估这些方案的研究显示连续或间歇性给药方案具有同等效果,应基于患者的既往病史,坚持治疗意愿和药物反应制定个体化方案[170]。

一项系统评价纳入 31 个随机对照试验,包括氟西汀、帕罗西汀、舍曲林、依他普仑、西酞普兰和 SSRIs,与安慰剂相比,这些药物显著减少整体自测症状(中等剂量 SSRI 的最终分数:SMD - 0.65,95% CI - 0.46 ~ - 0.84,9 项研究,1 276 名女性)[170]。停药归因于明显的不良反应,尤其是 SSRI 组的不良反应呈剂量依赖性(中等剂量:OR 2.55,95%CI 1.84~3.53,15 项研究,2 447 名女性),报道最常见的不良反应有恶心(NNH = 7)、虚弱或乏力(NNH = 9)、嗜睡(NNH = 13)、疲劳(NNH = 14)、性欲减低(NNH = 14)及出汗(NNH = 14)。证据的总体质量为低到中等,研究方法差为主要缺陷。

其他精神疾病药物

作用于 5-羟色胺的非 SSRI 抗抑郁药同样对治疗 PMS 和 PMDD 有益(表 50-7)。文拉法辛(日常剂量)在缓解 PMDD 心理和身体症状时显著优于安慰剂[171]。阿普唑仑是短效苯二氮䓬类药物,一些研究评价了阿普唑仑用于 PMS 的治疗效果,但研究结果不一致[172]。因结果有争议及考虑到其依赖性,阿普唑仑可用于其他 PMS 治疗反应无效的女性。黄体期给药可降低这种苯二氮䓬类药物产生依赖性的风险,但剂量应逐渐减少,以将撤药反应降到最低。丁螺环酮,一种部分 5-羟色胺受体激动剂,每日给药可显著缓解易怒症状,但对 PMS 的身体症状无效[173]。

表 50-7

经前期综合征和经前期焦虑障碍的精神药品治疗

药品(商品名)	每日剂量方案(mg)	间歇剂量方案(mg)[a]
SSRI		
西酞普兰(citalo-pram)(Celexa)	5~30	10~30
依他普仑(escitalo-pram)(Lexapro)	10~20	10~20
氟西汀(fluoxetine)(Prozac or Sarafem[b])	20~60	每周 20 或 90
氟伏沙明(fluvoxam-ine)(Luvox)	50~150	NS
帕罗西汀(paroxe-tine)(Paxil)	10~30	NS
帕罗西汀控释制剂(Paxil CR)[b]	12.5~25	12.5~25
舍曲林(sertraline)(Zoloft)[b]	50~150	100
其他 5-羟色胺抗抑郁药		
萘法唑酮(nefaz-odone)(Serzone)	200~600	NS
文拉法辛(venlafax-ine)(Effexor)	50	NS
抗焦虑药		
阿普唑仑(alprazo-lam)(Xanax)	NS	1~2[c]
丁螺环酮(buspi-rone)(BuSpar)	NS	25~60

[a] 月经前 14 日起直到月经来潮。
[b] 被 FDA 批准用于 PMDD 治疗的药物。
[c] 在月经开始后 2 日内剂量逐渐降低,以预防撤药反应。
NS,无研究;SSRI,选择性 5-羟色胺再摄取抑制剂

复方口服避孕药

含有 20μg 炔雌醇和 3mg 屈螺酮（一种抗盐皮质激素螺内酯类似物）的低剂量复方口服避孕药，包括 4 日无激素间隔的药物已被批准用于治疗 PMDD 的情绪和身体症状[174,175]。关于该药的研究显示其对降低 PMDD 的情绪、身体和行为症状有效，和安慰剂相比，改善率分别为 48% 和 36%（P=0.015）[176]。使用该药的女性至少 10% 发生副作用，包括月经间期出血、头痛、恶心、乳房痛和上呼吸道感染。另一种被批准用于 PMDD 的药物是含 20μg 炔雌醇、3mg 屈螺酮和 0.451mg 叶酸钙的 COC[176]。一项纳入 5 个随机对照试验的系统评价，对比了含屈螺酮的 COCs 与安慰剂或其他 COCs 用于 PMS 的疗效，结果表明含屈螺酮 3mg 加炔雌醇 20μg 治疗 PMDD 的效果优于安慰剂[177]，但结果不能说明这种联用是否能够帮助症状不严重的患者，以及效果是否优于其他 COC。对有避孕要求的女性，这些药物只有在使用超过 3 个周期后才能评价其在 PMDD 中的有效性。其他避孕药用于 PMDD 症状的疗效目前正在研究中。

其他药物

GnRH 激动剂已用于治疗 PMS 的身体和心理症状[178]。然而，因血管舒缩症状和对骨骼的长期潜在负面作用，这些药物通常不可长时间使用。给药途径通常是注射或喷鼻，可能会影响患者的依从性。这种治疗方法可用于严重 PMDD 且对其他治疗无效的患者。

达那唑已用于治疗 PMS，疗效一般。口服达那唑（每日 2 次，每次 200mg）用于缓解严重 PMS 的症状，与安慰剂相比，疗效更好；但在黄体期时服用对 PMS 症状无效[179]。该药也有潜在的副作用，故通常仅限于其他治疗方案无效的患者。

C.P. 患有 PMDD，因使用避孕套而无避孕需求。心理症状占主导地位且影响她的日常生活。可采用一种 SSRI 连续给药或间歇给药的方案。因 C.P. 能坚持服药且未伴有抑郁或焦虑性障碍，故她适合间歇性治疗。推荐初始治疗方案是：在月经周期的最后 2 周，每日口服氟西汀 20mg，她在治疗 3 个周期后评估其治疗反应。若使用 SSRI 症状未缓解，可尝试抗焦虑药。

（周圣涛、王丽 译，黄蕊 校，张伶俐、赵霞 审）

参考文献

1. Hatcher RA et al. *Contraceptive Technology*. 20th ed. New York, NY: Ardent Media; 2011.
2. Hatcher RA et al. *Contraceptive Technology*. 17th rev. ed. New York, NY: Ardent Media; 1998.
3. Speroff L et al. *Clinical Gynecologic Endocrinology and Infertility*. 6th ed. Philadelphia, PA: Lippincott Williams & Wilkins; 1999.
4. Fauser BCJ et al. Consensus on women's health aspects of polycystic ovary syndrome (PCOS): the Amsterdam ESHRE/ASRM-Sponsored 3rd PCOS Consensus Workshop Group. *Fertil Steril*. 2012;97:28–38.
5. Stein IF, Leventhal ML. Amenorrhea associated with bilateral polycystic ovaries. *Am J Obstet Gynecol*. 1935;29:181.
6. Stein IF. Bilateral polycystic ovaries. *Am J Obstet Gynecol*. 1945;50:385.
7. National Institutes of Health. Evidence-based methodology workshop on polycystic ovary syndrome: final report. https://prevention.nih.gov/docs/programs/pcos/FinalReport.pdf. Accessed June 12, 2015.
8. Zawadski JK, Dunaif A. Diagnostic criteria for polycystic ovary syndrome: towards a rational approach. In: Dunaif A et al, eds. *Polycystic Ovary Syndrome*. Boston, MA: Blackwell Scientific Publications; 1992:377.
9. Rotterdam ESHRE/ASRM-Sponsored PCOS Consensus Workshop Group. Revised 2003 consensus on diagnostic criteria and long-term health risks related to polycystic ovary syndrome. *Fertil Steril*. 2004;81:19.
10. Azziz R et al. The Androgen Excess and PCOS Society criteria for the polycystic ovary syndrome: the complete task force report. *Fertil Steril*. 2009;91:456.
11. Azziz R et al. Position statement: criteria for defining polycystic ovary syndrome as a predominantly hyperandrogenic syndrome: an Androgen Excess Society guideline. *J Clin Endocrinol Metab*. 2006;91:4237.
12. Legro RS et al. Diagnosis and treatment of polycystic ovary syndrome: an Endocrine Society clinical practice guideline. *J Clin Endocrinol Metab*. 2013;98:4565–4592.
13. Azziz R et al. Androgen excess in women: experience with over 1,000 consecutive patients. *J Clin Endocrinol Metab*. 2004;89:453.
14. Dahlgren E et al. Women with polycystic ovary syndrome wedge resected in 1956 to 1965: a long-term follow-up focusing on natural history and circulating hormones. *Fertil Steril*. 1992;57:505–513.
15. Hoeger KM. Obesity and lifestyle management in polycystic ovary syndrome. *Clin Obstet Gynecol*. 2007;50:277.
16. Nam Menke M, Strauss JF 3rd. Genetics of polycystic ovary syndrome. *Clin Obstet Gynecol*. 2007;50:188.
17. Ehrmann DA. Polycystic ovary syndrome. *N Engl J Med*. 2005;352:1223.
18. Ehrmann DA et al. Polycystic ovary syndrome as a form of functional ovarian hyperandrogenism due to dysregulation of androgen secretion. *Endocr Rev*. 1995;16:322.
19. Nelson VL et al. The biochemical basis for increased testosterone production in theca cells propagated from patients with polycystic ovary syndrome. *J Clin Endocrinol Metab*. 2001;86:5925.
20. Dunaif A. Insulin resistance in women with polycystic ovary syndrome. *Fertil Steril*. 2006;86(Suppl 1):S13.
21. Corbould A et al. Insulin resistance in the skeletal muscle of women with PCOS involves intrinsic and acquired defects in insulin signaling. *Am J Physiol Endocrinol Metab*. 2005;288:E1047.
22. Dunaif A et al. Excessive insulin receptor serine phosphorylation in cultured fibroblasts and in skeletal muscle: a potential mechanism for insulin resistance in the polycystic ovary syndrome. *J Clin Invest*. 1995;96:801.
23. Baillargeon JP et al. Insulin sensitizers for polycystic ovary syndrome. *Clin Obstet Gynecol*. 2003;46:325.
24. Meyer C et al. Effects of medical therapy on insulin resistance and the cardiovascular system in polycystic ovary syndrome. *Diabetes Care*. 2007;30:471.
25. Tsilchorozidou T et al. The pathophysiology of the polycystic ovary syndrome. *Clin Endocrinol*. 2004;60:1.
26. Lorenz LB, Wild RA. Evaluation and management of diabetes and cardiovascular risks for today's clinician. *Clin Obstet Gynecol*. 2007;50:226.
27. Moran LJ et al. Impaired glucose tolerance, type 2 diabetes and metabolic syndrome in polycystic ovary syndrome: a systematic review and meta-analysis. *Hum Reprod Update*. 2010;16:347–363.
28. Legro RS et al. Prevalence and predictors of risk for type 2 diabetes mellitus and impaired glucose tolerance in polycystic ovary syndrome: a prospective, controlled study in 254 affected women. *J Clin Endocrinol Metab*. 1999;84:165.
29. Salley KE et al. Glucose intolerance in polycystic ovary syndrome—a position statement of the Androgen Excess Society. *J Clin Endocrinol Metab*. 2007;92:4546.
30. American Association of Clinical Endocrinologists Polycystic Ovary Syndrome Writing Committee. American Association of Clinical Endocrinologists position statement on metabolic and cardiovascular consequences of polycystic ovary syndrome. *Endocr Pract*. 2005;11:126.
31. Glueck CJ et al. Incidence and treatment of metabolic syndrome in newly referred women with confirmed polycystic ovarian syndrome. *Metabolism*. 2003;52:908.
32. Apridonidze T et al. Prevalence and characteristics of the metabolic syndrome in women with polycystic ovary syndrome. *J Clin Endocrinol Metab*. 2005;90:1929.
33. Ehrmann DA et al. Prevalence and predictors of the metabolic syndrome in women with polycystic ovary syndrome. *J Clin Endocrinol Metab*. 2006;91:48.
34. Expert Panel on Detection, Evaluation, and Treatment of High Blood Cholesterol in Adults. Executive summary of the third report of the National Cholesterol Education Program (NCEP). *JAMA*. 2001;285:2486.
35. Essah PA et al. The metabolic syndrome in polycystic ovary syndrome. *Clin Obstet Gynecol*. 2007;50:205.
36. Grundy SM et al. Diagnosis and management of the metabolic syndrome. An American Heart Association/National Heart, Lung, and Blood Institute

scientific statement [published corrections appear in *Circulation*. 2005;112:e297; *Circulation*. 2005;112:e298]. *Circulation*. 2005;112:2735.

37. Dahlgren E et al. Women with polycystic ovary syndrome wedge resected in 1956 to 1965: a long-term follow-up focusing on natural history and circulating hormones. *Fertil Steril*. 1992;57:505.

38. Talbott E et al. Coronary heart disease risk factors in women with polycystic ovary syndrome. *Arterioscl Thromb Vasc Biol*. 1995;15:821.

39. Pirwany IR et al. Lipids and lipoprotein subfractions in women with PCOS: relationship to metabolic and endocrine parameters. *Clin Endocrinol*. 2001;54:447.

40. Wild RA et al. Assessment of cardiovascular risk and prevention of cardiovascular disease in women with the polycystic ovary syndrome: a consensus statement by the Androgen Excess and Polycystic Ovary Syndrome (AE-PCOS) Society. *J Clin Endocrinol Metab*. 2010;95:2038.

41. Fogel RB et al. Increased prevalence of obstructive sleep apnea syndrome in obese women with polycystic ovary syndrome. *J Clin Endocrinol Metab*. 2001;86:1175.

42. Gopal M et al. The role of obesity in the increased prevalence of obstructive sleep apnea syndrome in patients with polycystic ovary syndrome. *Sleep Med*. 2002;3:401.

43. Vgontzas AN et al. Polycystic ovary syndrome is associated with obstructive sleep apnea and daytime sleepiness: role of insulin resistance. *J Clin Endocrinol Metab*. 2001;86:517.

44. Moran LJ et al. Lifestyle changes in women with polycystic ovary syndrome. *Cochrane Database Syst Rev*. 2011;(2):CD007506.

45. Huber-Buchholz MM et al. Restoration of reproductive potential by lifestyle modification in obese polycystic ovary syndrome: role of insulin sensitivity and luteinizing hormone. *J Clin Endocrinol Metab*. 1999;84:1470.

46. Moran LJ et al. Dietary composition in restoring reproductive and metabolic physiology in overweight women with polycystic ovary syndrome. *J Clin Endocrinol Metab*. 2003;88:812.

47. Schouten LJ et al. Anthropometry, physical activity, and endometrial cancer risk: results from the Netherlands Cohort Study. *J Natl Cancer Inst*. 2004;96:1635.

48. Trentham-Dietz A et al. Weight change and risk of endometrial cancer. *Int J Epidemiol*. 2006;35:151.

49. Knowler WC et al. Reduction in the incidence of type 2 diabetes with lifestyle intervention or metformin. *N Engl J Med*. 2002;346:393.

50. Orchard TJ et al. The effect of metformin and intensive lifestyle modification on the metabolic syndrome: the Diabetes Prevention Program randomized trial. *Ann Intern Med*. 2005;142:611.

51. Marsh K, Brand-Miller J. The optimal diet for women with polycystic ovary syndrome? *Br J Nutr*. 2005;94:154.

52. Kasim-Karakas SE et al. Relation of nutrients and hormones in polycystic ovary syndrome. *Am J Clin Nutr*. 2007;85:688.

53. American Heart Association. American Heart Association Guidelines. http://www.heart.org/HEARTORG/GettingHealthy/PhysicalActivity/American-Heart-Association-Guidelines-UCM-307976-Article.isp . Accessed March 1, 2011.

54. Cibula D et al. Insulin sensitivity in non-obese women with polycystic ovary syndrome during treatment with oral contraceptives containing low androgenic progestin. *Hum Reprod*. 2002;17:76.

55. Diamanti-Kandarakis E et al. A modern medical quandary: polycystic ovary syndrome, insulin resistance, and oral contraceptive pills. *J Clin Endocrinol Metab*. 2003;88:1927.

56. Costello M et al. Insulin-sensitising drugs versus the combined oral contraceptive pill for hirsutism, acne and risk of diabetes, cardiovascular disease, and endometrial cancer in polycystic ovary syndrome. *Cochrane Database Syst Rev*. 2007;(1):CD005552.

57. Pike MC et al. Estrogen-progestin replacement therapy and endometrial cancer. *J Natl Cancer Inst*. 1997;89:1110.

58. Vessey MP, Painter R. Endometrial and ovarian cancer and oral contraceptives—findings in a large cohort study. *Br J Cancer*. 1995;71:1340.

59. Weiderpass E et al. Use of oral contraceptives and endometrial cancer risk (Sweden). *Cancer Causes Control*. 1999;10:277.

60. Baillargeon JP et al. Effects of metformin and rosiglitazone, alone and in combination, in nonobese women with polycystic ovary syndrome and normal indices of insulin sensitivity. *Fertil Steril*. 2004;82:893.

61. Mansfield R et al. Metformin has direct effects on human ovarian steroidogenesis. *Fertil Steril*. 2003;79:956.

62. Thessaloniki ESHRE/ASRM sponsored PCOS consensus workshop group. Consensus on infertility treatment related to polycystic ovary syndrome. *Fertil Steril*. 2008;89:505–22.

63. Tang T et al. Insulin-sensitising drugs (metformin, rosiglitazone, pioglitazone, D-chiro-inositol) for women with polycystic ovary syndrome, oligoamenorrhoea and subfertility. *Cochrane Database Syst Rev*. 2010;(1):CD003053.

64. Bautukan C, Muderris II. Efficacy of a new oral contraceptive containing drospirenone and ethinyl estradiol in the long-term treatment of hirsutism. *Fertil Steril*. 2006;85:436.

65. Ganie MA et al. Comparison of efficacy of spironolactone with metformin in the management of polycystic ovary syndrome: an open label study [published correction appears in *J Clin Endocrinol Metab*. 2004;89:4655]. *J Clin Endocrinol Metab*. 2004;89:2756.

66. Moghetti P et al. Comparison of spironolactone, flutamide, and finasteride efficacy in the treatment of hirsutism: a randomized, double blind, placebo-controlled trial. *J Clin Endocrinol Metab*. 2000;85:89.

67. Guzick DS. Ovulation induction management of PCOS. *Clin Obstet Gynecol*. 2007;50:255.

68. Al-Omari WR et al. Comparison of two aromatase inhibitors in women with clomiphene-resistant polycystic ovary syndrome. *Int J Gynaecol Obstet*. 2004;85:289.

69. Elnashar A et al. Clomiphene citrate and dexamethasone in the treatment of clomiphene-resistant PCOS: a prospective placebo-controlled study. *Hum Reprod*. 2006;21:1805.

70. Holzer H et al. A new era in ovulation induction. *Fertil Steril*. 2006;85:277.

71. Mitwally MF, Casper RF. Aromatase inhibition: a novel method of ovulation induction in women with polycystic ovarian syndrome. *Reprod Technol*. 2000;10:244.

72. Casper RF, Mitwally MF. Review: aromatase inhibitors for ovulation induction. *J Clin Endocrinol Metab*. 2006;91:760–771.

73. Legro RS et al. Letrozole versus clomiphene for infertility in the polycystic ovary syndrome. *N Engl J Med*. 2014;371:119–129.

74. Palomba S et al. Ovulation induction in women with polycystic ovary syndrome. *Fertil Steril*. 2006;86(Suppl 1):S26.

75. Davis AR, Westhoff CL. Primary dysmenorrhea in adolescent girls and treatment with oral contraceptives. *J Pediatr Adolesc Gynecol*. 2001;14:3.

76. Ju H et al. The prevalence and risk factors of dysmenorrhea. *Epidemiol Rev*. 2014;36:104–113.

77. Harel Z. Dysmenorrhea in adolescents and young adults: etiology and management. *J Pediatr Adolesc Gynecol*. 2006;19:363.

78. Dawood MY. Primary dysmenorrhea. Advances in pathogenesis and management. *Obstet Gynecol*. 2006;108:428.

79. Latthe P et al. Factors predisposing women to chronic pelvic pain: systematic review. *BMJ*. 2006;332:749.

80. French L. Dysmenorrhea. *Am Fam Physician*. 2005;71:285.

81. Harlow SD, Ephross SA. Epidemiology of menstruation and its relevance to women's health. *Epidemiol Rev*. 1995;17:265.

82. Society of Obstetricians and Gynaecologists of Canada. Primary dysmenorrhea consensus guidelines. *J Obstet Gynaecol Can*. 2005;169:1119.

83. Brown J, Brown S. Exercise for dysmenorrhoea. *Cochrane Database Syst Rev*. 2010;(2):CD004142. doi:10.1002/14651858.CD004142.pub2.

84. Rakhshaee Z. Effect of three yoga poses (cobra, cat and fish poses) in women with primary dysmenorrhea: a randomized clinical trial. *J Pediatr Adolsec Gynecol*. 2011;24:192–196.

85. Akin M et al. Continuous low-level topical heat wrap therapy as compared to acetaminophen for primary dysmenorrhea. *J Reprod Med*. 2004;49:739.

86. Akin MD et al. Continuous low level topical heat in the treatment of dysmenorrhea. *Obstet Gynecol*. 2001;97:343.

87. Navvabi Rigi S et al. Comparing the analgesic effect of heat patch containing iron chip and ibuprofen for primary dysmenorrhea: a randomized controlled trial. *BMC Womens Health*. 2012;12:25.

88. Barnard ND et al. Diet and sex hormone binding globulin, dysmenorrhea, and premenstrual symptoms. *Obstet Gynecol*. 2000;95:245.

89. Proctor ML, Murphy PA. Herbal and dietary therapies for primary and secondary dysmenorrhea. *Cochrane Database Syst Rev*. 2001;(3):CD002124.

90. Zhang WY, Li Wan Po A. Efficacy of minor analgesics in primary dysmenorrhea: a systematic review. *Br J Obstet Gynaecol*. 1998;105:780.

91. Lasco A et al. Improvement of primary dysmenorrhea caused by a single oral dose of vitamin D: results of a randomized, double blind, placebo controlled study. *Arch Intern Med*. 2012;172:366–367.

92. Marjoribanks J et al. Nonsteroidal anti-inflammatory drugs for dysmenorrhoea. *Cochrane Database Syst Rev*. 2015;(7):CD001751. doi:10.1002/14651858.CD001751.pub3.

93. DuRant RH et al. Factors influencing adolescents' responses to regimens of naproxen for dysmenorrhea. *Am J Dis Child*. 1985;139:489.

94. Zahradnik HP et al. Nonsteroidal anti-inflammatory drugs and hormonal contraceptives for pain relief from dysmenorrhea: a review. *Contraception*. 2010;81:185.

95. Wong CL et al. Oral contraceptive pill for primary dysmenorrhoea. *Cochrane Database Syst Rev*. 2009;(4):CD002120.

96. Davis AR et al. Oral contraceptives for dysmenorrhea in adolescent girls: a randomized trial. *Obstet Gynecol*. 2005;106:97.

97. Dmitrovic R et al. Continuous compared with cyclic oral contraceptives for the treatment of primary dysmenorrhea: a randomized controlled trial. *Obstet Gynecol* 2012;119;1143–1150.

98. Baldaszti E et al. Acceptability of the long term contraceptive levonorgestrel releasing intrauterine system: a 3-year follow up study. *Contraception*. 2003;67;87.

99. Lobo R. *Endometriosis: Etiology, Pathology, Diagnosis and Management*. Philadelphia, PA: Mosby Elsevier; 2007.

100. Fuldeore M et al. Healthcare utilization and costs in women diagnosed with endometriosis before and after diagnosis: a longitudinal analysis of claims databases. *Fertil Steril*. 2015; 103:163–171.

101. Kennedy S. Should a diagnosis of endometriosis be sought in all symptomatic women? *Fertil Steril*. 2006;86:1312.

102. Boardman R, Jackson B. Below thebelt: approach to chronic pelvic pain. *Can Fam Physician*. 2006;52:1557.

103. Jackson B, Telner DE. Managing the misplaced: approach to endometriosis. *Can Fam Physician*. 2006;52:1422.

104. American Fertility Society for Reproductive Medicine. Revised American Fertility Society for Reproductive Medicine classification of endometriosis: 1996. *Fertil Steril*. 1997;67:817.

105. Ferrero S et al. Antiangiogenic therapies in endometriosis. *Br J Pharmacol*. 2006;149:133.

106. Winkel CA. Evaluation and management of women with endometriosis. *Obstet Gynecol*. 2003;102:397.

107. Bulun SE. Mechanisms of disease: endometriosis. *N Engl J Med*. 2009;360:268.

108. Farquhar C. Endometriosis. *BMJ*. 2007;334:249.

109. Missmer SA et al. Incidence of laparoscopically confirmed endometriosis by demographic, anthropometric, and lifestyle factors. *Am J Epidemiol*. 2004;160:784.

110. Lin SY et al. Reproducibility of the revised American Fertility Society classification of endometriosis using laparoscopy or laparotomy. *Int J Gynaecol Obstet*. 1998;60:265.

111. ACOG. Practice bulletin no. 114: management of endometriosis. *Obstet Gynecol*. 2010;116:223.

112. Barbieri RL. Endometriosis and the estrogen threshold theory: relation to surgical and medical treatment. *J Reprod Med*. 1998;43:287.

113. Reddish S. Dysmenorrhea. *Aust Fam Physician*. 2006;35:82.

114. McLeod BS, Retzloff MG. Epidemiology of endometriosis: an assessment of risk factors. *Clin Obstet Gynecol*. 2010;53:389.

115. Fauconnier A et al. Relation between pain symptoms and the anatomic location of deep infiltrating endometriosis. *Fertil Steril*. 2002;78:719.

116. Fauconnier A, Chapron C. Endometriosis and pelvic pain: epidemiological evidence of the relationship and implications. *Hum Reprod Update*. 2005;11:595.

117. Kaatz J et al. Coping with endometriosis. *J Obstet Gynecol Neonatal Nurs*. 2010;39:220.

118. Cahill DJ. What is the optimal medical management of infertility and minor endometriosis? Analysis and future prospects. *Hum Reprod*. 2002;17:1135.

119. Mahutte NG, Arici A. New advances in the understanding of endometriosis related infertility. *J Reprod Immunol*. 2002;55:78.

120. Fassbender A et al. Biomarkers of endometriosis. *Fertil Steril*. 2013;99:1135–1145.

121. Dunselman GA et al. ESHRE guideline: management of women with endometriosis. *Hum Reprod*. 2014;29:400–412.

122. Brown J, Farquhar C. Endometriosis: an overview of Cochrane Reviews. *Cochrane Database Syst Rev*. 2014;(3):CD009590. doi:10.1002/14651858. CD009590.pub2.

123. Verellini P et al. Continuous use of an oral contraceptive for endometriosis associated recurrent dysmenorrhea that does not respond to a cyclic pill regimen. *Fertil Steril*. 2003;80:560.

124. Seracchioli R et al. Long-term cyclic and continuous oral contraceptive therapy and endometrioma recurrence: a randomized controlled trial. *Fertil Steril*. 2010;93:52.

125. Muzil L et al. Continuous versus cyclic oral contraceptives after laparoscopic excision of ovarian endometriomas: a systematic review and metaanalysis. *Am J Obstet Gynecol*. 2016;214:203–211.

126. Petta C et al. Randomized clinical trial of a levonorgestrel-releasing intrauterine system and a depot GnRH analogue for the treatment of chronic pelvic pain in women with endometriosis. *Hum Reprod*. 2005;20:1993.

127. Wong AY et al. Levonorgestrel-releasing intrauterine system (Mirena) and Depot medroxyprogesterone acetate (Depoprovera) as long-term maintenance therapy for patients with moderate and severe endometriosis: a randomised controlled trial. *Aust N Z J Obstet Gynaecol*. 2010;50:273.

128. The Practice Committee of the American Society for Reproductive Medicine. Treatment of pelvic pain associated with endometriosis. *Fertil Steril*. 2006;86(Suppl 4):S18.

129. Crosignani P et al. Advances in the management of endometriosis: an update for clinicians. *Hum Reprod Update*. 2006;12:179.

130. Pavone ME, Bulun SE. Aromatase inhibitors for the treatment of endometriosis. *Fertil Steril*. 2012; 98:1370–1379.

131. Soysal S et al. The effects of post-surgical administration of goserelin plus anastrozole compared with goserelin alone in patients with severe endometriosis: a prospective randomized trial. *Hum Reprod*. 2004;19:160.

132. Gibran L et al. Could statins constitute a novel treatment for endometriosis? Systematic review of the literature. *Eur J Obstet Gynecol Reprod Biol*. 2014;179:153–158.

133. Carr B et al. Elagolix, an oral GnRH antagonist, versus subcutaneous depot medroxyprogesterone acetate for the treatment of endometriosis: effects on bone density. *Reprod Sci*. 2014;21:1341–1351.

134. Sinaii N et al. Treatment utilization for endometriosis symptoms: a cross-sectional survey study of lifetime experience. *Fertil Steril*. 2007;87:1277.

135. Crosignani PG et al. Subcutaneous depot medroxyprogesterone acetate versus leuprolide acetate in the treatment of endometriosis associated pain. *Hum Reprod*. 2006;21:248.

136. Bedaiwy M, Casper RF. Treatment with leuprolide acetate and hormonal add-back for up to 10 years in stage IV endometriosis patients with chronic pelvic pain. *Fertil Steril*. 2006;86:220.

137. Matsuo H. Prediction of the change in bone mineral density induced by gonadotropin-releasing hormone agonist treatment for endometriosis. *Fertil Steril* 2004;81:149.

138. Melton LJ 3rd et al. Long-term fracture risk among women with proven endometriosis. *Fertil Steril*. 2006;86:1576.

139. The Practice Committee of the American Society for Reproductive Medicine. Endometriosis and infertility: a committee opinion. *Fertil Steril*. 2012;98(3):591–598.

140. Ozkan S et al. Endometriosis and infertility: epidemiology and evidence-based treatments. *Ann N Y Acad Sci*. 2008;1127:92.

141. Tavmergen E et al. Long term use of gonadotropin releasing hormone analogues before IVF in women with endometriosis. *Curr Opin Obstet Gynecol*. 2007;19:284.

142. Pearlstein T. Prevalence, impact, on morbidity and burden of disease. In: O'Brien P, Rapkin A, Schmidt P, eds. *The Premenstrual Syndromes: PMS and PMDD*. London: Informa Healthcarel; 2007:37–47.

143. Campagne DM, Campagne G. The premenstrual syndrome revisited. *Eur J Obstet Gynaecol Reprod Biol*. 2007;130:4

144. O'Brien PMS et al. Towards a consensus on diagnostic criteria, measurement and trial design of the premenstrual disroders: the ISPMD Montreal consensus. *Arch Womens Ment Health*. 2011;14:13–21.

145. American College of Obstetricians and Gynecologists. ACOG Practice Bulletin. Clinical management guidelines for obstetrician-gynecologists. Premenstrual syndrome. April 2000. *Obstet Gynecol*. 2000;95(4):1–9.

146. Braverman PK. Premenstrual syndrome and premenstrual dysphoric disorder. *J Pediatr Adolesc Gynecol*. 2007;20:3.

147. American Psychiatric Association. *Diagnostic and Statistical Manual of Mental Disorders*. 5th ed. (DSM-V). Arlington, VA: APA; 2013.

148. Mishell DR Jr. Premenstrual disorders: epidemiology and disease burden. *Am J Manag Care*. 2005;11(Suppl):S473.

149. Dalton K et al. Incidence of premenstrual syndrome in twins. *BMJ*. 1987;295:1027.

150. Van der Akker OB et al. Genetic and environmental variation in 2 British twin samples. *Acta Genet Med Gemellol*. 1987;36:541.

151. Perkonigg A et al. Risk factors for premenstrual dysphoric disorder in a community sample of young women: the role of traumatic events and posttraumatic stress disorder. *J Clin Psychiatry*. 2004;65:1314.

152. Mortola JF. Premenstrual syndrome-pathophysiologic considerations. *N Engl J Med*. 1998;338:256.

153. Halbreich U et al. Low plasma gamma-aminobutyric acid levels during the late luteal phase of women with premenstrual dysphoric disorder. *Am J Psychiatry*. 1996;153:718.

154. Steiner M, Pearlstein T. Premenstrual dysphoric disorder and the serotonin system: pathophysiology and treatment. *J Clin Psychiatry*. 2000;61(Suppl 12):17.

155. Nevatte T et al. ISPMD consensus on the management of premenstrual disorders. *Arch Womens Ment Health*. 2013;16:279.

156. Thys-Jacobs S, Alvir MJ. Calcium-regulating hormones across the menstrual cycle: evidence of a secondary hyperparathyroidism in women with PMS. *J Clin Endocrinol Metab*. 1995;80:2227.

157. Thys-Jacobs S et al. Calcium supplementation in premenstrual syndrome. *J Gen Intern Med*. 1989;4:183.

158. Penland JG, Johnson PE. Dietary calcium and manganese effects on menstrual cycle symptoms. *Am J Obstet Gynecol*. 1993;168:1417.

159. Thys-Jacobs S et al. Calcium carbonate and the premenstrual syndrome: effects on premenstrual and menstrual symptoms. *Am J Obstet Gynecol*. 1998;179:444.

160. Rosenstein DL et al. Magnesium measures across the menstrual cycle in premenstrual syndrome. *Biol Psychiatry*. 1994;35:557.

161. Stevinson C, Ernst E. Complementary/alternative therapies for premenstrual syndrome: a systematic review of randomized controlled trials. *Am J Obstet*

Gynecol. 2001;185:227.

162. Ebadi M, Govitrapong P. Pyridoxal phosphate and neurotransmitters in the brain. In Tryiates G, ed. *Vitamin B6: Metabolism and the Role in Growth.* Westport, CT: Food and Nutrition Press; 1980:223.

163. Wyatt KM et al. Efficacy of vitamin B-6 in the treatment of premenstrual syndrome: systematic review. *BMJ.* 1999;318:1375.

164. Dittmar G et al. Premenstrual syndrome: treatment with a phytopharmaceutical. *TW Gynakol.* 1992;5:60.

165. Schellenberg R. Treatment for the premenstrual syndrome with agnus castus fruit extract: prospective, randomised, placebo controlled study. *BMJ.* 2001;322:134.

166. Ma L et al. Treatment of moderate to severe premenstrual syndrome with Vitex agnus castus (BNO 1095) in Chinese women. *Gynecol Endocrinol.* 2010;26(8):612–616.

167. Girman A et al. An integrative medicine approach to premenstrual syndrome. *Am J Obstet Gynecol.* 2003;188:S56.

168. Cho SH, Kim J. Efficacy of acupuncture in management of premenstrual syndrome: a systematic review. *Complement Ther Med.* 2010;18:104.

169. Steiner M et al. Expert guidelines for the treatment of severe PMS, PMDD, and comorbidities: the role of SSRIs. *J Womens Health (Larchmt).* 2006;15:57.

170. Majoribanks J et al. Selective serotonin reuptake inhibitors for premenstrual syndrome. *Cochrane Database Syst Rev.* 2013;(6):CD001396. doi:10.1002/14651858. CD001396.pub3.

171. Freeman EW et al. Venlafaxine in the treatment of premenstrual dysphoric

disorder. *Obstet Gynecol.* 2001;98:737.

172. Kroll R, Rapkin AJ. Treatment of premenstrual disorders. *J Reprod Med.* 2006;51:359.

173. Landen M et al. Compounds with affinity for serotonergic receptors in the treatment of premenstrual dysphoria: a comparison of buspirone, nefazodone and placebo. *Psychopharmacology (Berl.).* 2001;155:292.

174. Brown C et al. A new monophonic oral contraceptive containing drospirenone: effect on premenstrual symptoms. *J Reprod Med.* 2002;47:14.

175. Beyaz [product information]. Wayne, NJ: Bayer HealthCare Pharmaceuticals. http://www.accessdata.fda.gov/drugsatfda_docs/label/2012/022532s004lbl.pdf Accessed June 20, 2015.

176. Yonkers KA et al. Efficacy of a new low-dose oral contraceptive with drospirenone in premenstrual dysphoric disorder. *Obstet Gynecol.* 2005; 106:492.

177. Lopez LM et al. Oral contraceptives containing drospirenone for premenstrual syndrome. *Cochrane Database Syst Rev.* 2012;(2):CD006586. doi:10.1002/14651858.CD006586.pub4.

178. Sundstrom I et al. Treatment of premenstrual syndrome with gonadotropin-releasinghormone agonist in a low dose regimen. *Acta Obstet Gynaecol Scand.* 1999;78:891.

179. O'Brien PM, Abukhalil IE. Randomized controlled trial of the management of premenstrual syndrome and premenstrual mastalgia using luteal phase-only danazol. *Am J Obstet Gynecol.* 1999;180(1, Pt 1):18.

第51章 绝经期过渡

Louise Parent-Stevens and Trisha LaPointe

核心原则	章节案例
① 绝经是女性生殖系统衰老的自然进程。它的主要特征为卵巢功能衰退及性激素合成降低。	案例 51-1(问题 1) 图 51-1
② 许多女性在绝经期伴有不适症状,包括潮热和生殖泌尿道萎缩。对于这些女性的治疗主要是缓解症状,同时尽量减小风险。	案例 51-1(问题 1~6) 案例 51-2(问题 1~2) 图 51-2
③ 雌激素治疗(estrogen therapy,ET)是治疗绝经相关症状最有效的手段,但会明显增加血栓性疾病、乳腺癌以及子宫内膜癌的风险。对于子宫完整的女性,雌孕激素联合治疗(estrogen progestogen therapy,EPT)可预防子宫内膜增生性疾病及内膜癌。在进行治疗前应充分告知患者利弊,以利于她做出合理选择。	案例 51-1(问题 3 和 5) 表 51-1
④ 激素治疗(hormone therapy,HT),包括 ET 和 EPT,通过不同的剂量组合和给药方案实现。基于目前对 HT 利弊的认识,HT 应限于在最短时间内使用最低有效剂量控制绝经症状。	案例 51-1(问题 4 和 5) 表 51-2 和表 51-3
⑤ HT 的最佳时机目前仍有争议。一些研究认为绝经后尽快开始 HT 能够降低心血管风险,而另一些研究认为绝经后尽快开始 HT 会增加乳腺癌风险。	案例 51-1(问题 3)
⑥ 非激素类药物,包括 5-羟色胺类抗抑郁药物以及抗癫痫类药物,可作为不愿或不能接受激素治疗患者的替代药物。虽然中药在治疗绝经症状中很常用,但这些药物的有效性以及安全性还有待考证。	案例 51-1(问题 2 和 6) 案例 51-2(问题 2) 表 51-4
⑦ 由于绝经后女性阴道萎缩症状并不随时间减轻,因此推荐长期低剂量的雌激素阴道给药。	案例 51-2(问题 1 和 2)

发病率、患病率及流行病学

在女性的衰老过程中,围绝经期(女性从生殖期到非生殖期的过程)主要以逐渐衰退的卵巢功能以及不规律的月经周期为特征。更年期,作为女性生理性子宫出血的最后一个自然阶段,通常被认为是在停经 12 个月以后,并且是在围绝经开始后的 4~5 年内。更年期内卵泡刺激素(follicle-stimulating hormone,FSH)水平通常大于 40IU/ml。绝经后期主要以显著的激素水平降低为特征,导致骨质疏松以及心血管疾病风险增高[1,2]。

尽管预期寿命显著增加,女性绝经平均年龄仍保持在约 51 岁[3]。现代女性约 1/3 的生存期处于绝经后状态。

据估计,美国约有 4 000 万绝经后女性面临与绝经相关健康问题的风险[3,4]。绝经年龄通常由基因决定,但可能因低体重和健康状况差而提前。吸烟可将绝经年龄提前 1~2 年[5]。较高的社会经济地位和使用口服避孕药可能延迟更年期年龄[5]。细胞毒性药物以及放疗可能引起卵巢功能衰退,双侧卵巢切除术可能导致手术性更年期。40 岁以前出现的绝经又称卵巢早衰。

病理生理

围绝经期是由卵母细胞(未成熟卵细胞)功能加速衰退及机体促性腺激素抵抗导致。衰老的卵泡减少产生抑制素,进而引起加速产生 FSH(图 51-1)[6]。尽管 FSH 水平升高,但衰老的卵巢不能持续产生成熟的卵泡,导致在接近更年期时频繁出现无排卵性周期。然而,自发性排卵仍然可能发生,所以如果无生育要求仍需避孕。当所有的

卵泡耗尽,更年期即开始。相应的,FSH 水平增长 10~20 倍,同时 LH 水平增长 3 倍,并于绝经后 1~3 年达到顶峰[7]。

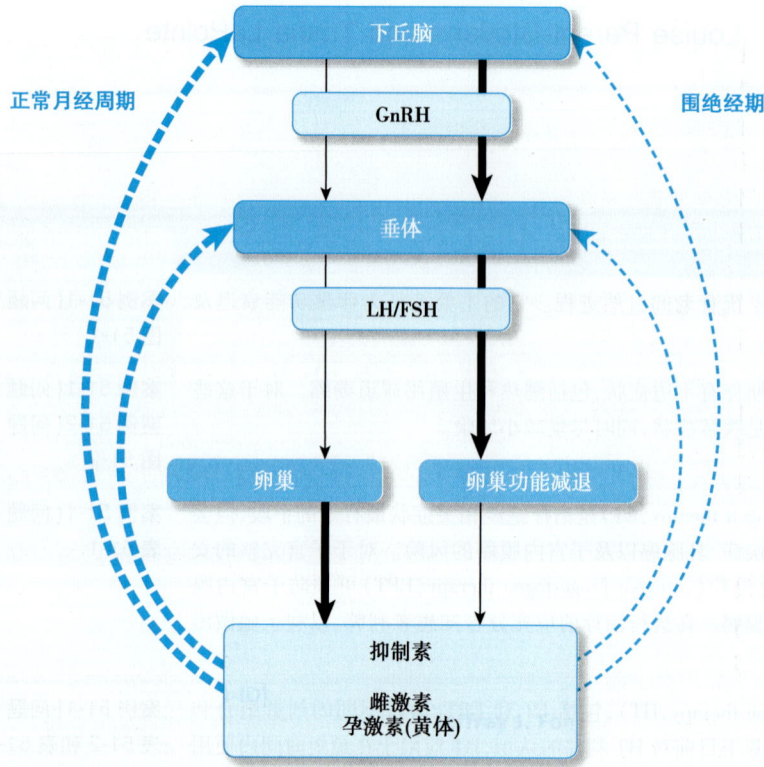

图 51-1　围绝经期下丘脑-垂体-卵巢轴变化。虚线表示抑制作用,实线表示刺激效果,宽线表示更明显的效果。FSH,促卵泡激素;GnRH,促性腺激素释放激素;LH,促黄体生成激素

绝经后雌激素水平大概是绝经前的 10%[7,8]。绝经后,体内主要的循环雌激素为雌酮,而不是作用更强的雌二醇(女性生殖期最主要的雌激素)[7]。绝经后雌激素水平不会像在生殖期时发生周期变化,其主要来源是雄烯二酮,经芳香酶作用转化为雌激素,这种酶主要存在于脂肪组织、肝脏及皮肤。芳香酶水平随着年龄和体重增长而增加,因此身体内脂肪含量多的女性雌激素水平更高[7,9]。因衰老的卵巢不生成黄体酮,绝经后孕激素主要来源于肾上腺。尽管绝经后雄激素水平只有正常年龄的 50%,但由于雌激素水平下降幅度较大,雄激素与雌激素的比例显著增高,往往导致绝经后女性出现轻微的高雄激素症状,比如多毛症[10]。

临床表现

　　与月经暂停相关的雌激素分泌减少可导致一系列临床症状,如潮热和泌尿生殖道的萎缩。心血管疾病是绝经后女性死亡的主要原因,其风险可能由于雌激素缺乏所致[1,2,5,11]。绝经后骨质疏松也可能是雌激素缺乏引起(见第110章)。雌激素缺失也可对认知、神经功能、幸福感以及性健康产生不良影响[2]。绝经后其他后果可能还未阐明。

体征和症状

潮热

案例 51-1

　　问题 1:L. K. ,女性,50 岁,主要症状为在过去 1 个月会突感胸部潮热(hot flushes),伴随皮肤片状发红及发汗,特别是在饮用咖啡、饮酒后或焦虑时。她夜里经常因为这些症状醒来。她在 3 周前有经期,但最近月经不规律(过去 12 个月只有 5 次月经)。体检结果正常。6 个月前的最后一次乳房 X 线检查正常。无吸烟史,体重指数为 24kg/m²。患有高血压,每日服用 12.5mg 氢氯噻嗪(hydrochlorothiazide)控制血压,同时患无先兆偏头痛,并口服 50mg 舒马曲坦(sumatriptan)。有骨质疏松家庭史,但没有心血管疾病史和乳腺癌家族史。该患者的哪些症状与绝经相关?

　　L. K. 有潮热症,60% ~80% 的女性在更年期过渡期出现了这种血管舒缩性症状(vasomotor symptom, VMS)[12]。VMS 的发病可能早于最后一个月经期,但发病高峰在绝经

后 1 年才会下降,并随着时间推移而逐渐减弱[13]。这些症状平均持续 7 年时间,高达 30% 的女性症状可能超过 10 年[14]。肥胖和手术导致的绝经是严重潮热症状的危险因素[15]。症状主要包括胸部、颈部及脸部区域的潮热感受,可能伴随着明显的皮肤发红及多汗。夜间潮热(盗汗)可能会引起夜间苏醒,并可能导致失眠和睡眠不足。潮热持续时间平均约为 4 分钟,具偶发特征,而非连续,但在有严重症状的妇女中,可能每小时发生一次[10]。此外,环境温度增高、热饮或饮酒、精神压力也可能会引起潮热。

引起潮热症状的特异性因素目前尚不清楚,但显然与绝经期雌激素降低有关。据推测,雌激素降低导致 5-羟色胺水平降低以及去甲肾上腺素及其代谢物 3-甲氧基-4-羟基苯基乙二醇水平升高。这些激素参与体温调节,其波动会引发人体散热机制异常激活,导致皮肤血管扩张和出汗[10,16]。

虽然认知和情绪的变化,包括抑郁,不一定发生在绝经期,但在围绝经期发生的频率更高[17]。阴道萎缩和泌尿系统症状也与更年期有关(见案例 51-2,问题 1)。[10,18]

治疗概况

更年期症状可能会为妇女带来不适,但不增加死亡风险。因此,有症状的女性药物治疗的目标是在不增加治疗药物有关严重不良结果风险的情况下缓解症状,提高生活质量。

治疗

> 案例 51-1,问题 2:L. K. 希望缓解她的潮热症状,但她可能不太愿意使用药物。有什么非药物治疗方法可缓解 L. K. 的潮热症状?

治疗方案

改变生活方式

潮热的一线治疗方案是改变生活方式,包括避免诱因(例如热饮料、酒精、温暖的环境),穿着分层服装和使用个人降温设备。关于规律运动、针灸和放松技巧对 VMS 作用有效性的报道较少[19-21]。若患者持续出现令人困扰的症状,可考虑使用药物治疗。值得注意的是,评估潮热干预措施的临床试验中观察到患者对安慰剂的反应高达 50%[22]。

黑升麻

黑升麻(*Cimicifuga racemosa*),从毛茛科植物中提取的一味草药,用于治疗绝经期症状历史悠久。它无雌激素效应,可能是发挥了 5-羟色胺激动剂的作用[23]。黑升麻治疗潮热的作用存在争议,研究提示服用黑升麻标准化提取物(含三烯糖 1mg/20mg)2 次/天,治疗效果良好[24]。黑升麻

一般耐受性良好,但使用超过 12 个月的安全性尚不明确。最常见的不良反应是胃肠道不适和皮疹。有疑似肝毒性的个案报道,但并不能判定直接与黑升麻相关[23,24]。

植物雌激素

植物雌激素,包括异黄酮和木脂素类,为植物提取物,可发挥温和的雌激素效应。尽管流行病学研究发现膳食中较高的大豆摄入和更年期症状减轻有关,但几项纳入植物雌激素临床试验的 meta 分析结果认为植物雌激素改善 VMS 症状效果较小[22]。有多项研究表明,大豆中提取的异黄酮、异黄素可显著改善 VMS 相关症状,值得进一步研究[22]。通常,异黄酮的耐受性良好,最常见的不良反应是胃肠道不适,发生子宫内膜刺激较罕见,但在长期使用后的少数患者中却有此报告[25,26]。由于雌激素效应,植物雌激素应当避免或慎用于有雌激素依赖性疾病史的妇女。

L. K. 无任何雌激素依赖性疾病,因此,如果通过改变生活方式不能改善症状,可尝试黑升麻或者植物雌激素治疗潮热。但应告知她这些药物有效性证据不一致,且植物雌激素具有和激素替代治疗相似的潜在副作用。

激素治疗

> 案例 51-1,问题 3:2 个月后 L. K. 回到诊所,她改变了原有生活方式,并尝试使用黑升麻。但她的潮热症状持续恶化,并伴有夜间频醒及盗汗,以致她日间疲劳及焦躁。L. K. 咨询能否用激素治疗控制潮热症状。L. K. 是否适合激素治疗?

近 10 年来,激素治疗(HT)吸引了科学界及媒体界的广泛关注。女性健康倡议协会(the Women's Health Initiative,WHI)指导了一项关于雌激素(ET)和雌激素/孕激素治疗(EPT)绝经后女性的大规模前瞻性研究。此外几项大型队列研究提供了大量有关激素治疗更年期女性的风险和效益评价数据,结果不一致[27-29]。在选择激素治疗方案前,应评估患者是否有 HT 禁忌证,并就可能的风险和获益提供咨询(表 51-1)。

激素治疗的明确益处

血管舒缩性症状

现已明确雌激素单用或联合孕激素能够减少潮热症状发作的频率及强度。伴有潮热症状的女性,HT 已被证实能改善生活质量及缓解抑郁症状[27]。在围绝经期间,联合使用激素类避孕药能有效减轻血管舒缩性症状和避孕。

骨质疏松症

雌激素单用或联用孕激素(ET/EPT)都被证明可以防止与更年期相关的骨质流失,将髋关节及椎体骨折风险降低约 25%[29]。

表 51-1

绝经后激素治疗的风险与利益

	证据	绝对或相对禁忌证及患者考虑	参考文献
明确的益处[a]			
血管舒缩性症状	全身性 ET(无子宫的女性)或 EPT(有子宫的女性)被认为是治疗潮热最有效的手段。可能存在量效关系。口服或透皮给予雌激素等效	这是使用全身性激素治疗的主要指征	45,79
骨质疏松症	大量临床试验证实使用雌激素可减少脊椎和髋部骨折的风险	使用 ET/EPT 治疗更年期症状期间可提供骨骼保护。若其他治疗方法不可行,ET/EPT 可用于存在骨质疏松风险的近期绝经的女性	30,33,80
阴道萎缩	大量研究显示局部或全身使用雌激素都可逆转更年期引起的萎缩	局部治疗用于仅存在阴道萎缩症状的女性	74,78
明确的风险[a]			
血栓性疾病	患者发生 DVT 和 PE 的风险增加,在第 1 年风险最高,且使用 EPT 的患者风险可能比使用 ET 的风险更高 经皮给予的雌激素比口服雌激素风险更低	**绝对禁忌证:**吸烟,血栓史 **相对禁忌证:**肥胖,大于 65 岁的女性 术前或预期的制动期间应停止治疗	40-43,46
乳腺癌	大量临床试验表明用药 5 年后风险增加约 25%,并随继续使用而增加。绝经后越早使用 EPT,乳腺癌风险越高	**绝对禁忌证:**乳腺癌史 **相对禁忌证:**明确的乳腺癌家族史	27,36,37
心血管疾病	患者发生 MI 的风险增加,尤其是绝经超过 10 年或年龄超过 60 岁的女性(参见"不确定的益处")	**相对禁忌证:**60 岁及以上的妇女,绝经超过 10 年	27
子宫内膜癌	风险与剂量及疗程相关。添加孕激素可降低或消除风险	对有子宫的患者可添加孕激素 **绝对禁忌证:**未诊断的绝经后阴道出血,子宫内膜癌史	34
缺血性中风	缺血性中风的风险增加约 30%~45%。ET 和 EPT 均存在与剂量相关的风险,非口服途径给药的风险可能较少。风险随着年龄的增长而增加(因为潜在的与年龄相关的中风风险)。HT 不增加出血性中风的风险	**绝对禁忌证:**中风或短暂性脑缺血发作病史,吸烟 **相对禁忌证:**肥胖,未控制的高血压,未控制的糖尿病	33,81
胆囊疾病	ET 和 EPT 均可能使胆囊炎和胆石病(胆结石)风险增高约 60%,非口服途径给药的风险可能较少	**相对禁忌证:**胆囊疾病病史	29,47
高甘油三酯血症	口服雌激素可使患者甘油三酯水平升高。非口服给药影响较小。由于孕激素的衰减效应,EPT 的效果没有 ET 明显	**相对禁忌证:**高甘油三酯血症。如果雌激素用于 TG 增高的妇女,选择经皮途径,并监测 TG 水平	27,82
不确定的益处[b]			
心血管病	在 60 岁之前和绝经 10 年内开始使用时,风险不会增加或可能降低(参见"明确的风险")	预防 CVD 不是使用的主要指征。这些信息可供需使用 HT 治疗更年期症状或卵巢功能早衰的女性参考	31,32

表 51-1

绝经后激素治疗的风险与利益(续)

	证据	绝对或相对禁忌证及患者考虑	参考文献
结直肠癌	使用 EPT 的患者结直肠癌风险降低,而使用 ET 的患者未观察到这一益处	可能为治疗潮热患者的次要益处	83
复发性尿路感染	低剂量局部雌激素可降低尿路感染复发风险	可能为治疗阴道萎缩症女性的次要益处	84
糖尿病	使用 EPT 或 ET 的女性新发糖尿病发病率降低	糖尿病不是使用 EPT/ET 的禁忌证	27
不确定的风险[b]			
卵巢癌	ET 与 EPT 导致卵巢癌风险增加,并且疗程越长风险越大	**相对禁忌证:**明确的家族卵巢癌病史	85
肺癌	研究显示虽然有保护作用,但在 WHI 的报告中,肺癌死亡率增加主要由于吸烟或既往吸烟史	**绝对禁忌证:**吸烟(由于 TED 风险增加)	27-28
尿失禁	全身性雌激素导致尿失禁或使之加重,超低剂量时没有出现	患尿失禁的女性避免使用全身性雌激素,新使用 HT 的女性应进行监测	48,86
认知功能	有研究报告,存在先兆痴呆的女性出现痴呆恶化,使用 HT 的年长女性未见认知功能改善	**绝对禁忌证:**有痴呆症状的患者和大于 65 岁的女性避免使用	87
偏头痛	HT 可能导致偏头痛加重	**绝对禁忌证:**有中风预兆的偏头痛(中风风险增加) **相对禁忌证:**无中风预兆的偏头痛——监测 HA 频率的变化	88

[a] 大量临床研究支持的证据充分的风险或益处。
[b] 有限临床研究支持的可能的风险或益处,还需更多数据支持。
CVD,心血管疾病;DM,糖尿病;DVT,深静脉血栓形成;EPT,雌激素+孕激素治疗;ET,雌激素单用治疗;HA,头痛;HT,激素治疗;MI,心肌梗死;PE,肺栓塞;TD,经皮;TED,血栓性疾病;TG,甘油三脂;UTI,尿路感染;WHI,女性健康倡议协会

美国食品药品管理局(Food and Drug Administration,FDA)批准了多个用于预防(非治疗)骨质疏松症的雌激素制剂(表 51-2);近期进入更年期又不能使用骨质疏松疗法的妇女,即使没有症状也可以用 ET 或 EPT 预防骨质疏松[27]。全身雌激素治疗能够有效维持骨密度,但停止治疗后,骨质流失会复发。对于有骨质疏松症风险的妇女,应考虑采用替代疗法,应停止使用雌激素或完全避免使用(见第 110 章)[27,30]。

心血管疾病

HT 导致心血管疾病并没有得到充分证实。对 WHI 和其他研究数据的分析发现,在绝经后 10 年内开始治疗的 50~59 岁妇女患冠心病的风险没有增加,55 岁之前和绝经后 2~3 年内开始治疗的妇女患冠心病的风险可能会降低,而 60 岁以上、使用 HT 治疗超过 10 年妇女心血管疾病的风险增加[31,32]。像 L. K. 一样,在更年期一发生就开始接受 HT 治疗 VMS 的年轻患者的心血管疾病风险并没有明显增加。

其他可能的益处

HT 的其他可能的益处(见表 51-1),包括对尿路感染、糖尿病和结肠癌的疗效[33]。

激素治疗明确的风险

心血管疾病

如上所述,60 岁以上且绝经后使用 HT 治疗超过 10 年的妇女患心血管疾病的风险增加[31,32]。

子宫内膜癌

外源性雌激素的刺激可引起子宫内膜增生,雌激素使用 1~3 年导致子宫内膜增生发生率达 8%~62%[34]。在有子宫的女性中,单独使用 ET 患子宫内膜癌的风险增加 2~10 倍,若增加雌激素剂量和延长使用疗程,这一风险会更高[27]。停止使用雌激素后,这种风险会持续数年[27]。加入孕激素能显著减低或消除雌激素引起的子宫内膜癌风险。因此,应当建议具有完整子宫的女性使用 ET 时添加孕激素(参见案例 51-1,问题 4)[27,34]。

乳腺癌

大量研究证实 EPT 导致浸润性乳腺癌风险总体增加了约 25%,在使用 5 年后变得明显,持续使用风险继续增加,预计在停止治疗 5 年后恢复到基准水平[27,33,35]。使用

EPT 患者的乳腺癌风险大于 ET[36,37]。雌激素的口服给药和经皮给药引起乳腺癌风险相似,但剂量-效应关系尚不明确。间隔时间(从更年期初始到使用 HT 之前)短的患者患乳腺癌风险比间隔时间长的显著增高[27,33,38]。

表 51-2
用于 ET 和 EPT 的药物

药物(商品名)	给药途径,初始剂量
雌激素全身治疗[b]	
结合马雌激素(Premarin)[a]	口服 0.3mg
合成结合雌激素(Enjuvia)	口服 0.3mg
雌酮硫酸酯哌嗪(Ortho-Est)[a,c]	口服 0.75mg
微粉化雌二醇(Estrace)[a,c]	口服 0.5mg
雌二醇透皮系统(各种品牌产品)[a]	经皮 0.014(极低剂量)~0.025mg/24 小时贴片每周或每周 2 次
酯化雌激素(Menest)[a]	口服 0.3mg
醋酸雌二醇片(Femtrace)[c]	口服 0.45mg
醋酸雌二醇阴道环(Femring)[c]	HDV 0.05mg/24 小时阴道环每 90 日插入 1 次
雌二醇外用乳剂/凝胶/溶液(Divigel, Elestrin, Estrogel, Estrasorb, Evamist)[c]	经皮 0.012 5~0.75mg(视乎产品而定)
孕激素(预防子宫内膜增生的最小建议剂量)[34]	
醋酸甲羟孕酮(Provera 通用和组合产品)	口服序贯疗法 5mg,连续疗法 2.5mg
醋酸炔诺酮(Aygestin 通用和组合产品)	口服序贯疗法 2.5mg,连续疗法 1mg
微粉化黄体酮(Prometrium)[c]	口服序贯疗法 200mg,连续疗法 100mg
黄体酮阴道凝胶(Prochieve, Crinone)[c] 黄体酮阴道栓剂(第一孕酮 VGS)	阴道每隔 1 日涂 1 次 4%凝胶 阴道给药 200mg/d,连续 12 日
左炔诺孕酮宫内节育器(Mirena)	子宫内 0.02mg/d
雌孕激素联合产品的例子	
Prempro[a]	口服 0.3mg CEE,1.5mg MPA
Premphase[a]	口服 0.625mg CEE 28 日后 14 日用 5mg MPA
雌二醇透皮贴剂(雌激素)[a,c]	经皮 0.045mg 雌二醇/0.015mg 左炔诺酮/24 小时贴剂每周 1 次
低剂量阴道雌激素(仅局部作用)	
结合马雌激素霜(Premarin)	LDV 初始剂量每日 0.5~2g 乳膏(0.312 5~1.25mg CEE)
	维持剂量基于严重程度每周 1 次/2 次 0.5~2g 乳膏(0.312 5~1.25mg CEE)
雌二醇霜(Estrace)[c]	LDV 初始剂量:每日 2~4g 乳膏(0.2~0.4mg 雌二醇) 维持剂量:每周 2 次 1g 乳膏(0.1mg 雌二醇)
雌二醇环(Estring)[c]	LDV 2mg 环(0.007 5mg/d)每 90 日
雌二醇半水合物片剂(Vagifem and Vagifem LD)	每日 LDV 1 片(0.01mg),持续 2 周,然后每周 2 次,每次 1 片

[a]FDA 批准用于预防骨质疏松症。
[b]有子宫的妇女需要补充孕激素。
[c]FDA 批准的生物源性雌激素。

CEE,马雌激素;HDV,高剂量阴道雌激素,充分吸收以产生全身雌激素效应(如治疗潮热);IU,宫内;IUD,宫内节育器;LDV,低剂量阴道雌激素,提供局部雌激素的作用(如用于阴道萎缩),由于低剂量,全身吸收最小;MPA,醋酸甲羟孕酮;PO,口服;TD,经皮肤;V,经阴道

来源:Facts & Comparisons eAnswers. http://online.factsandcomparisons.com/index.aspx. Accessed June 23,2015.

血栓栓塞性疾病

使用 HT 会增加静脉血栓栓塞性疾病(venous thromboembolic disease, TED)的总体风险,包括形成深部静脉血栓和肺部栓塞的双重栓塞[27]。这种风险可能与抗凝因子(抗凝血酶、蛋白 S 和蛋白 C)在肝脏合成受到抑制相关[39]。雌激素的透皮给药较口服给药风险明显降低,原因在于经皮给药能有效避免口服药物的首过效应[33,40,41]。观察性研究显示,人工合成的黄体酮衍生物较生物合成进一步增加了 TED 风险[41,42]。年龄较大,体重指数较高或者有血栓风险的女性会面临更高风险[43]。治疗开始第 1 年血栓栓塞性疾病风险最大,治疗停止后风险逐步降低。当女性存在血栓栓塞性疾病史和 TED 高风险的情况下,应避免使用 HT[27,43]。

其他可能的风险

其他风险包括对认知能力和泌尿道功能的潜在不良影响,以及增加中风、卵巢癌、肺癌和胆囊疾病的风险[33](见表 51-1)。

建议

目前的指南建议系统 HT 只用于有中度到重度潮热症状的患者(图 51-2)[27]。对于卵巢功能早衰的女性,为避免雌激素缺乏的早期症状,建议 HT 一直用到自然绝经的正常年龄[28,44]。

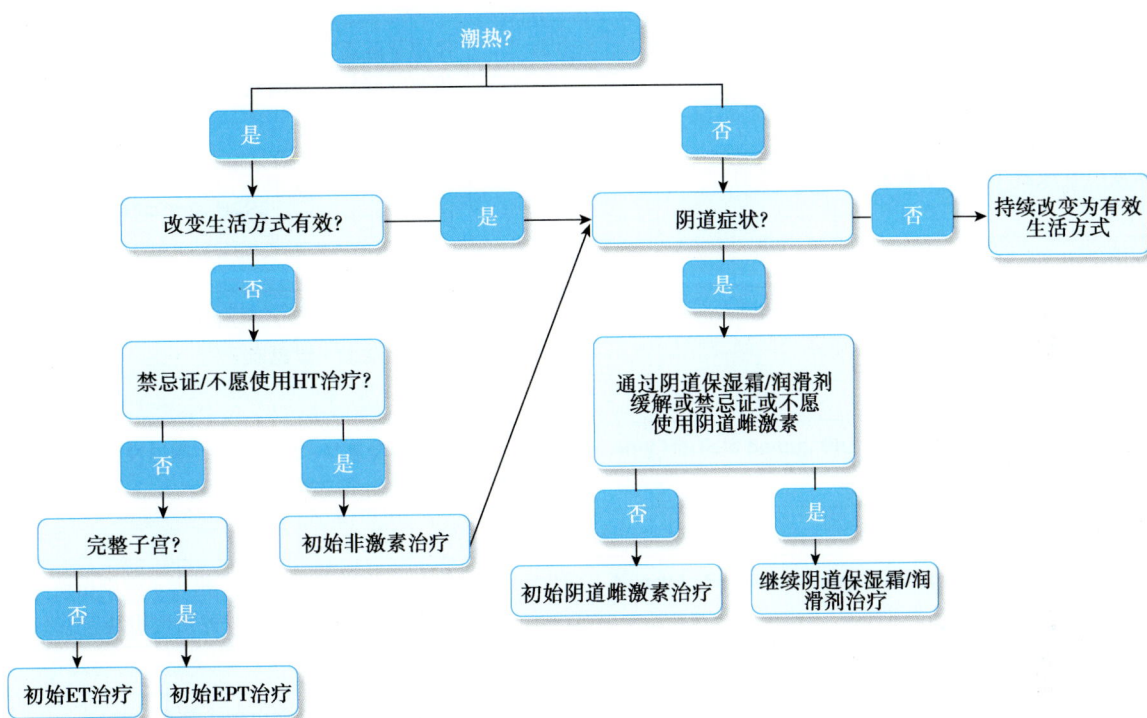

图 51-2 更年期综合征女性治疗方案流程图。EPT,雌激素/孕激素联合治疗;ET,雌激素治疗;HT,激素治疗

由于 L. K. 一直持续表现重度潮热,已影响到生活质量,且她已进入绝经期,亦无雌激素的绝对禁忌证(如 TED、乳腺癌史或子宫内膜病史、顽固性高血压、先兆偏头痛、吸烟、肥胖等),因此可尝试使用 HT。

治疗方法的选择

案例 51-1,问题 4:L. K 潮热的最佳激素治疗方案是哪种?

雌激素

目前有许多雌激素药品对血管舒缩性症状有效(见表 51-2)。雌激素口服和非口服途径治疗血管舒缩性症状效果相似[27,45]。与口服给药途径相比,经皮给药可避免首过效应而降低 TED、高血压及胆囊疾病风险[42,46,47]。

当前推荐以低剂量雌激素开始治疗,如 0.3mg 结合马雌激素(conjugated equine estrogens)或 0.025mg 透皮雌二醇。极低剂量雌激素(0.014mg/d 透皮雌二醇)虽可以降低不良反应风险但可能无法完全控制更年期症状[48,49]。若症状在治疗开始后 2~3 周仍持续,则可使用更高剂量的相同产品(见表 51-2)[27]。

生物源性激素

目前消费者更青睐于使用天然(生物源性)激素(bioidentical hormone therapy,BHT)作为合成雌激素之外更安全的替代选择。生物源性激素与人类生殖系统产生的激素具有相同化学结构,包括雌二醇、雌酮、黄体酮和睾酮。研究发现上市的生物源性激素与合成雌激素功效类似,但缺乏安全性更高的临床证据[50,51]。应该建议希望使用生物源性激素的女性选择正规市售产品(见表 51-2);临时配制的生物源性激素不带有 FDA 警告且产品质量不能保证[51,52]。

孕激素

对于有完整子宫的妇女,如 L. K.,必须在治疗方案中添加孕激素,以减少患子宫内膜癌风险(表 51-3)[27]。对于没有子宫的妇女,目前尚无指征提示须在 ET 中添加孕激素。不同孕激素保护子宫内膜的效果并无明显区别。连续联合方案相比序贯疗法可产生更好的子宫内膜保护作用(见表 51-3)。尽管 FDA 尚未批准,但孕激素阴道凝胶和宫内孕激素缓释系统可用于保护 ET 引起的子宫内膜增生[53,55]。

表 51-3

ET/EPT 方案和预期阴道出血模式

雌激素/孕激素剂量	无激素间期	典型出血模式
有完整子宫的患者的联合疗法(EPT)		
间歇序贯方案		
雌激素(PO 或者 TD):每月 1~25 日 孕激素:每月 10~25 日或 14~25 日	3~6 日	停用孕激素[a]1~2 日后出现撤退性出血[c] 约 80% 经历一般流血
联合序贯方案		
雌激素(PO 或者 TD)和孕激素:每月 1~25 日	3~6 日	停用孕激素[a]1~2 日后出现撤退性出血[c] 比周期性方案发生率低
连续序贯法		
雌激素(PO 或者 TD):每日 孕激素:每月 10~14 日	无	停用孕激素[a]1~2 日后出现撤退性出血[c] 约 80% 发生一般流血
长周期序贯法		
雌激素(PO 或者 TD):每日 孕激素:每 3 个月 14 日	无	停用孕激素[a]1~2 日出现后撤退性出血[c] 约 70% 出现一般流血
连续性联合法		
雌激素(PO 或者 TD)和孕激素:每日	无	约 40% 在前 6~12 个月[b] 出现不规则出血 约 75%~89% 在 12 个月内出现闭经
连续脉冲法		
雌激素(PO)3 日,然后雌激素加孕激素(PO)3 日连续性重复	无	约 70% 在治疗早期出现点滴出血[d] 约 80% 在 12 个月后[b] 出现闭经
无子宫的患者采用雌激素单独疗法(ET)		
连续性方案	无	
雌激素(PO 或 TD):每日	无	

[a] 出血发生于孕激素服用开始后 11 日内,应进行子宫内膜评估。
[b] 开始治疗后出血超过 1 年需要进行子宫内膜评估。
[c] 撤退性出血是阴道持续多日的出血(通常少于 10 日),类似月经周期出血,需要使用卫生棉或卫生巾。
[d] 点滴出血是轻微出血,持续时间少于 1 日。
EPT,雌激素添加孕激素治疗方法;ET,雌激素单独治疗法;PO,口服给药;TD,经皮给药

EPT 可能导致子宫撤退性出血复发,出血模式和频率受 EPT 治疗方案影响(见表 51-3)[56]。雌激素剂量越低,出血风险越小[57,58]。在选择 EPT 治疗方案时需考虑患者能接受的出血模式和频率。

孕激素单一治疗方案与雌激素缓解血管舒缩性症状的效果相似。有效方案包括口服醋酸甲地孕酮 40mg/d,口服微粒化孕激素 300mg/d,口服醋酸甲羟孕酮 10mg/d,醋酸甲羟孕酮每 3 月肌注 150mg 或一次性肌内注射 400mg[59-62]。孕激素副作用包括阴道出血、液体潴留、食欲增加、乳房胀痛、痤疮、多毛症、头痛、情绪波动、疲劳和抑郁。在缺乏 ET 的情况下,孕激素不会增加 TED 的风险[61],然而,目前缺乏孕激素的长期安全性数据,尤其是在致乳腺癌方面。孕激素单一治疗用于潮热症状,通常是有雌激素使用禁忌妇女的备用选择。

激素疗法的疗程

由于长期使用 HT 导致不良风险增加,一般不建议治疗超过 5 年。然而很多妇女在 5 年后仍会出现血管舒缩性

症状,因此需权衡患者的治疗利益及风险以确定每位患者合适的疗程[63]。因为潮热的自限性,很难评估症状是因治疗而缓解或自然消失。潮热症状完全控制 6 ~ 12 个月后,L. K. 可考虑停止 EPT。没有专门指南指导如何中止激素治疗,一般的减量方案包括减少日雌激素剂量至可用剂量强度或增加给药间隔。如果在减量时症状复发,可恢复最低有效剂量并在未来 6 个月内再开始减量[64-66]。

副作用

案例 51-1,问题 5:为降低 TED 风险,医师为 L. K. 开了雌孕激素复合贴剂的处方,应如何教育她 EPT 可能出现的副作用?

除了教育 EPT 的严重风险,还应向 L. K. 告知 HT 的副作用。最常见的 HT 副作用主要包括反复阴道出血和乳房胀痛[27,56],也有患者出现恶心、体重增加、水肿、头痛、经前综合征样症状、阴道分泌物增加等症状的报道。使用透皮贴剂时可能会引起皮肤刺激。通常,这些副作用会随时间和剂量或剂型的改变而消失。尽管尚未发现 ET 和 EPT 能引起或加重高血压,但建议高血压患者如 L. K. 治疗过程中应该监测血压[67]。

组织选择性雌激素复合物

FDA 已批准将含有结合雌激素(conjugated estrogen, CE)、巴多昔芬(bazedoxifene, BZA)和一种选择性雌激素受体调节剂(selective estrogen receptor modulator, SERM)的组织选择性雌激素复合物(tissue-selective estrogen complex, TSEC)用于有子宫的停经后妇女血管舒缩性症状的治疗以及预防骨质疏松症。TSEC 的结合雌激素成分能减缓血管舒缩性症状并预防骨流失,而其雌激素拮抗成分 BZA 则能在乳腺和子宫内削弱雌激素的作用,因而无需同时使用孕激素[68]。尽管研究表明 CE/BZA 复合物能缓解阴道萎缩症状,但目前此应用尚未得到 FDA 批准[69]。临床试验显示 CE/BZA 复合物相比传统 CE/MPA 组合,出血事件和乳腺症状减少[68]。对于有子宫但无法或因不良反应不愿使用 EPT 的妇女来说,这是一种潜在的替代选择。

非激素药物

案例 51-1,问题 6:L. K. 在 3 个月后复诊。她的潮热和夜间盗汗症状在 EPT 治疗下有了缓解,但偏头痛症状加剧,因此她停止了 HT。此后不久她的潮热症状复发。对于 L. K. 的情况,有什么替代治疗方法吗?

非激素药物,如 5-羟色胺抗抑郁药和抗癫痫药,对降低潮热发生频率和严重程度有一定效果(表 51-4)。雌激素水平下降被认为可调节下丘脑中的内啡肽浓度,从而影响下丘脑体温调节区域的血清素和去甲肾上腺素水平[70]。在临床试验中,5-羟色胺抗抑郁药用于缓解血管舒缩性症状时,比抗抑郁所需剂量更小且起效更快[71,72]。文拉法辛(venlafaxine)和帕罗西汀(paroxetine)是研究最广泛的抗抑郁药,也被认为是这种情况下的首选药物,其他选择性 5-羟色胺再摄取抑制剂以及 5-羟色胺和去甲肾上腺素再摄取抑制剂则是二线药物[72]。低剂量帕罗西汀甲磺酸盐经 FDA 批准用于治疗血管舒缩性症状,7.5mg 推荐剂量低于治疗精神疾病所需剂量[70]。研究表明,帕罗西汀甲磺酸盐可有效降低血管舒缩性症状的严重程度和频率。给药应以最低有效剂量开始(表 51-4)。如果患者反应不明显,可在 2 ~ 3 周后增加剂量。应告知患者不可突然中断治疗以免发生戒断综合征。常见非激素类药物副作用如表 51-4 所示。绝经后妇女较为关注性冷淡和性欲减退的风险;更年期也可能发生类似的性功能障碍。如果出现这些情况并给患者带来很大困扰,应建议患者与其医疗人员讨论该问题。多项研究表明抗癫痫药加巴喷丁(gabapentin)能够减少潮热症状,但机制尚不明确,治疗剂量为每日 900mg,起效时间约为开始治疗 4 周后。为降低副作用,初始剂量 300mg/d,且在耐受范围内以 300mg/d 的速度递增。尽管一项研究表明 2 400mg/d 剂量仍有效,但加巴喷丁治疗潮热的最佳剂量尚不明确[71,73]。

表 51-4

非激素制剂治疗血管舒缩症状

药品	推荐剂量	已报道的不良反应
5-羟色胺的抗抑郁剂		
西酞普兰(Celexa)	10 ~ 30mg	口腔干燥,性欲减弱,皮疹/荨麻疹,失眠,嗜睡,膀胱痉挛,心悸,关节痛
去甲文拉法辛(Prista)	50 ~ 100mg	乏力,寒战,厌食,恶心,呕吐,便秘,腹泻,眩晕,神经质,瞳孔放大,口腔干燥
艾司西酞普兰(Lexapro)	10 ~ 20mg	眩晕,头晕,恶心,幻觉,出汗增加
氟西汀(Prozac)	10 ~ 20mg	恶心,口腔干燥
盐酸帕罗西汀(Paxil,Paxil CR)	10 ~ 20mg 12.5 ~ 25mg(CR)	头痛,恶心,失眠,困倦

表 51-4

非激素制剂治疗血管舒缩症状（续）

药品	推荐剂量	已报道的不良反应
帕罗西汀甲磺酸盐^a（Brisdelle）	7.5mg	
舍曲林（Zoloft）	50mg	恶心,疲劳/不适,腹泻,焦虑/紧张
文拉法辛（Effexor,Effexor XR）	37.5~75mg 37.5~150mg （XR）	口腔干燥,食欲下降,恶心,便秘,高剂量有可能导致血压升高
抗癫痫药		
加巴喷丁（Neurontin）	900mg,最高不超过2 400mg	嗜睡,疲劳,眩晕,皮疹,心悸,外周性水肿
普瑞巴林（Lyrica）	150~300mg	眩晕,嗜睡,体重增加,认知障碍
抗高血压药		
可乐定	PO:0.05~0.15mg TD:0.1mg/24 小时	头痛,口腔干燥,困倦,皮肤反应/瘙痒(仅贴剂),突然停药会有 HTN 反弹的风险

^aFDA 批准用于血管舒缩症状治疗。
HTN,高血压;PO,口服;TD,经皮

　　L.K. 可尝试使用帕罗西汀甲磺酸盐,初始剂量每日7.5mg,如果 2~3 周后症状无好转,可将剂量逐步提高至每日 25mg 的最大剂量。

泌尿生殖道萎缩

症状与体征

案例 51-2

问题 1：B.L.,女性,57 岁,对性生活期间伴随的持续性阴道干燥、刺激与疼痛困扰不已。为此她尝试使用阴道润滑剂,但这仅仅能解决性生活期间产生的疼痛,却无法缓解日常生活中的阴道症状。B.L. 在 50 岁时绝经,并在此后的 2~3 年间伴有中等程度的更年期潮热症状,随此症状在无任何干预的情况下逐渐缓解。患者否认尿失禁症状,且平时无吸烟习惯。体格检查结果提示患者的小阴唇呈白色且干燥,大阴唇呈扁平状。患者的阴道较小,阴道上皮细胞色白且干燥。请问导致 B.L. 出现以上症状的病因是什么?

　　根据 B.L. 的表现可推断其出现泌尿生殖道萎缩。雌激素是维持阴道生理功能的主要激素。妇女绝经后雌激素分泌减少,阴道会随之变小且外形的褶皱减少,黏膜逐渐变薄变干,颜色变淡,阴道血流量减少。乳酸菌减少导致阴道pH 增至 5.0 或更高(绝经前 pH 为 3.5~4.5)^[18,74,75]。这些改变使阴道更易遭受细菌感染,也更易遭受因性生活造成的局部创伤。与潮热症状不同,阴道萎缩并不会随着停经后时间的推移而逐渐缓解。

　　萎缩性阴道炎的症状包括干燥,瘙痒,疼痛以及性交困难(如性交痛)。大约 10%~40% 绝经后妇女经历过以上症

状,然而,仅有 7% 向医疗人员报告^[74]。相同年龄和雌激素水平的绝经后女性,不规律性生活者比有规律性生活者更易遭受阴道萎缩的生理改变。

治疗

案例 51-2,问题 2：什么是减少 B.L. 阴道症状的适当方案呢?

非激素治疗

　　一线治疗方案包括阴道保湿霜(如 Replens),可附着于阴道黏膜,改善阴道症状但无法逆转阴道萎缩^[75,76]。人体润滑剂(如 KY 凝胶或液体)可用于妇女因阴道萎缩引起的性交困难。患者在连续治疗 3 个月后报告症状缓解。用于改善血管舒缩性症状的非激素治疗无法解决阴道萎缩症状^[18,74,75]。

　　欧司哌米芬(ospemifene,商品名 Osphena)是一种阴道组织特异性雌激素激动剂/拮抗剂。使用欧司哌米芬60mg/d 能显著改善性交困难和阴道萎缩。应根据患者的治疗目标将持续使用时间限制在尽可能短的时间内。虽然欧司哌米芬不含雌激素,但它具有雌激素激动剂作用,因此对于子宫完整的绝经后女性也应添加孕激素。严重不良反应包括增加子宫内膜癌和心血管疾病风险^[77]。

局部雌激素治疗

　　雌激素治疗可逆转阴道上皮变薄,降低阴道 pH,并改善阴道萎缩症状。阴道雌激素治疗已被证明比全身口服雌激素治疗更有效,80%~90% 的阴道萎缩对治疗产生反应^[74]。若仅针对阴道症状,低剂量阴道雌激素是首选治疗

方法[74]。现有药品(见表51-2)在恢复阴道细胞学和 pH、缓解阴道干涩、瘙痒和性交困难方面疗效相当,产品选择应基于患者偏好[74]。阴道乳膏和片剂初始剂量为每日 1 次,症状消失后应采用维持剂量,每周给药 1~2 次;低剂量阴道环能持续释放 90 日固定剂量雌激素。

阴道雌激素最常见副作用是阴道刺激、阴道出血和乳房胀痛。有限研究表明,低剂量阴道雌激素引发子宫内膜增生的风险较小,通常认为无需添加孕激素[74,78]。子宫内膜癌的高危妇女,若使用高于常规剂量的阴道雌激素或进行阴道内雌激素治疗时出现阴道出血,应检查子宫内膜是否增生[74]。

因 B. L. 在非激素治疗后症状没有减轻,可采用局部雌激素(如结合雌激素)阴道给药,1g/d(0.625mg/g 乳膏),待症状消失后,可减为维持剂量,每周 2 次。

(韩璐、归舸 译,周圣涛 校,张伶俐、赵霞 审)

参考文献

1. Tan YY et al. Gender differences in risk factors for coronary heart disease. *Maturitas*. 2010;65:149.
2. De Vos M et al. Primary ovarian insufficiency. *Lancet*. 2010;376:911.
3. Gold EB. The timing of the age at which natural menopause occurs. *Obstet Gynecol Clin North Am*. 2011;38:425–440.
4. United States Census. Population by age and sex: 2012 http://www.census.gov/population/age/data/2012comp.html . Accessed June 16, 2015.
5. Gold EB et al. Factors related to age at natural menopause: longitudinal analyses from SWAN. *Am J Epidemiol*. 2013;178:70–83.
6. Hale GE et al. The perimenopausal woman: endocrinology and management. *J Steroid Biochem Mol Biol*. 2014;142:121–131.
7. Speroff L. The perimenopause: definitions, demography, and physiology. *Obstet Gynecol Clin North Am*. 2002;29:397.
8. Rothman MS et al. Reexamination of testosterone, dihydrotestosterone, estradiol and estrone levels across the menstrual cycle and in postmenopausal women measured by liquid chromatography–tandem mass spectrometry. *Steroids*. 2011;76:177.
9. Liedtke S et al. Postmenopausal sex hormones in relation to body fat distribution. *Obesity (Silver Spring)*. 2012 20:1088–1095.
10. Nathan L. Chapter 59. Menopause & postmenopause. In: DeCherney AH et al, eds. *CURRENT Diagnosis & Treatment: Obstetrics & Gynecology*. 11th ed. New York, NY: McGraw-Hill; 2013. http://accessmedicine.mhmedical.com/content.aspx?bookid=498&Sectionid=41008663 . Accessed June 16, 2015.
11. Shufelt C et al. Female-specific factors for IHD: across the reproductive lifespan. *Curr Atheroscler Rep*. 2015;17:481.
12. Thurston RC, Joffe H. Vasomotor symptoms and menopause: findings from the Study of Women's Health across the Nation. *Obstet Gynecol Clin North Am*. 2011;38:489–501.
13. Politi MC et al. Revisiting the duration of vasomotor symptoms of menopause: a meta-analysis. *J Gen Intern Med*. 2008;23:1507–1513.
14. Avis NE et al. Duration of menopausal vasomotor symptoms over the menopause transition. *JAMA Intern Med*. 2015;175:531–539.
15. Gallicchio L et al. Type of menopause, patterns of hormone therapy use, and hot flashes. *Fertil Steril*. 2006;85:1432.
16. Pinkerton JV, Zion AS. Vasomotor symptoms in menopause: where we've been and where we're going. *J Womens Health (Larchmt)*. 2006;15:135.
17. Nelson HD. Menopause. *Lancet*. 2008;371:760–770.
18. Van Voorhis BJ. Genitourinary symptoms in the menopausal transition. *Am J Med*. 2005;118(Suppl 12B):47S.
19. Daley A et al. Exercise for vasomotor menopausal symptoms. *Cochrane Database Syst Rev*. 2014;11:CD006108.
20. Dodin S et al. Acupuncture for menopausal hot flushes. *Cochrane Database Syst Rev*. 2013;7:CD007410.
21. Saensak S et al. Relaxation for perimenopausal and postmenopausal symptoms. *Cochrane Database Syst Rev*. 2014;7:CD008582.
22. Lethaby A et al. Phytoestrogens for menopausal vasomotor symptoms. *Cochrane Database Syst Rev*. 2013;12:CD001395.
23. Johnson TL, Fahey JW. Black cohosh: coming full circle? *J Ethnopharmacol*. 2012;141:775–779.
24. Natural Medicines. Black cohosh. https://naturalmedicines.therapeuticresearch.com/databases/food,-herbs-supplements/professional.aspx?productid=857 . Accessed June 16, 2015.
25. Bedell S et al. The pros and cons of plant estrogens for menopause. *J Steroid Biochem Mol Biol*. 2014;139:225 236.
26. Quaas AM et al. Effect of isoflavone soy protein supplementation on endometrial thickness, hyperplasia, and endometrial cancer risk in postmenopausal women: a randomized controlled trial. *Menopause*. 2013;20(8):840–844.
27. North American Menopause Society. The 2012 hormone therapy North American Menopause Society. The 2012 hormone therapy position statement of The North American Menopause Society. *Menopause*. 2012;19:257.
28. de Villiers TJ et al; International Menopause Society. Updated 2013 International Menopause Society recommendations on menopausal hormone therapy and preventive strategies for midlife health. *Climacteric*. 2013;16(3):316–337.
29. Nelson HD et al. Menopausal hormone therapy for the primary prevention of chronic conditions: a systematic review to update the U.S. Preventive Services Task Force recommendations. *Ann Intern Med*. 2012;157(2):104–113.
30. Management of osteoporosis in postmenopausal women: 2010 position statement of The North American Menopause Society. *Menopause*. 2010;17(1):25–54; quiz 55-6.
31. Rossouw JE et al. Postmenopausal hormone therapy and risk of cardiovascular disease by age and years since menopause [published correction appears in *JAMA*. 2008;299:1426]. *JAMA*. 2007;297:1465.
32. Toh S et al. Coronary heart disease in postmenopausal recipients of estrogen plus progestin therapy: does the increased risk ever disappear? A randomized trial. *Ann Intern Med*. 2010;152:211.
33. Santen RJ et al. Executive summary: postmenopausal hormone therapy: an Endocrine Society Scientific Statement. *J Clin Endocrinol Metab*. 2010;95(7, Suppl 1):S1.
34. Furness S et al. Hormone therapy in postmenopausal women and risk of endometrial hyperplasia. *Cochrane Database Syst Rev*. 2012;8:CD000402.
35. Chlebowski RT et al. Estrogen plus progestin and breast cancer incidence and mortality in postmenopausal women. *JAMA*. 2010;304:1684.
36. Beral V et al. Breast cancer and hormone-replacement therapy in the Million Women Study [published correction appears in *Lancet*. 2003;362:1160]. *Lancet*. 2003;362:419.
37. Chen WY et al. Unopposed estrogen therapy and the risk of invasive breast cancer. *Arch Intern Med*. 2006;166(9):1027–1032.
38. Prentice RL et al. Estrogen plus progestin therapy and breast cancer in recently postmenopausal women. *Am J Epidemiol*. 2008;167:1207.
39. Połać I et al. Coagulation and fibrynolitic parameters in women and the effects of hormone therapy; comparison of transdermal and oral administration. *Gynecol Endocrinol*. 2013;29(2):165–168.
40. Olié V et al. Risk of venous thrombosis with oral versus transdermal estrogen therapy among postmenopausal women. *Curr Opin Hematol*. 2010;17:457.
41. Canonico M et al. Progestogens and venous thromboembolism among postmenopausal women using hormone therapy. *Maturitas*. 2011;70(4):354–360.
42. Archer DF, Oger E. Estrogen and progestogen effect on venous thromboembolism in menopausal women. *Climacteric*. 2012;15(3):235–240.
43. Tremollieres F et al; European Menopause and Andropause Society. EMAS position statement: managing menopausal women with a personal or family history of VTE. *Maturitas*. 2011;69:195–198.
44. Vujovic S et al; European Menopause and Andropause Society. EMAS position statement: managing women with premature ovarian failure. *Maturitas*. 2010;67:91–93.
45. Buster JE. Transdermal menopausal hormone therapy: delivery through skin changes the rules. *Expert Opin Pharmacother*. 2010;11(9):1489–1499.
46. Canonico M et al. Hormone therapy and venous thromboembolism among postmenopausal women: impact of the route of estrogen administration and progestogens: the ESTHER study. *Circulation*. 2007;115:840.
47. Liu B et al; Million Women Study Collaborators. Gallbladder disease and use of transdermal versus oral hormone replacement therapy in postmenopausal women: prospective cohort study. *BMJ*. 2008;337:a386.
48. Waetjen LE et al. The effect of ultralow-dose transdermal estradiol on urinary incontinence in postmenopausal women. *Obstet Gynecol*. 2005;106(5 Pt 1):946–952.
49. Diem S et al. Effects of ultralow-dose transdermal estradiol on postmenopausal symptoms in women aged 60 to 80 years. *Menopause*. 2006;13(1):130–138.
50. Cirigliano M. Bioidentical hormone therapy: a review of the evidence. *J Womens Health (Larchmt)*. 2007;16:600.
51. McBane SE et al. Use of compounded bioidentical hormone therapy in

menopausal women: an opinion statement of the Women's Practice and Research Network of the American College of Clinical Pharmacy. *Pharmacotherapy*. 2014;34:410–423.

52. Davis R et al. Risks and effectiveness of compounded bioidentical hormone therapy: a case series. *J Womens Health (Larchmt)*. 2014;23(8):642–648.

53. Fernández-Murga L et al. Endometrial response to concurrent treatment with vaginal progesterone and transdermal estradiol. *Climacteric*. 2012;15:455–459.

54. Di Carlo C et al. Transdermal estradiol and oral or vaginal natural progesterone: bleeding patterns. *Climacteric*. 2010;13(5):442–446.

55. Depypere H, Inki P. The levonorgestrel-releasing intrauterine system for endometrial protection during estrogen replacement therapy: a clinical review. *Climacteric*. 2015;18(4):470–482.

56. Archer DF et al. Bleeding patterns in postmenopausal women taking continuous combined or sequential regimens of conjugated estrogens with medroxyprogesterone acetate. Menopause Study Group. *Obstet Gynecol*. 1994;83(5 Pt 1):686.

57. Christodoulakos GE et al. A 5-year study on the effect of hormone therapy, tibolone and raloxifene on vaginal bleeding and endometrial thickness. *Maturitas*. 2006;53:413–423.

58. Archer DF et al. Effects of lower doses of conjugated equine estrogens and medroxyprogesterone acetate on endometrial bleeding. *Fertil Steril*. 2001;75(6):1080–1087.

59. Prior JC et al. Medroxyprogesterone and conjugated oestrogen are equivalent for hot flushes: a 1-year randomized double-blind trial following premenopausal ovariectomy. *Clin Sci (Lond)*. 2007;112:517.

60. Loprinzi CL et al. Phase III comparison of depomedroxyprogesterone acetate to venlafaxine for managing hot flashes: North Central Cancer Treatment Group Trial N99C7. *J Clin Oncol*. 2006;24:1409.

61. Prior JC, Hitchcock CL. Progesterone for hot flush and night sweat treatment—effectiveness for severe vasomotor symptoms and lack of withdrawal rebound. *Gynecol Endocrinol*. 2012;28 Suppl 2:7–11.

62. Hitchcock CL, Prior JC. Oral micronized progesterone for vasomotor symptoms—a placebo-controlled randomized trial in healthy postmenopausal women. *Menopause*. 2012;19(8):886–893.

63. Gass ML et al. NAMS supports judicious use of systemic hormone therapy for women aged 65 years and older. *Menopause*. 2015. http://www.ncbi.nlm.nih.gov/pubmed/26035151. Accessed June 17, 2015.

64. Lindh-Astrand L et al. A randomized controlled study of taper-down or abrupt discontinuation of hormone therapy in women treated for vasomotor symptoms. *Menopause*. 2010;17:72.

65. Grady D, Sawaya GF. Discontinuation of postmenopausal hormone therapy. *Am J Med*. 2005;118(Suppl 12B):163S.

66. Cunha EP et al. Effect of abrupt discontinuation versus gradual dose reduction of postmenopausal hormone therapy on hot flushes. *Climacteric*. 2010;13:362–367.

67. Mueck AO, Seeger H. Effect of hormone therapy on BP in normotensive and hypertensive postmenopausal women. *Maturitas*. 2004;49:189.

68. Mirkin S et al. Conjugated estrogen/bazedoxifene tablets for the treatment of moderate-to-severe vasomotor symptoms associated with menopause. *Womens Health (Lond Engl)*. 2014;10:135.

69. Kagan R et al. A randomized placebo and active controlled trial of bazedoxifene/conjugated estrogens (BZA/CE) for treatment of moderate to servere vulvar/vaginal atrophy in postmenopausal women. *Menopause*. 2010;17:281–289.

70. Simon JA et al. Low-dose paroxetine 7.5 mg for menopausal vasomotor symptoms: two randomized controlled trails. *Menopause*. 2013;20(10):1027–1035.

71. Loprinzi CL et al. Newer antidepressants and gabapentin for hot flashes: an individual patient pooled analysis. *J Clin Oncol*. 2009;27:2831.

72. Freeman EW et al. Efficacy of escitalopram for hot flashes in healthy menopausal women: a randomized controlled trial. *JAMA*. 2011;305:267.

73. Carroll DG, Kelley KW. Use of antidepressants for management of hot flashes. *Pharmacotherapy*. 2009;29:1357.

74. The North American Menopause Society (NAMS) 2013 Symptomatic Vulvovaginal Atrophy Advisory Panel. Management of symptomatic vulvo-vaginal atrophy: 2013 position statement of The North American Menopause Society. *Menopause*. 2013;20(9):888–902.

75. MacBride MB et al. Vulvovaginal atrophy. *Mayo Clin Proc*. 2010;85:87.

76. Biglia N et al. Low-dose vaginal estrogens or vaginal moisturizer in breast cancer survivors with urogenital atrophy: a preliminary study. *Gynecol Endocrinol*. 2010;26:404.

77. Portman DJ et al. Ospemifene, a novel selective estrogen receptor modulator for treating dyspareunia associated with postmenopausal vulvar and vaginal atrophy. *Menopause*. 2013;20(6):623–630.

78. Suckling J et al. Local oestrogen for vaginal atrophy in postmenopausal women. *Cochrane Database Syst Rev*. 2006;(4):CD001500.

79. ACOG Practice Bulletin No. 141: management of menopausal symptoms. *Obstet Gynecol*. 2014;123(1):202–216.

80. Marjoribanks J et al. Long term hormone therapy for perimenopausal and postmenopausal women. *Cochrane Database Syst Rev*. 2012;7:CD004143.

81. Bushnell C, McCullough L. Stroke prevention in women: synopsis of the 2014 American Heart Association/American Stroke Association guideline. *Ann Intern Med*. 2014;160(12):853–857.

82. Baksu B et al. Do different delivery systems of estrogen therapy influence serum lipids differently in surgically menopausal women? *J Obstet Gynaecol Res*. 2007;33(3):346–352.

83. Barnes EL, Long MD. Colorectal cancer in women: hormone replacement therapy and chemoprevention. *Climacteric*. 2012;15(3):250–255.

84. Rahn DD et al; Society of Gynecologic Surgeons Systematic Review Group. Vaginal estrogen for genitourinary syndrome of menopause: a systematic review. *Obstet Gynecol*. 2014;124(6):1147–1156.

85. Collaborative Group on Epidemiological Studies of Ovarian Cancer; Beral V et al. Menopausal hormone use and ovarian cancer risk: individual participant meta-analysis of 52 epidemiological studies. *Lancet*. 2015;385:1835–1842.

86. Cody JD et al. Oestrogen therapy for urinary incontinence in postmenopausal women. *Cochrane Database Syst Rev*. 2009;(4):CD001405.

87. Maki PM, Henderson VW. Hormone therapy, dementia, and cognition: the Women's Health Initiative 10 years on. *Climacteric*. 2012;15(3):256–262.

88. Ibrahimi K, Couturier EG, MaassenVanDenBrink A. Migraine and perimenopause. *Maturitas*. 2014;78(4):277–280.

89. Jaakkola S et al. Endometrial cancer in postmenopausal women using estradiol-progestin therapy. *Obstet Gynecol*. 2009;114:1197–1204.

90. Mirkin S et al. Differential effects of menopausal therapies on the endometrium. *Menopause*. 2014;21:899–908.

91. Mintziori G et al. EMAS position statement: non-hormonal management of menopausal vasomotor symptoms. *Maturitas*. 2015;81:410–413.

55检